João Gilberto Marin Carrijo

VINGANÇA & perdão

Editora Verso

Editora InVerso

R. Doutor Goulin, 1523 – Alto da Glória
CEP 80040-280 – Curitiba-PR
(41) 3254-1616 e (41) 3558-8001
editorainverso@editorainverso.com.br
www.editorainverso.com.br
Facebook.com/editorainverso
Instagram @editorainverso

Coordenação editorial
Cristina Jones
Editora InVerso

Capa
Adriane Baldini

Revisão e diagramação
Carlos LW Jorge

Dados internacionais de catalogação na publicação
Mona Youssef Hammoud – CRB/ 9ª -1393

C316v

CARRIJO, João Gilberto Marin. **Vingança e Perdão.**
Curitiba: InVerso, 2021.
452p. 15x21cm - PTBR

ISBN: 978-65-86436-88-4

1. Romance policial 2. Suspense. 3. Romance 4. Ficção policial.
5. Mistério. 6. Bullying 7. Vingança1 I. Título

CDD. B869.341

À minha esposa, Sandra,
e às minhas filhas, Paola e Bruna.

AGRADECIMENTOS

Quero eternizar minha gratidão à Belva da Costa Teixeira, pelos comentários e sugestões de valor inestimável. Nutria-me do entusiasmo dela para continuar escrevendo até concluir a obra. Sou particularmente grato à minha sobrinha Ana Paula Carrijo Barroso, que encontrou tempo na apertada agenda para ler os primeiros capítulos e tecer prodigiosos comentários. Também, ao amigo Gabriel Lemos de Eurides Campos, e à Michele Arzua, que leram o esboço, ignoraram as imperfeições e teceram elogiosos e construtivos feedbacks. E também ao amigo Paulo Henrique Oricolli, por dirimir dúvidas técnicas. Especial agradecimento à publisher Cristina Jones, cujos esforços transcenderam a editoração, tornando-se uma conselheira incondicional, e extensivo a toda a equipe da família InVerso, por ter aprimorado e lapidado o livro. Humildemente agradeço ao Google por socorrer-me em várias situações. E, por ter escrito durante a pandemia, meus sinceros e emocionados agradecimentos a todos os profissionais envolvidos com atividades essenciais. Escorei-me em sua coragem para laborar confinado, protegido e apaziguado.

PREFÁCIO

Durante a fatídica e persistente pandemia, insolentemente estabeleci o autodesafio de escrever uma história inovadora que agradasse, hipoteticamente, a meus escritores prediletos, Ken Follett, Dan Brown, Khaled Hosseini e Noah Gordon. Procurei segui-los na objetividade, clareza, credibilidade e paixão. Acrescentei parte da minha essência em ousar, diferenciando-me, atribuindo a cada capítulo um conto paralelo, mas pertinente à história principal. Almejo um dia — quem sabe? — ao menos um deles leia o meu livro até o final e encontre parte do prazer que me proporcionam a cada lançamento. Espero imensamente honrar o tempo dedicado e corresponder às expectativas dos leitores.

PRÓLOGO

2016. O relacionamento ia de mal a pior. Até o impeachment da presidenta foi motivo de discórdia entre eles. Nardine, influenciadora digital, formada em engenharia civil, persuadida pelo pai, empresário da construção, empunhou a bandeira da direita durante o processo. Solano, personal trainer e surfista, formado em educação física, alinhava-se à esquerda. Ela completou 29 anos em setembro, alcançando a idade dele. Namoravam há três anos e meio e coabitavam há dez meses.

No início daquela noite de quinta-feira, o estopim foi aceso. O convite fora taxativo, traje anos 90. Nardine procurou se adequar àquela recomendação. Desenterrou uma calça jeans de cintura alta ao estilo *mom,* e jogou uma jaqueta de couro preta surrada sobre os ombros. Lingerie à mostra, desfilou para o companheiro. Solano preparou uma dose de sarcasmo, duas de insensibilidade, adicionou inconveniência e disparou:

_ essa roupa mostra o quanto você está gordinha.

Nardine, sofridamente, já enfrentava a autoestima em queda. As bombásticas palavras de Solano desencadearam uma onda de agressividade. Xingamentos, empurrões, até tapas ela deu nele. Exausta, foi para a suíte do casal e chorou. Chorou muito. Solano permaneceu na sala e ativou o Playstation 4.

Mais tarde, Nardine, de olhos inchados, só de lingerie toda preta, saiu do quarto e sentou-se no sofá, ao lado de Solano. Mais calma, olhando para o piso laminado da sala, desabafou:

_ atingimos o fundo do poço. Nosso relacionamento é caótico. Sinto-me desamparada, desprotegida.

Solano apertou pause, largou o controle no sofá, suspirou e, sem tirar os olhos da tela congelada, falou:

_ concordo em parte. Estamos beirando o caos. Precisamos parar com as agressões, com a gritaria, com os palavrões.

_ não há mais carinho, não há diálogo, só ironias, desrespeito; e agora as agressões físicas voltaram! — As lágrimas deslizavam pelo rosto dela.

_ devo te lembrar: quem partiu para a agressão física foi você! — salientou ele.

_ você não me empurrou primeiro? — perguntou ela, subindo o tom da voz.

_ vai começar com a gritaria novamente? — Ele agora olhava para a companheira.

_ tenho que gritar para você olhar para mim. Parece que você está sempre longe. Vive na academia! Quando está em casa, e cada vez menos, você só pensa nesses seus joguinhos. — Ela apontava para a TV.

_ sempre a mesma ladainha. Nunca estou em casa! A academia para mim é trabalho, garota.

_ você, sim, é um garoto! Veja seus passatempos! — Com as mãos espalmadas, apontava para o Playstation e a prancha de surfe encostada na parede da pequena sacada.

_ alto lá! Eu sou um surfista profissional. Não é uma brincadeirinha! Vamos parar por aqui! — advertiu Solano, com o dedo indicador da mão direita em riste.

_ concordo. Vamos parar por aqui. Quem sai e quem fica? — Nardine tinha um olhar desafiador.

_ você e esse seu temperamento beligerante! Vamos nos acalmar, nos preparar, porque daqui a pouco iremos à festa. — Ele parecia mais controlado.

_ festa! Você vê clima para irmos à festa? — desdenhou ela.

_ suas amigas do C8 estarão lá, pessoas que não vemos há muito tempo. Será bom para levantar nosso astral. — Tocou na mão esquerda da sua mulher e piscou para ela.

Nardine delicadamente puxou a mão. Com os polegares e os indicadores, massageava as têmporas de olhos fechados. Solano, silente, só a observou enquanto alguns segundos se passaram. Ela se levantou e mais uma vez cedeu:

_ está bem, vamos nos dar mais essa chance. Vou me arrumar.

_ ei! A lingerie está pra lá de sensual. Esqueça meu infeliz comentário. Você está linda e no clima.

Mais confiante, ela foi para o quarto. Ele apanhou o controle e apertou play.

Próximo das dez horas da noite, Solano estacionou o Sandero prata no pátio do estacionamento em frente ao salão de eventos da empresa de turismo. Algumas pessoas conhecidas, outras não, fumavam do lado de fora. As conhecidas mandaram tchauzinhos para os dois, que retribuíram acenando de dentro do veículo. Antes de descerem do carro, Solano, inconveniente, zombeteiramente falou para Nardine, fragilizada:

_ não se entupa de salgadinhos, hein?!

_ seu filho da puta, ficou quieto o trajeto todo, e agora, na frente das pessoas, vem com uma dessas! — Nardine, embora possessa, tentava disfarçar, acenando entusiasticamente para uma grande amiga da adolescência, Vivian, que a encarava através do para-brisa dianteiro. Virou-se e encarou Solano. Os olhos de Nardine pareciam cuspir fogo. Franzindo a testa, o alertou:

_ lá dentro, procure seus parças e me esqueça. Quando chegarmos em casa você me paga!

Abriu a porta, desceu e foi abraçar Vivian, que fumava. Logo atrás vinha Solano, que, meneando a cabeça, cumprimentou Vivian informalmente e disse:

_ deixarei vocês colocarem as fofocas em dia.

Seguiu e entrou no salão.

Ana Paula foi quem organizou a festa. Sentia um distanciamento abismal das amigas. Estava cansada de tomar conhecimento das vidas das integrantes do C8 apenas pelas redes sociais. Desejava muito abraçar as amigas da época do colégio. Com muita determinação, fez bom uso das redes sociais; pesquisou, se informou, e reuniu muitos dos alunos da T3A.

Aninha, como a chamavam desde os tempos de escola, foi uma anfitriã exemplar. Transformou o ambiente numa autêntica sala de aula dos anos 90. Em vez de cadeiras, havia carteiras escolares. Um painel na entrada continha muitas fotos antigas. A música, as bebidas, os snacks, tudo remetia à época áurea do colégio. No convite ela foi explícita: homens com roupas de emo e mulheres ao estilo *mom jeans.* Nem todos embarcaram no espírito da anfitriã.

Aninha estava exultante, radiante pela festa e pelo recente ficante, Gê, um sujeito longe do convencional, braços musculosos e tatuados, careca, olhos claros, parecia incapaz de sorrir, de pouquíssimas palavras, extremamente reservado. Pouquíssimas também eram as informações que Aninha dispunha dele.

Do C8, não compareceram Karine, Júlia, Gabi e, claro, Isinha. Karine estava de resguardo, seu segundo filho nascera há seis dias, fato exaltado durante a festa. Júlia trabalhava na Alemanha como projetista, quando revelado nos grupinhos que se formavam durante a festa, provocava satisfação e orgulho nos ouvintes. Já Gabi, a maioria sabia da profunda depressão que a acometeu. Esse assunto causava perplexidade e desconforto. Todos que conviveram com ela a tinham como a mais extrovertida e alegre da turma. Isinha rendeu uma simbólica homenagem póstuma.

Além do C8 desfalcado, compareceram duas ex-alunas da T3A e uma professora de seios fartos. Do time masculino, além de Solano, deram as caras o Tuca e outros nove ex-alunos da T3A, a maioria atletas integrantes do time campeão interestadual de voleibol em 95. A festa só não foi da salsicha porque Aninha sentiu-se na obrigação de chamar suas colegas de trabalho. Os colegas de setor também marcavam presença, mas, diferentemente das gurias, não foram para casa se emperiquitar; das estações de trabalho direto para o open bar. Fizeram por merecer, pois ajudaram a descarregar e a montar as carteiras, e, também, porque tudo transcorria na sala de eventos da empresa onde trabalhavam.

Solano, indubitavelmente, era quem mais trabalho dava para o bartender contratado. Quase não se aproximou de Nardine. Todos perceberam o clima hostil entre os dois. Tuca, ex-skatista, disputado analista financeiro, um dos mais chegados a Solano na época do colégio, logo se entediou dele e buscou a companhia dos outros parceiros do vôlei. O rejeitado e solitário Solano observava as fotos no painel da entrada quando recebeu uma companhia inesperada. Gê, apontando para uma foto específica, comentou:

_ essa garota é a sua namorada, certo?

_ sim, era mais magra. Moramos juntos. — A voz de Solano soou imperfeita, como se estivesse engolindo a língua.

_ nota-se um distanciamento entre vocês. Chame-a para perto, vou pegar uns coquetéis para nós. Volto num instante. — O taciturno Gê se afastou em direção ao bar.

Do bar, Gê observava Solano praticamente intimar Nardine. Visivelmente contrariada, ela foi ao encontro do companheiro. As coisas entre o casal estavam quase saindo do controle quando Gê se aproximou:

_ cortesia do bartender. Espero que gostem. — Estendeu a mão direita que prendia dois copos coloridos na direção do casal, e bebericou do copo em sua mão esquerda.

Gesticulando o polegar direito na direção de Solano, Nardine, num tom professoral, comentou:

_ esse aqui já passou dos limites.

Antes que Solano ralhasse, Gê atravessou:

_ quem preparou o coquetel garante, ele cura porrete e ajuda a enfrentar a noitada.

_ é o meu número. — Solano ergueu o copo e o entornou goela abaixo.

Nardine, bem mais comedida, deu uma bebericada, depois mais uma, e comentou:

_ é muito bom esse treco aqui. Pela cor, diria que tem licor de menta.

Solano pareceu distante e Gê entrou em seu modo padrão, calado.

Nardine olhava para Gê, inclinava a cabeça, bebericava. Quebrou o silêncio:

_ você me lembra alguém. Aninha nunca postou nada sobre vocês. O que você faz, Gê?

_ nos conhecemos a semana passada. Estamos nos descobrindo ainda — respondeu ele, evasivo, sem devolver o olhar.

_ no que mesmo você trabalha? Será que já esqueci o que você respondeu? — Ela parecia confusa.

_ eu não respondi, porque estou procurando emprego.

Nesse instante Aninha chegou, abraçou Gê e disse:

_ vocês roubaram ele de mim.

Nardine aparentava distanciamento, absorta. Solano, emudecido e pálido.

_ ué, de repente o papo acabou? Estavam falando mal de mim? — indagou ironicamente Aninha.

Um desconcertante silêncio imperava quando Vivian se aproximou e cochichou no ouvido de Aninha:

_ você não vai acreditar quem acabou de chegar?

Aninha se virou e viu Carlos Eduardo ao lado da porta de entrada, conversando com um de seus funcionários. Voltou-se para Vivian:

_ está certo que ele é o patrão e dono de tudo isso, mas aparecer assim! Quem será que o convidou?

_ ele nunca precisou ser convidado para nada. O tipo é daqueles, vai chegando e vai mandando em tudo. Um crápula! Odeio esse homem! Acho que deu para mim. Ele chega e eu vou — desabafou Vivian.

Nardine abruptamente pegou Solano pelo braço e o guiou até a pista de dança improvisada. Descompassadamente começaram a dançar. Gê, a distância, os observava. Carlos Eduardo se prostrou entre Aninha e Vivian, ignorou Gê, cumprimentou Aninha e fitou Vivian com repulsa. Voltou-se para a anfitriã:

_ Ana Paula, você sabe organizar uma festa. E você, Vivian, há quanto tempo não te vejo! O que tem aprontado? — Carlos Eduardo olhava Vivian com ojeriza. A voz levemente arrastada e o hálito etílico o denunciavam.

Vivian trabalhou quase dois anos em uma das empresas da holding de Carlos Eduardo. Assim como Aninha, era formada em turismo. Embora amigas desde a época do colégio, Aninha substituiu Vivian por indicação de Helena, esposa de Carlos Eduardo. Aninha e Helena faziam ioga no mesmo horário.

_ continuo no turismo, é o que eu sei fazer. Estou bem, obrigada — Viviam respondeu, visivelmente constrangida.

Percebendo faíscas de repulsa e ódio nos olhos do patrão, Aninha socorreu a amiga:

_ agradeço o senhor ter permitido o uso da sala de eventos.

_ você, minha querida, pode pedir o que quiser. — Carlos Eduardo fitou-a de cima para baixo.

Aninha, visando inibir o explícito assédio do patrão, apertou o braço de Gê para despertá-lo, já que ele não percebera aquela situação embaraçosa. Nesse ínterim, Vivian noticiou a hora de ir embora. Gê aproveitou e disse:

_ terei um compromisso cedo amanhã, também estou indo.

Aninha, surpreendida e decepcionada, sussurrou para Gê, embora aqueles que estavam próximos também tenham ouvido:

_ você não me disse nada! Pensei que depois fôssemos para casa juntos.

_ a anfitriã é você. Curta suas amigas, seus amigos, os colegas de trabalho; ligarei amanhã. — Ele se mostrou incomodado em vista do tom de cobrança dela.

Sob uma acinzentada atmosfera, Gê deixou a festa para trás exatamente como chegou, sem cumprimentar ninguém. Diferentemente, Vivian beijou as faces da Aninha, agora não mais radiante, afastou-se do borracho ex-patrão como o diabo foge da cruz, e cruzou o salão para se despedir dos demais. Próxima da pista improvisada, avistou a eufórica e solitária Nardine e lhe perguntou:

_ cadê seu bofe?

_ Solano disse que estava enjoado e foi para o banheiro. — Nardine esticou os braços para Vivian e disse: _ dance comigo. — Na mão direita o drinque colorido, que passou à amiga.

_ hum, delícia! — Vivian devolveu o copo para Nardine. — Já estou de saída. A dança fica para uma próxima.

Nardine agarrou Vivian com certa truculência e sussurrou no ouvido da amiga: ¬_ não deixe para depois o que pode fazer agora. — E mordiscou lascivamente o lóbulo direito de Vivian.

Vivian não demonstrou perplexidade; ao contrário, olhou fixamente os olhos de Nardine, que lhe retribuiu a intensidade. Eclodiram anos de desejos sufocados. Vivian decidiu permanecer um pouco mais na festa. Deu mais um gole no drinque.

Distante da pista, Carlos Eduardo se insinuava para Aninha:

_ já que nos deixaram a sós, manda o boiola ali preparar dois drinques para nós. — O patrão apontava para o bartender.

_ o senhor pode pedir o drinque que desejar. O rapaz é muito eficiente e atencioso. Eu já bebi minha cota hoje. Parei.

_ você pode dispensar o "Senhor"; estamos por conta do Diabo — ironizou o impertinente Carlos Eduardo.

_ vou acompanhá-lo até o bar — disse Aninha secamente.

Após pedir para o bartender atender o senhor ao seu lado, Aninha se livrou do patrão e foi ao encontro da roda de amigos, próxima ao DJ. Seu celular vibrou. Gê enviara uma mensagem pelo WhatsApp. O texto informava que ele havia requisitado os serviços dos "Anjos do Trânsito"; um profissional, trajando colete identificador, estaria aguardando no estacionamento para conduzir os veículos dos bebuns. Aninha respondeu agradecendo e enviou um emoji coração.

Decorridos aproximadamente quinze minutos, Solano voltava do banheiro parecendo um zumbi. Nardine, liberada e insinuante, dançava para a recatada, porém excitada Vivian. Ninguém na festa julgava o nascimento daquele triângulo amoroso. Quando o DJ mudou o ritmo, diminuindo a intensidade da música, os três decidiram se reabastecer junto ao bartender.

Carlos Eduardo permaneceu no bar, azucrinando não só o bartender como aqueles que dele se aproximavam. Assim se juntaram a ele o zumbi e as fêmeas desejosas de acasalamento. Vivian, súbita e inexplicavelmente, perdeu a timidez e, desinibida, decidiu incluir álcool etílico em sua dieta. Nardine recomendou aos parceiros de bar provarem o drinque colorido à base de menta. De frente para o assoberbado bartender, o desafinado quarteto já não dizia coisa com coisa.

Pouco depois de uma da manhã, muitos já haviam deixado o local tematizado de sala de aula. A professora peituda se ofereceu para levar três rapazes embriagados a três destinos distintos, e sua predileção determinou a rota. Apostaria todas as fichas para persuadir o último, o mais corpulento, a tomar uma saideira no barzinho da sala de seu apartamento.

A extenuada Aninha sabia que para terminar a festa precisaria dispersar o grupo em volta do bar. Nenhum dos quatro tinha autocontrole. Lembrou-se do "Anjo" requisitado por Gê. Enalteceu a excelência dos serviços prestados e dispensou o bartender. A providência lhe rendeu apupos dos descompensados. Indiferente às manifestações de desagrado, ela recomendou:

_ há um motorista no estacionamento, é um dos voluntários da ONG Anjos do Trânsito. Aconselho elegerem um veículo que acomode todos vocês; os demais veículos ficam no estacionamento. O Anjo conduzirá vocês até suas casas. Concordam?

Cada um, a seu modo, parecia distante, confuso, dissociado do mundo. Apenas Carlos Eduardo balbuciou:

_ eu desejo você, capetinha, não um anjo.

Aninha virou os olhos e guiou o quarteto até o estacionamento. Um homem alto, de boa aparência, cabelo, barba e bigode pretos, bem aparados, olhos negros, segurava uma pequena mochila preta. Trajava camiseta de manga longa preta, calça preta e um colete amarelo com uma risca larga em diagonal, onde se lia em letras brancas fosforescentes: "ANJOS DO TRÂNSITO". O Anjo pacientemente esperava ao lado da guarita de segurança da empresa.

Aninha acenou e o Anjo se aproximou. Quando estavam frente a frente, Solano vomitou na grama do estacionamento, ao lado. Aninha, fechando o nariz com os dedos, se dirigiu ao Anjo:

_ primeiramente, lhe agradeço imensamente. O trabalho de vocês é de fato uma bênção. Poderia, por gentileza, levar essas pessoas para as respectivas casas, ou aonde desejarem?

O Anjo, com certo sotaque e muita polidez, respondeu:

_ certamente! Quem seriam os primeiros?

_ irão todos juntos. Ainda não decidiram em qual veículo, talvez nem tenham condições. — Observando os veículos perfilados no estacionamento, apontou para o maior deles, uma Land Rover, orgulho de Carlos Eduardo: _ apenas aquele ali comportaria.

_ parece-me adequado, senhorita — consentiu o Anjo.

Aninha solicitou a Carlos Eduardo as chaves, e este, girando o quadril para a esquerda, fez sinal para que ela as retirasse do bolso da sua calça. Enojada, ela engoliu em seco a ousadia. Mas aquele bolso estava vazio, e o empresário girou o quadril para a direita. Ela contemporizou, apanhou as chaves e as entregou para o Anjo. Voltou para a sala de eventos para acertar os cachês do DJ, do bartender e do garçom. Adeus, bebuns.

Há tempos o sol, sem a proteção da cortina, escancarada, castigava com seus raios fumegantes a simplória mobília do pequeno apartamento. O joystick do Playstation 4 derretia sobre o braço do sofá. Solano, deitado ao lado, atordoado, enjoado, boca seca e muita dor de cabeça, só de camiseta e cueca, finalmente abriu os olhos e se levantou trôpego do sofá, derrubando no chão o deformado joystick. Cambaleando, foi ao lavabo se aliviar. Segurando o pênis, notou arranhões no seu pulso direito. Em vão, fez tremendo esforço para lembrar-se de como se ferira e como voltara para casa. Decidiu pedir ajuda a Nardine.

A porta do quarto estava trancada. Ele insistentemente bateu e chamou a companheira. Resolveu acordá-la pelo celular. O som de sinos tubulares veio da cozinha. Na cozinha, Solano viu dois iPhones lado a lado sobre a mesa de embutir;

reconheceu apenas um. Pegou o aparelho desconhecido nas mãos, pressionou na base e a senha foi solicitada, mas foi a foto de Vivian que apareceu como fundo de tela. Sentou-se na banqueta com assento em fórmica ao lado da mesa e, embora zonzo, com dificuldade no raciocínio, considerou estarem Nardine e Vivian trancadas no quarto. Pensou em vestir a calça, hesitou e resolveu desconsiderar o acanhamento.

Solano colou o ouvido na porta da suíte ainda em construção. Ele e a namorada solicitaram à construtora transformar dois quartos, uma suíte média e um quarto pequeno, em uma suíte maior, com closets individuais. Não captou nenhum som, nem de vozes, nem de chuveiro, e muito menos de sacanagem, que ele não descartava. Considerou todas as possibilidades, até as mais bizarras e improváveis.

Ocorreu-lhe ligar para a portaria. Era possível que Nardine tivesse saído após, inexplicavelmente, ter trancado o quarto.

_ bom dia, Seu Francisco. Poderia me informar se o senhor viu a Nardine saindo?

_ boa tarde, Seu Solano. Eu estava retirando o lixo enquanto estive na portaria e não vi — respondeu o zelador.

_ poderia verificar se o carro está na garagem?

_ certamente. Já lhe aviso.

Solano observou perplexo o horário no seu Samsung. Seu Francisco tinha razão, eram 15h52. O interfone tocou.

_ ela deve ter saído, o carro não está na vaga — informou o zelador.

_ grato, Seu Francisco.

Assunto aparentemente resolvido, concluiu Solano, embora emputecido com o fato de não poder tomar uma ducha e se livrar do cheiro azedo que exalava. Abriu e tomou no bico quase tudo da garrafa de 1 litro de água mineral que estava na porta da geladeira. Devolveu-a no mesmo lugar. Sentou-se no sofá e ligou a TV, aguardando Nardine regressar.

Próximo das 17 horas o celular tocou, e prontamente ele atendeu:

_ alô, Solano, é a Aninha.

_ sim, sim, oi, esperava que fosse a Nardine.

_ vocês não virão retirar o carro?

_ que carro?

_ como, que carro? O de vocês! O Sandero prata não é o carro de vocês?

_ sim, é o meu, digo, o nosso. Está onde?

_ aqui no estacionamento da empresa, não se lembra?

Depois de uns segundos, ele confessou:

_ sinceramente, não.

_ que porre, hein! — exclamou ela.

_ acho que a Nardine e a Vivian estão indo pegá-lo. Elas esqueceram os celulares aqui em casa — conjecturou Solano.

_ certo, vou esperá-las. Beijos.

Solano, ainda confuso, menos enjoado e mais enfurecido, andava freneticamente pelo pequeno apartamento. A todo momento olhava pela janela na direção do portão de acesso à garagem do prédio. Decidiu descer para comprar sal de fruta na farmácia da esquina. Procurou pela calça. Encontrou-a no cesto de roupa suja na pequena lavanderia anexa à cozinha. A vestimenta cheirava a vômito. Solano suspendeu e vistoriou a calça a fim de identificar alguma sujeira. Foi quando percebeu uma saliência, apalpou e retirou do bolso direito a chave da porta da suíte.

Solano devolveu a calça no cesto e correu abrir a suíte do casal.

I

Julho de 1975. Jober Marri, com 15 anos de idade, ingressou no centro de processamento de dados do Banco Bamerindus, em Curitiba.

Era seu primeiro emprego com carteira assinada, conferente no setor de contas-correntes. Antes havia laborado em um pequeno supermercado remarcando os preços das mercadorias; a inflação era galopante. Quarto dos seis filhos de uma família de poucas posses, Jober agarrou com firmeza a oportunidade de trabalhar em uma grande instituição e fazer carreira. O convite surgiu fortuitamente em um casamento, no qual sua mãe era a tia de segundo grau do noivo, cujo pai era um dos diretores do centro de processamento de dados do banco. Entre uma asinha de frango e salada de *radicchio* no maior restaurante italiano de Santa Felicidade, famoso por abrigar casamentos das tradicionais famílias curitibanas de origem italiana, o diretor mencionou que o banco estava contratando jovens para serem conferentes.

O rigoroso e implacável inverno cortava a pele daqueles que o desafiavam. Na capital paranaense chegava a nevar nessa época. O bloco que abrigava o CPD, todo envidraçado, era moderno para a época. As persianas verticais, sempre abertas, convidavam o sol a entrar. O convidado alaranjado, mais os dutos de ar quente produzidos pelos enormes compressores alojados em dezenas de metros quadrados no andar térreo, impunham a todos agradável e aconchegante sensação de calor. Das centenas de funcionários, poucos sortudos tinham suas mesas junto às janelas na face leste do edifício e podiam, privilegiadamente, contemplar a vista para a Avenida Kennedy. Os demais se encontravam mais próximos do corredor interno do edifício e prescindiam do aquecedor natural.

Jober era um dos afortunados. Não faltava nada ao jovem conferente. O entusiasmo era justificado pelo convívio com pessoas mais experientes. Aprendia tarefas intrigantes, muito além do desafio de lidar com a tabela mantissa e logaritmo nas aulas de matemática do professor Marcos Hara na Escola Técnica.

Conviver cinco dias por semana, oito horas por dia com mulheres adultas que não eram da família deixava o casto Jober embasbacado. A concentração de beldades não se dava no setor onde ele trabalhava, e sim nos departamentos adjacentes, mais especificamente o setor da digitação. Elas desfilavam graciosamente no imenso corredor de piso verde-claro nos horários de troca de turno. Mas o real oxigênio para a euforia de Jober, o que de fato alargava seu belo e espontâneo sorriso, era quando lhe entregavam o holerite. O primeiro foi inesquecível. O montante superou em cinco vezes o valor esperado por ele. Para o pequeno mundo da família dele, aquele salário significou muito.

O pai atingiu a adolescência laborando arduamente na lavoura como boia-fria. Estudava pelo Artigo 99, denominado Madureza, hoje supletivo. Autodidata, certo dia, passando em frente a uma estação ferroviária, observou pela primeira vez um telégrafo. Desenhou numa cartolina o teclado de uma máquina de escrever e, com um pedaço de pau e arames, construiu a réplica de um telégrafo. Aprendeu código Morse. Candidatou-se e foi selecionado. Rapidamente prosperou como o primeiro radiotelegrafista diplomado internacionalmente. O emprego o ajudou a tirar irmãos e irmãs da roça, no total de doze. Não conseguiu ingressar no curso de engenharia, e graduou-se matemático.

Tanto seu pai como sua mãe há décadas trabalhavam na RVPSC — Rede de Viação Ferroviária Paraná–Santa Catarina. Recebiam mensalmente, somados, valores não muito superiores ao do filho, e um contêiner de contas a pagar corroía tudo, impossibilitando poupar. Numa atitude pouco ortodoxa nos dias de hoje, o filho repassava integralmente o salário ao pai. O orçamento familiar se equilibrou, e até frequentar restaurantes, duas vezes por ano, se tornou factível. Os repasses perdurariam até Jober completar 18 anos de idade.

Toda tarde entrava no setor uma mocinha, na verdade uma princesa, alinhadíssima, de guarda-pó, empurrando um carrinho metálico, servindo café com leite ou chá, e pãozinho fresco com manteiga, enrolado num guardanapo de papel. Inimaginável hoje em dia. Jober gostava do lanche, mas adorava ver Maria. Do lado de fora, o inverno se mantinha rigoroso, mas dentro, a temperatura aconchegante, resultante do eficaz sistema de aquecimento, permitia que Maria trajasse, além das roupas íntimas e do uniforme, guarda-pó de listras finas verdes e brancas, borboletinha verde como emblema, cinto verde abotoado nas costas; uma camiseta branca e meias três quartos brancas. Calçava alpargatas marrons.

Quantas vezes, sem praticar assédio, Jober secretamente desejou ver Maria só de uniforme, sem nada por baixo? Certa ocasião, Maria, no momento de servi-lo, precisou se agachar para apanhar um pãozinho no compartimento inferior do carrinho. Entre os botões frontais do guarda-pó havia um espacejamento inadequado entre eles, talvez desenhado para uma pessoa mais alta, mais corpulenta. O corpo delicado e proporcional de Maria certamente não foi o padrão adotado para a fabricação em escala daqueles uniformes, mas moldou por muito tempo a imaginação de muitos conferentes.

Quando dezesseis centímetros passaram de uma reta para um losango, entre a cintura e a bainha do guarda-pó, permitindo que somente Jober, apenas ele, observasse parte da calcinha de renda preta cobrindo aquele órgão copulador no imaculado corpo de Maria, Jober achou que sua Zorba e sua calça jeans US Top se romperiam. A pele do rosto enrubesceu. Foram segundos que se eternizaram. Por muito tempo, meses, foi a imagem mais requisitada do arquivo de memórias dele. Nunca transou com Maria, mas lhe dedicou incontáveis masturbações. Em todas, como prelúdio, a calcinha preta de renda. Os exercícios eróticos praticados sob o chuveiro elétrico, que constantemente desarmava, renderam ao punheteiro muitas broncas de sua mãe, tanto pelo desperdício de água e luz, quanto por causar o congestionamento do único banheiro da casa.

Passados dois anos, Jober, que se destacava em seu setor, prestou concurso interno para o cargo de operador de computador. No conglomerado, aproximadamente mil e cem funcionários se candidataram. Apenas os oito primeiros seriam selecionados. Jober sempre foi ótimo em exames psicotécnicos. Dom natural. Ficou em quinto.

O pai precisou mudar a regra dos repasses salariais. No último ano da menoridade do filho operador de computador, apenas cinquenta por cento do salário se juntariam ao orçamento da família Marri. Com a metade que sobrava, Jober, aos 17 anos, aliou ousadia, responsabilidade, determinação e disciplina para se tornar investidor de sucesso e sorte.

Na nova função, o orgulho estava retratado em um objeto: o jaleco branco com o emblema do banco, a borboleta verde, escrito “Operador” logo abaixo. O setor de operação de computadores era o último para quem seguia pelo interminável corredor de piso verde. Ocupava toda a ala sul do edifício. O setor da digitação, o penúltimo, ficava à direita do corredor. Divisórias de madeira Eucatex, com vidros a meia altura, ladeavam os setores. Todo operador, para chegar ao local de trabalho, desfilava pelo corredor de piso verde, trajando seus vistosos jalecos brancos, sendo observados pelas digitadoras através das janelas internas.

Rotineiramente, dois operadores mais velhos e experientes, Antônio e Arthur, estacionavam seus veículos na Avenida Kennedy, respectivamente, um Chevette ocre e uma Brasília bege, ambos rebaixados, com rodas gaúchas, minivolante e toca-fitas Roadstar. Passavam pela portaria, subiam um lance de escada de concreto polido, pegavam o corredor de piso verde à direita e, lado a lado, usando óculos de sol Ray-Ban, os jalecos brancos de "Operador", capanga de couro e chaves nas mãos, se exibindo, para o deleite das eufóricas digitadoras. Jober não gastava com carros. Uma, porque preferia comprar um imóvel na planta; outra porque não tinha CNH. Ele chegava de ônibus, linha Vila Guaíra.

Certa ocasião, a mãe de Jober lhe pediu para retirar do conserto, um cafona par de óculos de sol feminino, vermelho berrante, extremamente grande e indiscreto. Nessa época ele fazia o mesmo turno da dupla de operadores exibicionistas, das 16 horas à uma da manhã, e resolveu atender o pedido de sua mãe no caminho para o trabalho.

O espirituoso Jober viu quando Antônio e Arthur, com seus óculos escuros, subiam as escadas. Acelerou o passo e ficou a dois metros da dupla. Quando estavam próximos das janelas-vitrine, ele retirou da sacolinha que carregava o par de óculos vermelhos de sua mãe e os colocou. As digitadoras, de suas estações de trabalho, enxergavam os transeuntes do corredor de piso verde através das janelas internas, apenas da cintura para cima. A imagem que elas viram foi a de três rapazes, a dupla exibicionista e um "loque", um nerd caracterizado de Zé Bonitinho, famoso personagem caricatural de programas humorísticos.

Depois da zombaria, Antônio e Arthur nunca mais desfilaram no corredor de piso verde com óculos escuros. Mas se tornaram grandes colegas de trabalho de Jober.

A evolução profissional, assim como ele próprio, crescia. Assistiu à vergonhosa derrota da seleção peruana para a da Argentina, na Copa do Mundo de Futebol de 1978, no sofá da casa de sua primeira namorada. Existiram garotas que ardentemente o beijaram no escurinho do cinema; outras dançaram uma segunda música lenta sob a luz negra e foram para trás da cortina; pouquíssimas ele viu sem roupa, e menos ainda as com quem transou. Mas Samara tocou o coração do promissor bancário como um raio.

Jober soube no primeiro olhar que Samara seria sua esposa. Ela possuía uma beleza ímpar, traços marcantes de sua origem síria, cabelos pretos como ébano, maravilhosamente ajeitados, como tudo o mais. Uma boca única, perfeita para beijar, delineada para sorrir, idealizada para se expressar, para dar suporte. Um corpo de tirar o fôlego, cintura finíssima delimitando seios delicados e um bumbum contemplativo. Era desde sempre zelosa, organizada, educada, recatada, postural, criativa, ativa, ponderada e inteligente. E, estabilizada, era funcionária exemplar do Banco do Brasil. Humana, tinha dois palpáveis defeitos, guardar rancor e nunca achar graça no engraçado Jober.

Na mesma época, Jober conheceu e passou a trabalhar na equipe de uma pessoa intelectualmente brilhante, ser humano excepcional, Mahota, que, por osmose, ensinou quase tudo da nova função a Jober. Mahota, descendente de japoneses, e sua esposa, a mineira Cissu, passaram a conviver com o jovem casal e se tornaram seus anjos da guarda. O angelical equilíbrio de Mahota e Cissu pautaram modelos de personalidade, ética, equilíbrio e companheirismo para abençoar o relacionamento de Jober e Samara.

Em seis anos de relacionamento acompanhado por anjos, de muitas descobertas e de ajustes, Samara ensinou e ajudou Jober a subir na cauda do cometa e pulou na garupa. Galgaram postos em suas respectivas instituições, gozavam de boas remunerações, reunindo todas as condições para finalmente se casar.

Samara, comedida e serena, desejava uma boa casa. Jober, ousado e ansioso, procurava a casa. Para a questão imobiliária, ele tomou a dianteira. Jober, ignorando os prudentes protestos de Samara, transacionou um bom imóvel, totalmente quitado, mais do que apropriado para ser a casa do casal, fruto da soma de todas as aquisições e negócios que investira desde seus 17 anos, pela poupança, que representava do valor total apenas trinta por cento de um apartamento em um dos melhores edifícios de Curitiba, ainda em construção.

Até a obra ser concluída, Jober, com extrema dificuldade e cintos afivelados a dois furos do ideal, pagou sem atrasos os balões correspondentes a dez por cento do valor do imóvel. Obtido o "Habite-se", no segundo semestre de 1984, a construtora fez prevalecer a cláusula contratual, concedendo apenas três meses para o adquirente financiar o restante, sessenta por cento. A primeira grande provação na vida de Jober.

Jober não reunia renda suficiente para assumir tamanho encargo. A financeira não aprovou seu cadastro. A penalização para eventual descumprimento era a perda dos valores já aportados. O ousado Jober gozava de três meses para encontrar a solução; caso contrário, escorreriam pelos dedos sete anos de excruciante sacrifício, tudo que poupara, toda a sorte que reunira.

O ansioso Jober, decorrida metade do tempo, decidiu que venderia os quarenta por cento pagos pelo sonhado apartamento. Surgiu um interessado. Um experiente gerente do Banco Francês e Brasileiro, extremamente predador, precisou de uma reunião e pouquíssimo tempo para acuar o vendedor desesperado. Ditado pelo predador o valor da venda, bagatela correspondente à metade do valor pago por Jober à construtora, o giro do punhal: o valor dividido em quatro parcelas iguais, sem correção monetária, quando a inflação mensal girava em torno dos dez por cento.

O esperto gerente determinou que Jober levasse as quatro promissórias em seu local de trabalho, às 16 horas do dia seguinte. Jober abominava atrasos. Pontual como sempre, chegou e foi encaminhado por uma simpática secretária a uma sala de espera, anexa à sala da gerência. Uma divisória envidraçada separava comprador e vendedor. Jober observava o gerente só em sua suntuosa sala, recebendo ou fazendo ligações telefônicas. Passaram-se angustiantes duas horas. Tempo suficiente para Jober fazer a retrospectiva de sua vida financeira e se penitenciar por não ter ouvido Samara, por ter sido ganancioso. Tudo se resumia às quatro notas promissórias que ele trazia no bolso do paletó do terno de linho cinza-escuro.

Autorizado finalmente a entrar, sentou-se na poltrona de couro em frente à pomposa mesa do gerente. Jober, enlouquecido pelo atraso, engoliu seu orgulho ferido e, calado, entregou as quatro promissórias para o comprador. Esperou que ele as assinasse, antes de firmar o contrato de compra e venda, simbolizando seus sete anos de vida financeira. Sete anos de meios salários comprometidos, sete anos de shows não assistidos, sete anos de viagens não realizadas, sete anos dirigindo um velho Dodge Polara.

O experiente predador, o esperto e impontual gerente foi, para sua desgraça, mas para o renascimento de Jober, mais ganancioso ainda. Segurando as quatro promissórias nas mãos, mudou a oferta: não mais quatro, e sim cinco parcelas iguais. Jober encontrou, não se sabe de onde, tranquilidade. Olhou diretamente nos olhos do gerente, solicitou a devolução das promissórias, juntou-as e, milagrosamente, não mais acuado, não mais desesperado, mas fortalecido, rasgou-as em vários pedaços, como quem rasga humilhações. A cada rasgo se sentia mais forte. Surpreendido, o gerente chegou a pensar que Jober rasgara as quatro promissórias para elaborar outras cinco. Afastou o pensamento quando Jober jogou os pedaços de papel sobre a mesa, levantou-se da poltrona, virou-se e foi embora sem dizer uma palavra para o espertalhão. Na saída, cumprimentou a simpática secretária.

Os anjos agitaram suas asas e o milagre aconteceu. Jober estava próximo de completar dez anos no banco. Com méritos, uma carreira meteórica. Vagou uma invejável e concorrida gerência técnica. Ele ascendeu mais uma vez. Seu próximo holerite revelou o tamanho do milagre. A financeira, dentro do prazo, aprovou o financiamento imobiliário e repassou o crédito correspondente aos sessenta por cento do sonhado apartamento para a construtora.

Em 1985, a primeira grande e emocionante alegria na vida pessoal de Jober: casou-se com Samara. Mahota e Cissu, os anjos, apadrinharam o casamento. Em 1987, a segunda grande e emocionante alegria nas vidas de Samara e Jober: nasceu a linda Paris. Mahota e Cissu, os padrinhos. Em suas orações, Jober não mais pedia, apenas agradecia; pudera, anjos exclusivos! Seguindo os mesmos passos de seu pai, que lecionou para complementar a renda, após se formar em Análise de Sistemas, ministrou, no período noturno, aulas de Álgebra Booleana. Antecipadamente quitou o financiamento imobiliário. Novas promoções, para ele e para a esposa. Primeiras viagens internacionais. Dois veículos na garagem. Paris na escolinha.

Veio a segunda grande provação na vida de Jober. Ele foi designado pelo banco para cursar seletíssimo módulo de MBA, de média duração, em São Paulo. No curso, prodigiosas mentes do Grupo Globo, Brastemp, estatais, e dos bancos Itaú, Bradesco e Bamerindus.

Quando retornou, imediatamente o designaram para um curso de aprimoramento em técnicas gerenciais. Um treinamento interno, uma novidade e um diferencial idealizado pelo arrogante Sr. Nelson, diretor-geral que respondia pelos recursos humanos do Grupo Bamerindus.

A solene abertura ocorreu numa segunda-feira, um dia após o Paraná Clube ter conquistado o Campeonato Paranaense de Futebol de 1993. Ocupando o púlpito, em seu tedioso e pouco inspirado discurso, o diretor-geral, rubro-negro, em determinado momento, mencionou:

_ hoje ninguém aqui presente que aprecia futebol está feliz. Digo isso porque nem coxas-brancas nem rubro-negros estão comemorando. A taça deste ano está nas mãos do inexpressivo Paraná Clube.

Em meio aos risos forçados dos bajuladores, o diretor técnico, Sr. Cláudio, que conhecia muito bem Jober, atalhou:

_ ledo engano, Sr. Nelson. Temos um paranista no recinto.

_ está de brincadeira, Cláudio?

_ não, o colaborador Jober ali é tricolor. — Apontou para a primeira fila, onde Jober estava sentado.

O pedante Sr. Nelson olhou para a primeira fila e perguntou:

_ quem é Jober?

_ eu, senhor — ele levantou o dedo.

_ este curso é dirigido para mentes brilhantes do Grupo. Gostar desse clube inexpressivo e medíocre não o credencia para estar aqui — argumentou o Sr. Nelson, com uma expressão beligerante.

O indelicado e grotesco argumento do Sr. Nelson foi jocosamente interpretado por todos, com exceção de Jober. Findavam os risos quando ele falou:

_ senhor Nelson, como Diretor do RH do Conglomerado Bamerindus, certamente chegou ao seu conhecimento que o atual presidente do Paraná Clube, cujo orçamento é superior ao de muitos municípios do nosso estado, trabalhou no Banco Bamerindus como office boy.

O silêncio e a perplexidade se apoderaram do diretor-geral do RH. O impetuoso Jober abdicou da cautela e prosseguiu:

_ se me permite, senhor, gostaria de sucintamente partilhar uma passagem da história da concepção do jogo de xadrez, que aprendi com meu pai, e entendo pertinente e oportuna.

Antes que o Sr. Nelson se manifestasse negando, Jober, se dirigindo à plateia, continuou:

_ não tenho a pretensão de ser eloquente como fora meu pai, mas a história é mais ou menos assim: um sábio, a pedido do poderoso Rajá, inventou um jogo simulando combates medievais. Criou a figura do Rei, da Rainha, dos Bispos, Torres representando os Castelos, Cavalos que conduziam os bravos cavaleiros, e os Peões, reles soldados da infantaria que marchavam na linha de frente e eram os primeiros a morrer no tabuleiro de batalha.

Jober pausou e disse:

_ permitam-me continuar, falta pouco!

Os presentes demonstraram interesse, até mesmo o injuriado Sr. Nelson.

_ caso um reles peão atingisse a oitava casa do tabuleiro, significando que atravessou as linhas inimigas, um feito extraordinário, por sua insofismável bravura, arrojo e coragem, como recompensa e reconhecimento, esse bravo Peão poderia se tornar qualquer peça importante, exceto o Rei, é claro; poderia, inclusive, tornar-se uma poderosa Rainha.

Virou-se para o diretor, que permanecia inerte no púlpito:

_ na posição de Diretor de Recursos Humanos, para motivar os inscritos num curso de grande envergadura, eu, com o devido respeito, não ressaltaria o fútil futebol, e sim exemplos de sucesso como o de um office boy, um peão que galgou até ocupar a oitava casa do tabuleiro, o posto de presidente de um grande clube, tal qual uma rainha.

Jober lentamente se sentou. À sua esquerda, como à sua direita e às suas costas, todos ficaram silentes e incrédulos. À sua frente, um par de olhos o fulminava com indisfarçável ódio.

Saiu-se maravilhosamente bem naquele treinamento, mas sua cabeça já havia sido encomendada. Faltavam alguns aspectos a serem engendrados entre a Diretoria do RH e a Diretoria Técnica para anunciar a sua demissão. Não poderia ser associada ao ocorrido naquela fatídica segunda-feira. Um dos aspectos era o tempo. O desligamento não poderia ser imediatamente após o Paraná Clube ter-se sagrado campeão.

No transcorrer da semana, Maria Helena, secretária da Diretoria de RH, recebeu uma carta do instituto responsável pela realização do MBA em São Paulo. Seu conteúdo mencionava o destaque do curso, o melhor avaliado, um funcionário do Banco Bamerindus. Encerrava parabenizando o banco pela excelência de seus funcionários. Anexo, um vistoso diploma. Informado, próximo do meio-dia, da existência da carta, o diretor, Sr. Nelson, que já saía para um almoço entre renomados executivos, sem ler o diploma, determinou à secretária que convocasse o diplomado e seu superior para pessoalmente cumprimentá-los. A secretária cumpriu a ordem, porém limitou-se a convocá-los para o final daquela tarde, sem explicitar as razões.

Às 17 horas, Jober e o diretor, Sr. Cláudio, aguardavam na sala de espera. Cláudio, cabisbaixo e incomodado, pouco falava. Jober secretamente rezava para que uma suspensão bastasse. Era a primeira vez que se sentava naquela poltrona; na verdade, sua primeira vez no Palácio Avenida, *headquarter* do Conglomerado.

Maria Helena, segurando um grande envelope branco com a logomarca de borboleta verde do banco, guiou-os através de uma imponente porta de madeira cor de amêndoa até a presença do diretor. Cláudio, ao lado da secretária, e Jober, tremendo, atrás dele. O que se sucedeu nos segundos seguintes foi surreal.

Em pé, o Sr. Nelson estendeu a mão para cumprimentar Cláudio e avistou a figura pálida de Jober. Atordoado, sem dizer uma palavra, segurando a mão de Cláudio, Nelson olhou para a secretária e perguntou:

_ Maria, do que se trata?

_ senhor diretor, seu compromisso das 17 horas. Estes são os colaboradores convocados para receber os seus cumprimentos! — esclareceu Maria Helena.

Imperou um silêncio desconcertante.

"Cumprimentos!", pensaram Cláudio e Jober, aliviados.

"Esse rapaz, o diplomado!", pensou Nelson, enquanto buscava fôlego para desfazer o imbrólio:

_ senhores, por favor, sentem-se. — Indicou as poltronas à frente de sua suntuosa mesa, e emendou: _ Maria, cafezinhos, por favor.

Cláudio e Jober se sentaram. A cordialidade de Nelson indicava que não se tratava de desligamento. Só Nelson falava:

_ então, Cláudio, como andam as coisas na Kennedy?

_ bem, bem, obrigado — respondeu ele, recuperando-se.

_ e você, rapaz, torcedor daquele timinho?

Nelson tentava arquitetar os próximos passos.

_ não... quero dizer, sim... É... na verdade, sou mais torcedor do Santos do que do Paraná Clube, influência do meu pai. — Jober, embora hesitante, rápida e sabiamente fugiu do polêmico assunto do futebol local. Nelson olhou para o atordoado Cláudio e procurou ganhar mais tempo:

_ quem da nossa geração não se encantou com o Santos de Pelé, hein, Cláudio?

_ verdade, não tinha como.

O Sr. Cláudio esboçou um simplório sorriso. Salvaram-se todos quando Maria Helena chegou com uma bandeja e bule de prata, três xícaras pequenas com suporte de prata e louça de porcelana branca. Esperaram-na servir. A confusão se dissipou quando Nelson informou sobre a carta enviada pelo Instituto Paulista. Cumprimentou Jober formalmente, e ao seu superior, Sr. Cláudio, enaltecendo a importância do aprimoramento profissional dos colaboradores.

Querendo se livrar o quanto antes daquela saia justa, Nelson pegou das mãos da secretária o envelope que continha o diploma de honra ao mérito e passou para as mãos de Jober, e comentou com cinismo:

_ com todos esses treinamentos, você assumirá uma gerência em breve!

_ senhor Diretor, eu sou gerente há mais de três anos! — Aflorou a impetuosidade de Jober.

_ bem, vamos deixar o Sr. Nelson trabalhar sossegado — atalhou Cláudio. Prosseguiu com oportuna polidez:

_ nosso muito obrigado pela homenagem, e nossos agradecimentos pela política de incentivo e aprimoramento dos nossos colaboradores.

Tocou no braço de Jober, intimando-o a se levantar como ele.

O Sr. Cláudio e Jober tinham compartilhado um táxi na ida. Descendo as escadarias do Palácio Avenida, Jober pediu permissão para ir direto para casa. Cláudio achou providencial e prontamente autorizou. Jober foi andando. Teve tempo para refletir sobre o que esteve em jogo, sobre como a vida é uma montanha-russa, e como ele é protegido. Os anjos novamente haviam agitado suas asas.

Com o final do ano se aproximando, nenhuma determinação que atingisse diretamente em desfavor de Jober, foi disparada da suntuosa mesa do diretor do RH. Em janeiro de 1994, Jober, Samara e Paris gozaram férias do trabalho e do "prezinho" indo à Disney. Em fevereiro, Maria Helena utilizou mais uma vez a bandeja de prata e serviu um cafezinho para o diretor técnico, Sr. Cláudio. Em março, Jober foi transferido para exercer o cargo de Gerente-Geral de Serviços na Bastec, Bamerindus Assistência Técnica. A Bastec tinha um apelido, "Sibéria". A primeira opção, demitir Jober, tornou-se delicada após a hilária homenagem do diploma de honra ao mérito. A gélida Bastec como sepultura para Jober apaziguaria os ânimos do Sr. Nelson.

A Bastec contava com 1.400 funcionários descompromissados e parecia uma obsoleta estatal. Prestava serviços de assistência técnica em equipamentos de informática e telecomunicações exclusivamente para o Conglomerado Bamerindus. Em dois anos a Bastec foi se ajustando e se profissionalizando. Em 1997 contava com 840 profissionais, e ampliou seu portfólio de serviços. Agregou outros segmentos e passou a atender, não só o conglomerado, como outras cinco empresas de grande porte. Tornou-se referência no setor de serviços em assistência técnica. A "Sibéria" transformou-se num paraíso para Jober e seus comandados. O Sr. Nelson se aposentou naquele mesmo ano.

II

Nardine se sobressaía naquele grupo de amigas adolescentes. Todas no maravilhoso processo de consolidação de seus corpos jovens e quase perfeitos, transbordando íntimos desejos. Banalizavam invariavelmente o que era sério e nutriam a mais profunda e filosófica discussão acerca do *teen pop.*

Essa divisão de interesses não se refletia literalmente na plena capacidade imaginativa e cultural das integrantes do grupo denominado "clube das oito", ou, simplesmente, C8. Ao contrário, todas esbanjavam interesse pela leitura, cada uma com seus escritores prediletos. Sem exceção, curtiam as mesmas músicas e se interessavam, até então, apenas por rapazes. O único intercâmbio à época era de trajes, bolsas e sapatos.

Vivian era caricaturista nata. Era comum vê-la desenhando com lápis preto o rosto de uma colega ou de um professor numa folha A4 branca. Gabi, riso fácil, espirituosa, divertia a turma com suas tiradas. Karine não chegava a ser considerada menos inteligente, mas sempre sentava ao lado da Júlia nos dias de prova. Júlia, gênio, Isinha, a bajuladora, Carminha, a mais nerd, e Aninha, insatisfeita consigo mesma. Todas, espontaneamente lideradas por Nardine, completavam o C8.

Venciam os obstáculos escolares com tremenda folga e êxito. Diziam os garotos contemporâneos de turma que o C8 contrariava algumas convicções até então regradas por aquela garotada baby look. A regra número 1, mulher bonita só anda com feias, ou seja, duas lobas na mesma alcateia, é certeza de unhas quebradas, cabelos desgrenhados e muitas mordidas. Hoje, infelizmente, é animalesco, na porrada. A regra número 2, as beldades não são dedicadas aos estudos. A regra número 3, e longe de ser a última, as princesas são absurdamente inatingíveis, sempre serão dos caras já motorizados, tênis Plasma 911, normalmente fumantes, inclusive cigarros, e geralmente de pais abonados, com seus sobrenomes inseridos no quadro social dos clubes Curitibano ou Santa Mônica.

Para manter as integrantes do C8 na mesma turma, a T3A, no primeiro dia da semana de matrícula, oito mães congestionavam o corredor que dava para a diretoria pedagógica. Da pedagógica, as mães iam à diretoria de esportes reivindicar a permanência das filhas no time de vôlei. Elas não confiavam na tecnologia à época: o pleito seria *face to face.* Correu tudo bem.

Nardine tinha, embora velada, mais afinidade com Vivian. Era mais comum Nardine dormir na casa de Vivian, e vice-versa, do que na casa das demais integrantes do C8. As confidências mais íntimas da destemida e impetuosa Nardine eram narradas poeticamente e com abundante picardia para o deleite exclusivo dos ouvidos de Vivian, que, demasiadamente introspectiva, relutava partilhar seus segredos com Nardine. As pautas das reuniões do C8 eram costumeiramente carregadas de estrogênio, ocitocina e da ínfima, porém avassaladora, parcela de testosterona presente nas fêmeas.

O rodízio estabeleceu, aquela reunião do C8 ocorreria na casa da Gabi, garota extremamente brincalhona e espirituosa. Era recomendável que todas as integrantes do C8, quando fizessem uso da palavra, o fizessem de forma extremamente cerimoniosa. Nardine, sentada, pediu a palavra e propôs algo inusitado e audacioso. Estava determinada a despertar no grupo a prática do *voyeurismo,* algo que a intrigava. A puberdade abrira espaço para a adolescência, e com ela as alterações biofisiológicas, psicológicas e intelectuais. Com expressão solene, falou:

_ é do conhecimento de todas que agora em setembro, os rapazes iniciarão treinamento intensivo para o campeonato estadual intercolegial de voleibol no mesmo período que o nosso torneio municipal. Por obra do capeta, também será nos mesmos dias da semana, uma hora antes do nosso. Isso porque a quadra será a mesma, a B. Todas consentiram, movendo suas cabeças. Nardine prosseguiu:

_ respeitando vossas curiosidades, presumo, é nosso dever observar, na intimidade, a nudez dos nossos colegas atletas.

_ como? — Karine foi a primeira se espantar.

_ quando estiverem colocando ou tirando o uniforme, ora! — respondeu a oradora.

Sempre foi pauta das reuniões anteriores arquitetar algo que aprimorasse os sonhos e pensamentos libidinosos das integrantes. A ideia de Nardine apimentaria e daria mais vida e colorido àqueles pensamentos. Desmistificariam cabalmente suas relevantes dúvidas em relação à virilidade, as belezas ocultas e, por que não?, as protuberâncias tão alardeadas pelos companheiros de sala de aula.

_ você respondeu quando, e não como — observou Carminha.

_ você está certa, chegarei lá.

Nardine agora estava em pé. Continuou:

_ os vestiários, tanto feminino como masculino, foram reformados durante as férias escolares. Não sei se vocês sabem, foi a empresa do meu pai que executou os serviços.

_ instalaram uma minicâmera que transmite imagens diretamente para a sua TV no quarto? — interrompeu Gabi, provocando risos na galera.

_ é sério, meninas. Não me interrompam! — suplicou Nardine.

_ o faz-tudo na empresa, Paco, foi lá em casa no último sábado pela manhã e conversou com meu pai enquanto eu lia no jardim.

Deu um tempinho e espaço para um charminho.

_ aliás, o cara é fortão e tem sotaque espanhol — enfatizou Nardine, fazendo beicinho e com o braço direito dobrado ao estilo marinheiro Popeye.

Após todas se entreolharem e soltarem uns gritinhos, ela continuou:

_ extraí da conversa. Importante, prestem atenção. Havia uma tubulação antiga que passava pelos dois vestiários. Depois da reforma o troço foi separado, mas ficaram uns buracos pequenos no alto da parede que separa os vestiários. Estão me acompanhando?

As integrantes do C8 agora pareciam estátuas pensativas. Isinha quebrou o silêncio e perguntou:

_ esses buracos ficarão lá para sempre?

_ respeito, garota, a empresa é do meu pai! — ralhou Nardine, e prosseguiu: _ meu pai e Paco estavam justamente decidindo como fechá-los.

_ agora boiei — sussurrou Aninha, dirigindo o olhar para as garotas em volta.

Para organizar a pequena confusão instaurada, Nardine, com as palmas das mãos erguidas, se adiantou:

_ explicarei, calma! Segundo meu pai, a caga... desculpa, foi mal; a *bobagem* foi a escola não ter autorizado a troca dos azulejos. Agora está difícil encontrar peças para repor aqueles que quebraram. Até encontrarem os azulejos, foi efetuada uma gambiarra. Fixaram placas só de um lado.

Nardine, com carinha de desdém, complementou:

_ conseguem imaginar em qual lado foram fixadas as tais placas?

Um murmurinho se instalou e Nardine, com seu peculiar atrevimento, tomou novamente a dianteira:

_ no vestiário feminino. As placas são quase imperceptíveis, já fui checar. Dá para removê-las usando só uma chave de fenda.

_ então a piazada poderá nos ver também? — disse Vivian, demonstrando timidez e desconforto.

_ só se você ou alguém aqui contar para eles! — respondeu Nardine, sarcasticamente.

_ e as outras garotas do time? — Aflorou o ceticismo de Vivian.

Atalhou Júlia, a mais pensante e prudente do grupo:

_ ei! Pensem! O treino deles é uma hora antes do nosso. Chegaríamos bem antes das outras garotas. Depois que entrarmos, por cautela, trancaremos a porta do vestiário. Reabriremos só depois de tapar os buracos.

Dirigiu-se para Nardine e lhe perguntou:

_ você não disse que bastaria uma chave de fenda?

_ isso mesmo. *Easy!* — respondeu Nardine.

_ sempre tem uma *loque* que chegará muito cedo — interpelou a apreensiva Vivian.

Todas pareciam refletir e processar a gama de informações.

_ fodeu! — gritou Karine.

Todas lhe dirigiram olhares de espanto.

_ desculpa, foi mal. — Num tom mais ameno, continuou: _ o problema será a turma que nos antecede.

O desânimo já tomava conta do C8 quando Nardine, mais uma vez empavonada, se manifestou:

_ fodeu, não! *Sorry.* Ferrou, não! Eu não disse que o capeta está conspirando a nosso favor!

Todas olharam para Nardine com ar de interrogação.

_ eu me preparei para esta reunião, meninas — vangloriou-se. _ verifiquei no calendário das atividades extracurriculares do semestre. Nos mesmos dias da semana, nos dois horários antes do nosso, a única atividade programada seria o balé para o fundamental, mas a partir da segunda quinzena de setembro as aulas passarão a ser no anfiteatro. As menininhas utilizarão o vestiário de lá.

_ ainda corremos um risco. Se uma *loque* do nosso time de vôlei chegar muito antes? — lembrou Vivian.

_ nesse caso, ou para qualquer outro imprevisto, suspenderemos o show — falou Júlia, taxativamente.

Decorreram sete segundos.

_ meninas, maravilha! Essa é uma grande, gigantesca e deliciosa sacada! — Gabi, externando todo o seu entusiasmo. Levantou-se, foi até a porta e gritou para a empregada: _ Cleusa, traz uns suquinhos para nós, por favor.

Júlia, a eterna precavida do grupo, ponderou mais uma vez após Gabi se sentar:

_ turma, é uma grande sacada se vocês prestaram atenção no que eu disse há pouco. — E enfatizou: _ abriremos e fecharemos os buracos a cada sessão do cine privê. É primordial! Caso contrário, seremos desmascaradas e a brincadeira terminará mal. Logo, nada de subterfúgios! Ninguém pedirá para sair do treino para olhar a rapaziada quando estiverem no chuveiro. Repito, se alguém, fora do C8, estiver no vestiário, não haverá show!

Todas anuíram com a cabeça. Em seguida, Isinha, a eterna puxa-saco, propôs:

_ gente, vamos aplaudir a ideia da Nardine!

Imediatamente, as integrantes do C8, inclusive Nardine, efusivamente bateram palmas. A jarra com suco chegou. Naquela mesma reunião, se iniciou o passo a passo para colocar em prática aquele impetuoso plano, que no futuro se tornaria o marco do fim.

Na primeira segunda-feira de outubro, próximo das dezoito e trinta, os inseparáveis rapazes estavam no vestiário masculino para colocarem seus uniformes predominantemente laranjas para iniciarem os treinamentos na quadra B. Solano, atualmente, não dava tantos rolês de skate, mas exibia seu Qix Hexagon preto. Já o inveterado skatista Gegê calçava um Adidas Hellbender branco para combinar com sua camiseta da Drama. Tuca, mais simplório, tirou rapidinho dos pés seus DM Shoes e guardou no seu armário. Comuns, neles, as calças cor cinza-escuro com muitos e muitos bolsos, e bonés de tela.

Os demais atletas eram alunos de outras turmas. A peneira, ocorrida em agosto como sempre, foi muito fina. Muitos garotos queriam, mas poucos tinham o privilégio de integrar o timaço dirigido pelo exigente Barbosa. O técnico Barbosa gostava da fama de durão. Ficou extremamente contrariado quando, a mando do diretor de esportes, teve que incluir no time um aluno que não enfrentou a peneirada.

Quando entrou no vestiário, Stuart causou um tremendo alvoroço. Não só porque já vestia o uniforme exclusivo dos não barrados, mas também calçava um par do mais novo e reluzente Adidas Stabil azul e branco.

Solano, Gegê e Tuca já o conheciam. Stuart, extremamente discreto, iniciara, atrasado em relação aos demais, o segundo semestre na turma deles. Veio transferido de um colégio de Brasília no final de agosto. A intenção dos pais de Stuart era mandá-lo estudar na sua cidade natal, Washington, D.C., Estados Unidos. A recusa e a insistência do rapaz, e principalmente as promessas que fizera, prevaleceram, e o desejo dele de estudar em Curitiba vingou.

Sem dizer uma palavra, Stuart deixou sua mochila em um dos armários desocupados e foi, embora cedo, para a quadra, encontrar o técnico Barbosa. Passados dois minutos, a trinca de skatistas, assim como os demais atletas, já se encontravam nus. A quantidade de frases recheadas de palavrões e sem conteúdo educativo proferidas no recinto era tão desagradável quanto o cheiro das meias espalhadas. Próximas aos peladões, com as testas marcadas pela pressão junto aos buracos no alto da parede que dividia os vestiários, estavam as garotas do C8. Elas se revezavam. Havia apenas três pequenos orifícios. Apenas três olhos de cada vez. Três excitações simultâneas. Cada integrante do C8 se deleitava a cada minuto. Isso porque Vivian não apareceu naquele início de noite, a primeira sessão do cine privê.

Cada garota tinha sua maneira de observar. Havia aquelas que fixavam os olhos no *affair*. Outras no, ou nos, pauzudos. Umas veneravam bundas. Havia macho pelado para todo gosto.

Tinham estabelecido como regra primordial "olhar sem emitir opiniões ou produzir ruídos". Obviamente, nas reuniões do grupo as línguas iriam ferver.

Vestiário masculino vazio. Atletas em quadra. Buracos tampados. Vestiário feminino reaberto. Essa rotina avançava pela primavera.

O C8 seguia a regra. Quando recebia a companhia de outras atletas, interrompia os comentários pós-sessão privê. Todas se mantinham compenetradas na tarefa de trocar suas roupas pelos uniformes. Certo dia, Juliana, a craque do time, aluna da M3A, avistou a chave de fenda no interior da mochila VAN entreaberta pertencente à Aninha e falou com curiosidade:

_ vai estocar a barriga de alguém, garota?

Aninha olhou para a sua mochila, respirou por três segundos, olhou para Juliana e respondeu:

_ putz, peguei a merda da mochila do meu irmão!

_ ele é mecânico? — Juliana mantinha a curiosidade.

_ ele tem uma bicicleta caindo aos pedaços. Sempre o deixa na mão — improvisou Aninha enquanto fechava a mochila. A trupa do C8 quase teve um ataque de riso pós-apreensão.

Paralelamente, o treino masculino fluía. Agora Barbosa, veladamente, agradecia pela intervenção do diretor. O técnico, cada vez mais entusiasmado com a habilidade e a impulsão do craque Stuart, gritava:

_ rapaziada! — E, olhando para os bloqueadores, apontava o dedo para Stuart. _ toco triplo em cima do Branquela!

Treino encerrado. Após ouvirem os comentários finais do técnico, os atletas iam para o vestiário. Ninguém percebia, muito menos a trinca de skatistas, que Stuart pegava suas coisas do armário, não dizia nada e saía rapidinho. Uns no chuveiro, outro enrolando a toalha e dando chicotadas na bunda do amigo. Outro exaltando os peitos da professora de biologia. Tinha aquele que zoava o ruivinho, coxa-branca, pela derrota do Coritiba no último final de semana para o Paraná Clube. Solano, de um dos chuveiros, esfregando xampu maçã verde no couro cabeludo, gritou:

_ porra, Stuart, você joga pra cacete!

Alguns nem sabiam que o cara do jogo se chamava Stuart, mas todos olharam em volta procurando o Branquela. Como não o acharam, Gegê, enrolado numa toalha listrada, falou:

_ acho que o Stuart vazou.

Como o nome do jogo já tinha ido embora, o assunto girou entre os peitões da professora de biologia e a derrota do Coxa. Todos se vestiram, e arrumaram com os dedos seus cabelos "franja de emo" na frente do espelho comprido, e aos poucos foram indo embora.

No início da tarde do dia seguinte, minutos antes de começar a aula da peituda, próximo da porta de acesso à sala de aula, o C8, completo, se misturava aos demais alunos e alunas. À esquerda, nos fundos, a trinca de skatistas, outros alunos e alunas, e Stuart, já sentado e lendo. Solano, sem prestar atenção ao que Gegê falava para Tuca, se aproximou de Stuart:

_ não vi você depois do treino ontem.

Stuart levanta os olhos em direção a Solano:

_ opa, tudo bem? Não te ouvi, o que você disse?

_ mano, você joga muito!

_ aprendi com os milicos, em Brasília.

_ como assim? — Solano agora tinha a companhia dos parças.

_ quando estudava em Brasília, o time do colégio, quintas-feiras, "jogava" contra o time de cadetes do exército. — Stuart gesticulou com os dedos para enfatizar que só um time jogava enquanto o outro assistia. _ não sei se vocês sabem, mas para servir em Brasília tem que ter altura.

_ todos na faixa dos 18 anos?! — acrescentou Tuca, surpreso.

_ isso mesmo. Os sets invariavelmente terminavam com o placar zerado para nós. Para fazermos uns pontinhos, a gente dava tudo em quadra — completou Stuart.

Quando a professora peituda entrou na sala, todos foram para as carteiras. Na passagem, Solano deu dois tapinhas no ombro esquerdo de Stuart e falou:

_ você é boa praça. Falamos no intervalo.

Stuart fez que sim com o polegar, e a aula de biologia começou.

Solano, longe de ser o mais inteligente, era certamente o mais forte e truculento. Sem ninguém expressamente o nomear, exercia a liderança entre os garotos. Em certa ocasião deixou um algoz bastante machucado, fato que lhe rendeu uma suspensão.

Antes do intervalo, imediatamente após a aula de biologia, a T3A teve aula de matemática. Stuart arrasou. Parecia estar muito à frente dos demais. Não passou despercebido por ninguém, muito menos por Nardine. Chegado o intervalo, a trinca de skatistas esperava por Stuart do lado de fora, junto à porta de acesso à sala. Enquanto o Branquela não vinha, olhavam as colegas de sala, frente, e principalmente costas.

Entreolhavam-se e as pontuavam com gestos. Nardine recebeu, dos três, seis polegares em riste.

Stuart destoava pela precocidade e passava um ar aristocrático. Predominavam, nas conversas da trinca de parças, manobras radicais no skate, tênis recém-lançados, sexo com domésticas, a professora mais tesuda, entre outras pérolas, boa parte desinteressante aos ouvidos de Stuart. A interação não evoluiu como pretendia o agora intimidado Solano. O líder da alcateia pressentiu uma disputa iminente com o novato. Algo incomum aconteceu. Nardine deixou as amigas disputarem os últimos pães de queijo da lanchonete e sinalizou para Stuart vir ao seu encontro. Não foi bem uma conversa; Nardine apenas elogiou a atuação de Stuart durante a recente aula de matemática e externou admiração. Tocou suavemente o braço esquerdo do Branquela e se virou, afastando-se. Juntou-se às amigas sob os olhares de Stuart, e, principalmente, observada por um Solano inquieto.

Como os azulejos não haviam sido encontrados ainda, a quarta-feira da segunda quinzena de novembro prometia ser mais uma com cine privê.

Embora estivesse sentada muito à frente e na mesma coluna de carteiras, Nardine emprestava, ora borracha, ora apontador, todo tipo de subterfúgio para lançar um olhar provocador na direção de Stuart. Até o momento da borracha, Solano engoliu, mas o do apontador fritou seu não prodigioso cérebro.

Mais encaradas ocorreram no intervalo, até que Solano se postou à frente do Branquela e, como um protetor solar, bloqueava os raios provenientes dos olhos de Nardine. Para a ira de Solano, já rolava entre os alunos da T3A o típico burburinho que antecede um namorico. Se alguém do C8 não elegera um alvo específico para ser observado pelos pequenos orifícios na parede do vestiário, esse alguém não era a Nardine.

No agitado vestiário masculino daquela quarta-feira, fim de tarde, Solano se mostrava inquieto e menos falante. Alheio aos assuntos ventilados, ora por Gegê, ora por Tuca, para decepção da plateia, ele se trocou rapidamente e foi para a quadra. Como um ímã, puxou todos para a quadra, à exceção de Stuart. O Branquela, autocrítico e demasiadamente inseguro para determinadas ocasiões, como aquela de se despir na frente de estranhos, propositadamente retardava seus atos até ficar só.

Jamais imaginou Stuart que sua privacidade, seu acanhado e encurtado pênis, entremeado à pequena e rala quantidade de pelos pubianos, estaria sendo eternizado nas retinas das únicas garotas de seu convívio.

A formação plena do membro masculino, para alguns indivíduos, pode ser mais lenta. Estatisticamente, entende-se como normal membros medindo entre 9 e 16 centímetros. Anormal é perfilar homens nus e convencer o dono do pênis no extremo inferior da estatística a se orgulhar.

As integrantes do C8 formavam seus conceitos acerca do corpo humano masculino. Não se atinham às estatísticas, muito menos aquelas atreladas à formação dos membros masculinos. Dispunham apenas da evidência empírica recebida pelas recentes e secretas observações. Para agravar, não gozavam de maturidade para perceberem o estrago que cometeriam estigmatizando Stuart.

Solano havia intercedido junto ao técnico Barbosa para a montagem das equipes durante o treino daquela quarta. Ferozmente disparava zilhões de cortadas no peito do Branquela. Stuart aproveitou a situação, alegou dores e foi mais cedo para o chuveiro. Quando o treino acabou, ele já estava trajado.

Stuart sabia que cedo ou tarde estaria à mercê dos colegas de time para ser zoado, e se preparava mentalmente para relevar o constrangimento, mas postergava o mais que podia. Buscava tratamento especializado para alongamento peniano. Os especialistas que consultara foram uníssonos em aguardar a formação plena do membro. Ansiava ter ferramentas e autoestima ajustadas para a primeira experiência sexual.

Na primeira aula após a última reunião do C8, surgiu fixado anonimamente, no pilar próximo à sala de aula da T3A, um desenho, uma charge amadora e apócrifa que fez o mundo de Stuart desabar. As meninas se inspiraram num filme bobo que acabara de ser lançado, originalmente intitulado "Stuart Little", exibido no Brasil como "O pequeno Stuart Little". O protagonista era um pequeno rato, e na charge amadora era o Branquela. A maldade foi manter o título original e a tradução portuguesa abaixo, inserindo-se a contração da preposição "de" com o artigo "o". Como resultado, lia-se "O pequeno do Stuart Little". O desenho ainda mostrava um ratinho branquela, com pênis minúsculo e pouquíssimos pelos.

Com exceção das garotas do C8, os alunos que chegavam e viam a charge afixada, embora achassem graça, não associavam de imediato o ratinho ao estudante Stuart. Apenas de imediato, porque quando a vítima de bullying chegou, a reação o delatou. O escárnio foi cruel e avassalador. Solano gargalhava estridentemente.

Stuart poupou os alunos retardatários do dantesco espetáculo. Enfurecido, transtornado, humilhado e ruborizado, arrancou o desenho e literalmente sumiu. O dia anterior fora o seu último dia de aula na T3A. Nunca mais ele foi visto no colégio. Ele já dispunha de créditos e avaliações suficientes para concluir o ano letivo. Sumiram também os orifícios, e o cine privê fechou em definitivo. Restaram apenas o pavor da expulsão e um segredo inviolável entre as integrantes do C8.

Os pais de Stuart não entenderam por que o insubordinado e desobediente filho, inexplicável e irremediavelmente decidiu estudar em Washington como era o desejo deles. Aprovaram e tomaram as providências necessárias para o ano seguinte.

III

Após ficar numa fila de espera que durou aproximadamente 45 dias, Carlos Eduardo, o Caco, estava deslumbrado com a sua nova aquisição, um Honda Civic preto. A cada botão ou função inovadora acionada no painel vistoso e futurista, Caco se convencia: aquele veículo seria apreciadíssimo pelas mulheres e, certamente, invejadíssimo pelos homens.

Caco, egocêntrico e leviano, colecionava desafetos, mas sua imensurável habilidade para realizar negócios, aquisições, reestruturações, causava a admiração até mesmo daqueles que o queriam morto. Seu pai, após o segundo derrame, foi obrigado a se afastar do controle geral da maior agência de turismo de Curitiba. Caco, como único filho, formado em administração de empresas pela FAE e com MBA em marketing na UCLA, assumiu o comando sem provocar turbulências. Em pouquíssimo tempo, adquiriu uma pequena empresa focada em intercâmbios e a transformou na segunda maior do segmento.

Dirigia, como de costume, acima do limite de velocidade estabelecido para vias públicas. Estava como sempre atrasado para a aula de tênis ministrada em uma das quadras de saibro do Clube Curitibano. Matriculara-se havia um mês nas oficinas ministradas pelo ex-jogador Pedrinho, mas sua intenção sempre fora receber as orientações da elegante e sedutora professora Raquel. As técnicas da instrutora só poderiam ser compartilhadas por alunos ou alunas com performance avançada, algo ainda distante e improvável para o preguiçoso Caco.

Trajava bermuda Fila e camisa polo Lacoste, brancas, tênis Adidas Prophere branco com as três listras pretas, ao estilo Freddie Mercury, e boné de tecido invertido do NY para disfarçar a calvície precoce. Caco adentrou a quadra B sem se desculpar, e apenas cumprimentou Pedrinho com um aceno.

Alguns chegam aos 40 sem nunca ter praticado qualquer atividade esportiva. Cediço que práticas esportivas são simples, e algumas prescindem de acessórios, equipamentos ou companhia, bastando apenas vestimenta confortável, tênis e determinação. Mas o lance dos sedentários, quando despertam para o mundo saudável, é se esmerarem nos apetrechos, no exibicionismo. Um retrato atrás do outro. O sujeito nunca pescou, e no primeiro convite aceito, o camarada gasta todo o décimo terceiro em badulaques; até isca noturna entra no pedido. Alegria dos profissionais atrás dos balcões ou de venda online.

Na primeira madeirada, trinta segundos após o início da aula, Caco questionou Pedrinho:

_ quando estarei apto para receber umas aulinhas da Raquel?

_ comece chegando no horário nas próximas aulas — respondeu o instrutor.

_ não estou me esforçando tanto para olhar os seus gambitos toda quinta-feira.

Com a raquete, Caco apontava para as pernas do instrutor do outro lado da rede.

_ ô, Gustavo Kuerten, se você classifica como esforço uma aula semanal de uma hora, acredito que nem esses gambitinhos aqui você verá — observou jocosamente Pedrinho, sacando com um pouco de *top spin*.

Aproveitando que a bola marota sacada por Pedrinho passou três segundos antes e a vinte centímetros da raquete

Wilson movimentada atabalhoadamente por Caco, o petulante aprendiz foi ao fundo da quadra apanhar a bolinha.

O instrutor repetiu a orientação pela enésima vez:

_ deixe para apanhar as bolinhas a cada dez minutos.

Caco fez de conta que não ouviu. Seu propósito era observar Raquel, que orientava uma senhora de 56 anos na quadra A à sua esquerda, distante uns quarenta metros. Ponderou por cinco segundos e, quase sussurrando, disse:

_ baita desperdício! Eu aqui com você e aquela velha ali de frente para a gostosa.

_ aquela senhora — olhou de esguelha Pedrinho _ mete dois pneus em você num jogo de dois sets.

Pedrinho esboçou um sorriso, embora não achasse graça da observação grotesca feita pelo insolente aluno.

Aproximando-se do final da aula, Helena, a jovem esposa de Caco, que estava no deque do barzinho junto à academia de ginástica, acenou em direção à quadra B. Caco, parecendo contrariado, retribuiu o aceno. Pedrinho ergueu a raquete em deferência a Helena.

_ bom jogo. Estou indo para casa! — gritou Helena.

Caco apenas fez sinal de positivo. Helena se virou e caminhou até o estacionamento, entrou no seu Fox branco, manobrou e foi embora. Poder-se-ia confundir a Helena de Caco com Helena, esposa do rei Menelau, de Esparta. Reunia a mesma beleza da personagem do drama grego. Alta, esbelta, cabelos dourados, longos e cacheados, olhos cor de mel. Rosto de uma simetria sublime. Nariz, lábios, queixo, uma harmonia deslumbrante. Uma princesa. Um anjo.

O carro dirigido por Helena nem bem havia deixado a cancela da portaria do clube quando Caco soltou da raquete, segurou a bolinha sacada por Pedrinho com as mãos, e disse:

_ dependendo, vou precisar da sua ajuda.

Pedrinho, espirituoso, se aproximou da rede, ergueu as sobrancelhas, apontou as bolinhas no fundo da quadra e perguntou:

_ para apanhá-las?

_ não, folgado — Caco respondeu, caminhando na direção de Pedrinho. Quando só a rede os separava, falou como se confessasse:

_ o lance é o seguinte. Caso a Helena, amanhã ou depois, pergunte se jogamos até o meio-dia de hoje, quero que você confirme, entendido?

_ me deixe fora disso, por favor! — respondeu Pedrinho, negando com a cabeça.

_ minha esposa é ingênua, cara. Ela nem sabe diferenciar uma aula de um jogo!

Caco tocou no ombro do instrutor e continuou:

_ dificilmente Helena irá te perguntar sobre hoje. Ela jamais desconfiou de algo. Para ela eu sou um santo. Nunca, repito, nunca, Helena checou a veracidade das histórias que eu conto para ela.

_ sempre tem uma primeira vez! — alertou Pedrinho.

_ não esquenta, estou acostumado, sou escolado, brother — falou Caco, dando mais tapinhas no ombro de Pedrinho.

Pedrinho olhou fixamente nos olhos de Caco:

_ devo te lembrar, aqui é o meu local de trabalho. Preciso disso para viver. Não me comprometa.

_ cara, quebra essa pra mim. Já te disse, Helena é avoada, não está nem aí. E só para eu ter um álibi caso seja necessário. Dará tudo certo.

_ permita-me um conselho?

O instrutor aguardou a concordância. Caco anuiu com a cabeça. O instrutor prosseguiu:

_ você tem uma esposa jovem, bonita, int...

Caco, gesticulando, interrompeu Pedrinho e atalhou:

_ pode parar! Essa é a diferença entre um cara como você e eu. Você se contenta com pouco. Eu quero tudo e muito mais. Tenho uma mulher linda em casa, sim, e qual é o problema desejar outras, também lindas, fora de casa? Aqui dentro da quadra, a bolinha é pequena, você é o instrutor; lá fora, nos negócios, nas relações interpessoais, quando a bola é maior, eu sou o cara! Aprenda comigo, senão continuará nessa vidinha, dando aula para aqueles que têm poder.

Caco se virou e andou em direção ao vestiário. Antes de cruzar a linha do final da quadra, olhou para trás e falou:

_ lembre-se, jogamos até o meio-dia, hein?!

Eram quase dez e quarenta quando Caco chegou ao apartamento da Amanda. No caminho entre o clube e a casa dela, ligou dizendo que iria lhe fazer uma surpresinha. Normalmente Amanda estava em casa a essa hora.

Amanda era a garota da vez. Trabalhava em uma das empresas de Caco havia dez meses. Recebera, quando completou apenas três meses, aumento salarial, algo incomum na política da holding. Seu turno na empresa de intercâmbios era das 13h30 às 19h30.

Após o expediente, Amanda cursava idiomas. Segunda e quinta, francês básico. Terça e sexta, inglês avançado. Por determinação de Caco, a holding definiu a grade horária e custeava os estudos. Assim, Amanda teria agenda cheia, sem tempo para distrações, especialmente saídas às sextas. Quando não chovia, ela corria diariamente cinco quilômetros no parque Barigui. Aos sábados, malhava na academia. Coincidentemente, a esposa de Caco, Helena, fazia ioga nas noites de quarta-feira.

Caco tinha o dom para fisgar suas presas. Invariavelmente eram mulheres proletárias, jovens e atraentes, atributos físicos com a abundância necessária para que ele se vangloriasse nas mesas do carteado ou no clube do charuto. A peculiaridade dele era o fato de todas elas, antes de passarem pelas suas mãos, passarem pelo RH da empresa. Há um ditado chulo, "onde se ganha o pão não se come a carne", o mais inaplicável na visão do galanteador.

Ele sempre encontrou pretextos para trazer suas vítimas para o aconchego de sua sala. Sempre rasgou elogios, os primeiros em relação ao ótimo desempenho profissional, na sequência em relação às roupas que elas vestiam, e, quando estava prestes a abocanhá-las, falava afetuosamente de seus rostos, cinturas, pernas, bustos e bumbuns. Sempre conseguiu convencê-las a acompanhá-lo em eventos fora da cidade. Hospedava-as em hotéis luxuosos. Propiciava-lhes suntuosos jantares. Elencava a infinita lista de problemas causados pela esposa e do quanto se sentia solitário. Pobre do Caco. O rico Caco interpretava bem o gênero atencioso, generoso e carente.

Amanda, encostada no caixilho da porta da área de serviço do belo apartamento recém-alugado, trajando apenas lingerie vermelha, presente de Caco, o aguardava. O vizinho da frente, um garoto de 11 anos, em outra ocasião, numa noite de quarta-feira, já havia flagrado a mesma imprudência. Naquela oportunidade, após ouvir um barulho vindo do corredor externo, se atrapalhou e viu só a tanguinha branca enterrada no bumbum da vizinha, que, de costas, segurava pela mão um cara meio calvo, guiando-o por entre a lava-roupas e o tanque. Infelizmente a porta se fechou tão rápido quanto a sua ereção.

Agora preparado, o vizinho mirim, de pé sobre um pufe encostado na porta da área de serviço do seu apartamento, só de camiseta, espiava pelo olho mágico a dama de vermelho que aguardava o Manga Mascada.

Quando Caco chegou, o garoto à espreita já estava quase gozando. Amanda, vestindo um corpete preto, pegou Caco pela mão e o beijou na boca. Com o pé direito fechou a porta e pôs fim à punheta que rolava atrás do olho mágico da porta à frente. Guiou o amante até a sala de estar, sentaram no sofá e, após preliminares, transaram.

Vestindo apenas roupão, Amanda acendeu um cigarro. Caco, deitado e nu, ralhou:

_ você sabe que não pode fumar enquanto eu estiver aqui!

_ de novo a história do cheiro de cigarro na roupa! Que eu não posso usar perfume. Sem arranhões. Sem mordidas. Blá blá blá! — desdenhou Amanda, apagando o cigarro contra o cinzeiro sobre a cômoda.

_ para todos os efeitos, irei para casa depois do tênis. Onde encaixaria o odor de cigarro ou perfume na minha roupa?

_ aproveitando isso, está na hora de você passar uma noite comigo, sem esse estresse. Jantar num restaurante bacana, ir ao cinema, algo assim!

_ discrição, meu bem, discrição!

_ as meninas da agência de turismo, depois de xeretarem meu salário, insinuaram umas coisinhas.

_ como é que é? — o amante abruptamente se levantou.

_ calma, querido! Especulação boba das garotas. Não esquenta. Ninguém nem imagina o nosso caso — disse, despreocupada.

_ preciso ir.

Caco apanhou a cueca do chão, vestiu-a, e em seguida o uniforme de tenista. Meia hora depois ele estacionava o Honda ao lado do Fox na garagem de sua casa. Subiu direto para a suíte, tomou banho, desceu e almoçou com a esposa. Depois de um cochilo de meia hora na poltrona reclinável, foi para a holding.

Sentado em sua poltrona de couro preto, pelo KS Panasonic à esquerda de sua ampla mesa determinou à sua idosa secretária, Dirce, que chamasse o gerente do RH da holding, Sr. Anselmo, para vir à sala dele com urgência.

Após deliberarem, o cúmplice gerente saiu da sala do patrão Carlos Eduardo com a inequívoca determinação: em trinta dias, demitir a funcionária da empresa de intercâmbios, a senhorita Amanda, em decorrência de uma suposta, porém séria denúncia anônima deixada na caixa "Canal da Transparência", ideia implantada recentemente pelo Sr. Anselmo. Face à confidencialidade, preservação da identidade do informante e decoro, o processo de desligamento prescindiria dos detalhes.

Caco conjecturou que a presa da vez, sem os proventos, não reuniria condições para se manter, principalmente pagar o aluguel do apartamento. Inevitavelmente pediria arrego e se mudaria para o interior de São Paulo, onde parentes residiam.

Passou a tratar Amanda da mesma forma como tratava as dores musculares após a oficina de tênis: só gelo. A partir do momento que Amanda representou certo risco, para ela o chefe sempre estava em reunião ou viagem de negócios. Nenhuma amante, e Amanda não foi exceção, poderia ligar para o celular de Caco. Essa inquebrantável e incondicional regra, definida unilateralmente por ele, sempre o preservou de saias justas.

Cinicamente discursava e utilizava a mesma justificativa para erradicar eventuais inquietudes de Helena, geralmente provenientes de *spoilers* comedidamente disparados por mulheres que a cercavam:

_ amorzinho, se eu quisesse transformar minhas empresas num galinheiro, começaria contratando uma gostosa para minha secretária, e não a velha Dirce. Eu jamais te trairia. Confie em mim. Há um universo de pessoas que nos invejam e desejam nos prejudicar. Sempre fui e sempre serei merecedor da sua confiança.

A esposa não era ingênua ou complacente. Ao contrário, determinada, se dedicava com extremo afinco e competência à sua profissão, procuradora da Justiça do Trabalho. Mas priorizava seu matrimônio e suas obrigações. Ela, por princípio, acreditava nas pessoas, em particular no seu esposo e nos votos que fizeram. Jamais bisbilhotava as coisas do marido. Não perdia tempo com banalidades. Tranquilizava-se com facilidade. Guiava-se pelas convenções estabelecidas e compromissadas que impunham ao casal a certeza de que, uma vez quebrada a confiança, mortalmente se desfaleceria o relacionamento conjugal.

Chegou ao conhecimento de Helena um rumor sobre uma ex-funcionária das empresas do marido que afirmava ter tido *affair* com ele. Quando interpelado, o santo esposo pregou:

_ o RH demite alguém inescrupuloso por justa causa, mote, assédio no trabalho, é de esperar que esse alguém, repito, inescrupuloso, intente obter alguma vantagem propalando leviandades. Você é da área, sabe do que eu estou falando. O que não falta é advogado trabalhista reivindicando indenização por danos morais inexistentes. Não é verdade, Helena?

_ a verdade está diretamente conectada à confiança. Eu confio em você. Compete a você que as coisas continuem assim — Helena respondeu com serenidade. Estava saindo da sala, parou e voltou-se para ele:

_ em relação às demandas trabalhistas, em especial dos pedidos indenizatórios, a prudência exige análises pormenorizadas, caso a caso. Não generalize. Como em todo ramo profissional, existem éticos e não éticos. Estou indo assistir a um DVD água com açúcar, você me faria companhia?

_ vou abrir um Chardonnay e te alcanço — respondeu, aliviado, o adúltero.

Em três meses Amanda queimou as verbas provenientes de sua rescisão com o aluguel do apartamento e a multa pela desocupação precoce. O garoto, seu vizinho, chorou ao ver as caixas de mudança carregadas escada abaixo. Ela encontrou enormes dificuldades para contatar o amante. No início do quarto mês, Amanda, apequenada, se mudou para Araçatuba, onde começaria uma nova caminhada, apoiada pelos familiares.

IV

Comemorando solitariamente 27 anos, George olhou para a cadeira vazia à sua frente, depois para a cadeira vazia à sua direita, e pensou na reação que seus pais teriam ao ver sua nova tatuagem.

Certamente, se não estivessem mortos após o trágico acidente automobilístico ocorrido há um ano, demonstrariam a mesma consternação de quando ele, ainda adolescente, apareceu com uma tatuagem de cabeça de índio em homenagem ao seu time do coração, o Washington Redskins. Os pais, quando repreendiam o filho, usavam palavras rebuscadas em inglês britânico. Quando furiosos, jamais se exaltavam. Ao contrário, a entonação provocava o mais profundo sono. A cabeça de índio lhe custou três meses da pomposa mesada.

George jamais demonstrou sentir compaixão pelos pais, mas seu pragmatismo lhe provocava a inquietude: por que razão seus pais, acostumados à mordomia de se sentarem no banco de trás de luxuosos veículos com placas de fundo azul com caracteres brancos, decidiram dispensar o motorista particular para se aventurarem no corredor da morte rumo a Balneário Camboriú?

Ergueu a taça de vinho tinto às cadeiras vazias. Com um leve sorriso falou para os ausentes, em português:

_ agradeço-lhes mais uma vez a generosa herança deixada.

Levantou-se da mesa e carregou sua taça de vinho até o quarto. Próximo à cama, deslizou para a direita um enorme espelho emoldurado em madeira preso a trilhos em cima e embaixo, engenhosamente camuflados. Digitou a senha e a porta do compartimento anexo, com um clique, se abriu. No interior, do lado esquerdo, um cofre digital grande com prateleiras modelo Seven Black, utilizado para guardar relógios, dólares, euros, libras, passaportes e outros documentos. À direita, um armário embutido até o teto com porta de aço escovado e fechadura digital, que mandara fazer sob medida. No centro, uma poltrona em couro marrom, reclinável, e uma pequena mesinha de vidro. Na parede de cor terracota de frente para a poltrona, um desenho com moldura metálica chanfrada ouro. As demais paredes eram brancas. O teto branco em gesso, com rebaixamento lateral, suportava spots de iluminação e alto-falantes. Não havia janela no anexo, apenas dutos de ventilação. O piso era de madeira maciça jatobá. Ao lado da porta de entrada, um painel de automação com controle *touch* permitia o acionamento regulável e independente de fachos de luz sobre o cofre, o armário, a poltrona e o desenho; além de ajustar o som e a temperatura.

George ajustou a iluminação sobre o armário. Fechou a porta. Deu seis passos e deixou a taça na mesinha. Mais três passos, parou em frente à porta de aço e digitou outra senha. Surgiu num pequeno visor a palavra "UNLOCK". Pressionou a maçaneta para baixo e puxou a pesada porta. Acendeu a luz interna. Olhou para doze gavetas, quatro delas numeradas de 1 a 4. Recentemente preenchera a de número 4. Abriu a gaveta número 1 e retirou de dentro um troféu, a primeira. Fechou a porta. Voltou até o painel de automação e ajustou a iluminação sobre o desenho. Sentou-se, pegou a taça de vinho, deu um bom gole e a deixou sobre a mesinha. Com o troféu número 1 na mão esquerda, cravou seus olhos acinzentados no desenho à sua frente, reclinou a poltrona, fechou os olhos e viajou no tempo.

Novembro de 2010. Sexta-feira, um feriado. George, como de costume, acordou às sete horas. Após uma chuveirada, vestiu agasalho, calçou um tênis e desceu para o café da manhã servido no salão azul. Não encontrou ninguém à mesa. Dispensou a governanta, que trouxera a bandeja com sucos, café, leite e chá. A farta mesa já havia sido preparada minutos antes. Serviu-se.

Passou vagarosamente o *cream cheese* no croissant e ponderou as condições favoráveis. Seus pais estavam no litoral, ligaram quando chegaram. A escala de empregados específica para o feriado foi divulgada 48 horas antes, constando o nome dela. As atividades e serviços domésticos foram todos mantidos, e os nomes dos empregados responsáveis por executá-los também.

Estava cansado de imaginar o crime sendo cometido. Ansiava executá-lo. Precisava testar a eficiência de sua estratégia. Era o início de uma longa escalada que ele pretendia levar até o fim. Repassou na mente todas as etapas, todos os fatores, todas as contingências, tudo que sua genialidade fora capaz de arquitetar. Estava seguro, extremamente confiante. Todo imprevisto possível foi analisado, e cada um teve sua contingência preparada. Concluiu que seguiria adiante.

Amassou com o garfo duas bananas, adicionou mel, aveia e comeu. Serviu-se um pouco mais de café e carregou a xícara até a sala de música. O imponente relógio de parede marcava oito e vinte e dois. Silenciosamente se sentou na banqueta em frente ao piano Bösendorfer. Ele discretamente a observava.

Janaína era uma mulher voluptuosa. A cor jambo de sua pele impregnada de suor reluzia um brilho âmbar e exalava o cheiro de fêmea. Executava sobre o piso de ipê movimentos ritmados e frenéticos à exaustão. Havia sido eleita por ele. Exerceria o nobre papel de atestar anos de preparação.

George constatou, a escala e a rotina estavam sendo cumpridas. Retirou-se. Pegou Aquiles, um Dogue Alemão, do canil, e foi passear no parque próximo.

A mansão era enorme. Janaína era um dos nove serviçais que atendiam pela estressante rotina de serviços em dias normais. Ela e mais quatro empregados, um da cozinha, dois da portaria e outro da governança, haviam sido escalados por Oscar, o mordomo, que raramente saía da casa, e não seria exceção naquela sexta-feira.

Após voltar do parque, George deixou Aquiles no canil e foi para o quarto. Ordenou que seu almoço fosse deixado lá em uma hora. Enquanto isso, revisou todos os aspectos atrelados ao software de segurança da casa.

Almoçou e dormiu até as dezesseis horas. Passou na biblioteca, deixou uma mochila preta dentro de um armário na toalete, apanhou uma lata de WD40, lubrificou as dobradiças e a tranca de uma das portas-janelas da sala de leitura, guardou a lata junto com a mochila, trancou a porta, guardou a chave, apanhou um romance de Ken Follett e foi para a sauna no subsolo da mansão. Após aproximadamente uma hora, pediu misto-quente e vitamina de banana pelo interfone. Às dezoito horas e quarenta e dois minutos, foi para o seu quarto. No caminho cruzou com o mordomo Oscar. Informou-lhe que dispensaria o jantar e ordenou que providenciassem uma cesta de frutas e a deixassem na cozinha. No quarto continuou lendo o romance.

As tarefas, distribuídas excepcionalmente em virtude do feriado, esticaram o horário de Janaína até as vinte horas, emendando com o jantar. Ela conversou longamente com Mercedes, a governanta. Fora banalidades, recebeu as orientações para o dia seguinte.

Por volta das vinte horas e dez, George desceu até a cozinha. Da cesta de frutas, apanhou uma banana. Enquanto comia ouviu os empregados conversando e jantando no reservado ao lado. Deixou a casca sobre a bancada ilha na cozinha. Subiu até o seu quarto, tomou outra chuveirada, escovou os dentes, vestiu um agasalho preto e desceu para a biblioteca.

Os empregados que lá residiam, à exceção de Janaína, foram para a edícula maior, onde ficavam os seus quartos, todos com TV. Janaína ainda passou pela cozinha, jogou na lixeira uma casca de banana que estava sobre a bancada ilha, se serviu, como de costume, de um copo de leite, e foi para o seu quarto, o único na edícula menor, o único sem TV.

A casa dos livros, como poderíamos chamar a biblioteca, dados seu tamanho e sua imponência, era um espaço com quatro cômodos, sala de leitura, um bar inglês, uma toalete e um reservado para as enormes estantes. Ficava na ala mais reservada da mansão. Empregados comuns nunca adentravam a biblioteca, exceto se fossem ordenados. Mesmo para ser limpa e higienizada, o empregado responsável ficava sob a vigilância integral do mordomo, Oscar. À exceção dos três integrantes da família, o mordomo era o único autorizado a entrar, e tão-somente por ocasião da limpeza.

Havia oito estantes repletas de livros até o teto, cujo pé-direito era de quatro metros. Um inventário informal estimou 6800 livros. Quatro estantes de cada lado franqueavam um corredor e uma mesinha ao centro. Passando por entre as estantes chegava-se à sala de leitura por uma porta folha dupla de mogno e vidro jateado fumê. Finamente decorada, estilo clássico, com luminárias, cortinas, tapetes, quadros de pintores renomados, escrivaninha, poltronas, móveis de madeira escura com detalhes em couro preto; tudo muito bem harmonizado. Havia uma porta à esquerda que dava acesso a uma ampla toalete, e uma abertura à direita que levava ao bar repleto de bebidas finas, charutos e fumo para cachimbo de todos os lugares do mundo.

As portas-janelas da sala de leitura davam para um amplo jardim nos fundos da mansão. A grama, religiosamente aparada, não chegava até as portas-janelas. Havia uma calçada de pedra ardósia negra de dois metros de largura que margeava quase toda a mansão. Em determinado ponto a calçada se bifurcava, e para a direita chegava até a porta de acesso à edícula menor, com capacidade para abrigar apenas um empregado. No momento, Janaína.

Espalhadas por toda a casa, câmeras de vigilância. George as estudou minuciosamente; seus direcionamentos, sua cobertura, forma de armazenamento das imagens, e principalmente suas brechas. Conhecia como poucos o software responsável pelo sistema de segurança da mansão.

Retirou do bolso do agasalho preto um gorro também preto e o colocou na cabeça. Saiu da toalete da sala de leitura carregando às costas a mochila preta. Observou a luz acesa do banheiro da edícula menor. Destravou e abriu a porta-janela recém-lubrificada. Nenhum ruído foi gerado. Cruzou a porta e a fechou por fora. Seguiu pela trilha de ardósia até a edícula menor sem ser captado pelas imagens de segurança.

Conhecia bem os costumes e a rotina da empregada. Espiou pela vidraça do quarto e viu o copo de leite ao lado do rádio, na cabeceira. Conferiu a porta do banheiro, fechada. Ouviu Janaína cantarolando no chuveiro. Parou em frente à porta da edícula, virou-se e olhou para ver se havia alguma luz acesa na edícula maior. A edícula maior ficava sobre a garagem dos automóveis, na face sul da mansão. Certificou-se de que não estava sendo observado. Abriu a porta usando uma cópia da chave que carregava no bolso externo da mochila. Entrou, e da mochila tirou o frasco transparente com a dose adequada de flunitrazepam, cetamina, GHB, alcaloides e soníferos, e despejou no copo de leite que Janaína sempre levava da cozinha para facilitar a ingestão de seu comprimido diário. Mexeu com o dedo indicador e o enxugou no avental pendurado na cadeira. Pegou um estilete e fez uma pequena abertura na cortina. Guardou o frasco vazio e o estilete na mochila, saiu do quarto e trancou a porta. Voltou para a sala de leitura e aguardou pacientemente.

Passados alguns minutos, George viu a luz do banheiro se apagar, e, segundos depois, a luz do abajur junto à cabeceira da cama de Janaína se acender. Alguns minutos mais, não havia luz acesa na edícula menor. Aguardou pacientemente a droga fazer seu efeito. Exatamente como fizera momentos antes, abriu a silenciosa porta-janela e, invisível, chegou até a janela do quarto de Janaína. Observou com certa dificuldade, através do pequeno rasgo na cortina, o interior do quarto.

A temperatura estava agradavelmente morna. Janaína estava deitada, de lado e só de calcinha. Dispensou pijama, lençol e cobertor. George, da janela, viu o corpo seminu e inerte dela e ficou excitado. Foi até a porta, pegou a chave e a introduziu com delicadeza na fechadura, girou-a e forçou a maçaneta para baixo. Abriu a porta e viu a presa inconsciente. Entrou no quarto. Retirou a chave e a guardou. Fechou a porta e a trancou com a chave, que já estava introduzida na fechadura pela parte de dentro. Deixou a mochila ao lado da porta. Abaixou-se e retirou uma lanterna. Virou-se, e direcionava delicadamente o facho de luz, olhando meticulosamente, centímetro a centímetro, a pele jambo, o corpo anestesiado e dormente de Janaína. George se apoderou dele todo, centímetro a centímetro.

Já vestido, retirou da mochila a caixa de lenços umedecidos e limpou delicadamente o corpo de Janaína. Ficou excitado novamente, mas se conteve. Colocou os lenços usados em um plástico e, junto com a caixa, guardou-os na mochila. Conferiu se tudo estava no lugar e se tudo foi plantado como planejado. Pegou a cópia da chave e colocou a mochila nas costas. Abriu a porta. Constatou que não havia ninguém à espreita. Deixou o quarto de Janaína trancado, utilizando sua chave. Voltou para a sala de leitura pela mesma porta-janela das dobradiças lubrificadas. Levou tudo para o seu quarto. Do seu notebook, restabeleceu as configurações do software de segurança.

Quatro horas da madrugada, com um leve sorriso, dormiu profundamente.

Mantendo a rotina, acordou às sete horas. Exausto e inquieto, repassou em sua memória o que fizera do final da noite até a madrugada. Excitado, foi para o chuveiro se masturbar. Com o cansaço agravado, olhou-se no espelho embaçado pelo vapor do chuveiro e se viu exultante e confiante. Vestiu jeans e camiseta, calçou mocassim e desceu para o café.

George fez que lia o jornal deixado pela governanta no aparador do salão azul. Novamente recapitulou, pormenorizadamente, seu ardil. Olhou para o seu Tommy Hilfiger no pulso esquerdo e concluiu que Janaína já devia ter acordado. Não tardou e ouviu o mordomo Oscar batendo na porta do quarto da empregada, chamando-a insistentemente. Permaneceu na escuta.

Janaína não respondeu e tampouco abriu a porta. O mordomo separou do molho de chaves pendurado em seu cinto uma cuja etiqueta dizia "edícula menor". Introduziu a chave na fechadura, girou e abriu a porta. A luz do sol forte da manhã que atravessava o tecido fino da cortina e também passava por um pequeno orifício nela fornecia luminosidade suficiente para o mordomo ver o corpo seminu esparramado pela cama. Cobriu Janaína e a sacudiu de leve, chamando-a pelo nome. Ela logo deu sinal de vida. Não entendendo nada, balbuciou:

_ você; é você, meu bem?

Oscar inspirou o hálito forte e azedo de Janaína, sacudiu a cabeça, hesitou, mas respondeu:

_ longe disso. O que você andou fazendo? Ou melhor, bebendo?

Ainda com a voz arrastada e olhar distante, Janaína, com dificuldade, falou:

_ tudo que você gosta. O que tem para o jantar?

Fechou os olhos e caiu no sono novamente.

Oscar olhou em volta. Havia um copo praticamente vazio sobre a cabeceira, e as roupas dela pelo chão. Cheirou o copo. Quando começou a recolher as peças de roupa espalhadas, notou na lixeira três pequenas garrafas de vodca vazias. Pegou uma delas e cheirou. Cheirou novamente o copo. Observou atentamente o quarto e o banheiro. Deixou a serviçal dormindo e saiu carregando as garrafinhas.

Pela janela da sala azul, George viu o mordomo Oscar, sisudo, carregando o que ele havia deixado na lixeira do quarto de Janaína poucas horas antes. Uma hora depois viu a pobre coitada, cabisbaixa, caminhar até um táxi estacionado em frente ao portão de acesso, carregando uma mala grande de rodinhas e uma sacola nos ombros. Tudo sob o olhar atento do mordomo Oscar, que se prontificou para colocar as coisas dela no porta-malas do táxi.

George, inexplicável e instintivamente, aproveitando que Oscar estava ocupado com a despedida de Janaína, foi até a edícula menor. A porta aberta o convidou a entrar. Observou a cama arrumada, a cortina aberta ocultando o rasgo feito por ele, a ausência do rádio sob a cabeceira e a lixeira vazia. Estava indo embora quando decidiu dar uma espiada no banheiro. Entendeu e agradeceu seu instinto. Janaína esquecera uma calcinha pendurada no misturador da água quente.

Segurava agora essa calcinha na mão esquerda. Abriu os olhos, voltou o encosto da poltrona, secou a taça de vinho e recolocou a calcinha na gaveta nº 1.

V

A terceira grande provação na vida de Jober. Ele sentiu o chão se abrir quando, enfim, foi demitido. Em meados de 1997, o Banco Central interveio no Bamerindus. O governo Fernando Henrique Cardoso preparou a especiaria à base de borboleta verde e a serviu aos ingleses. O HSBC assumiu os ativos do Bamerindus. Jober havia intuído que a probabilidade de continuar como bancário era diminuta; assim, elastecendo o leque de alternativas, decidiu prestar vestibular para o curso de direito.

Jober, como todo mortal, apresenta defeitos e virtudes. Para a situação que se apresentava no cenário profissional, o defeito que mais conspirou em desfavor de sua permanência foi, sem dúvida, o temperamento beligerante. Para ele, comunicação agressiva era meio eficaz de convencimento. Agressividade representava firmeza. E firmeza estava umbilicalmente atrelada a transparência e retidão. A verdade é um castelo edificado sobre as firmes pilastras da integridade e da honestidade. Quem, para prevalecer num debate, não beberia a poção composta de integridade, honestidade, firmeza e transparência para, assim, tornar ainda mais verdadeiros seus argumentos?

Fim de milênio, o HSBC planejava a implantação de uma nova plataforma, denominada "2000". Na reunião, de um lado, o presidente da instituição bancária designado para o Brasil;

do outro, o último moicano à frente da Bastec. Embora Jober falasse adequadamente o inglês, os aspectos acerca da assunção da Bastec pelo HSBC seriam debatidos com a utilização de um tradutor, e foi mais ou menos assim:

_ nosso banco não tem a intenção de ficar com empresas do Bamerindus fora do segmento bancário ou securitário — taxativamente ponderou o presidente do HSBC Brasil.

_ senhor presidente, me permita alertá-lo para uma realidade brasileira.

Jober pausou para que o tradutor interviesse. O presidente fez sinal para que prosseguisse.

_ serei o mais objetivo possível.

Nova pausa.

_ a Bastec tem atualmente em seu quadro cerca de 800 empregados. Eventual fechamento da empresa importará em prováveis 800 reclamatórias trabalhistas a serem arcadas pelo sucessor, no caso, o HSBC.

Foi necessária uma pausa maior. Dirimidas as dúvidas em relação à sucessão, prosseguiu:

_ não há a necessidade da aquisição da Bastec pelo HSBC. A simples contratação, por parte do banco, dos serviços da Bastec, mais especificamente para a implantação da Plataforma 2000 e para a manutenção dos equipamentos de informática e telecomunicações já instalados em todo o território nacional, pelo período de dois anos, resultaria em escapar das excruciantes reclamatórias trabalhistas, porque, conforme a legislação brasileira, elas prescreveriam nesse período, isentando o sucessor de um ônus considerável. Além de o banco gozar da presteza da maior empresa de assistência técnica.

O tradutor teve mais trabalho para colocar o presidente a par das informações. Jober continuou, sob um olhar mais introspectivo do presidente:

_ arrisco-me a lhe passar alguns números.

Jober sempre fora intuitivo, lógico, mas lhe faltava paciência para lapidar suas ideias com aquelas transparências e slides tão didáticos e persuasivos. Contrariamente, puxou uma folha A4 em branco, e como um padeiro, começou a rabiscar no ritmo de suas arguições. O presidente certamente não estava acostumado com aquela simplicidade tupiniquim. Jober desordenadamente rabiscava toda a folha:

_ vejamos: 800 reclamatórias, em que estimo condenação média de duzentos mil reais, projetando um ônus para o sucessor de dezesseis milhões de reais.

Perguntou ao tradutor se aqueles números rabiscados na folha precisariam ser traduzidos. O presidente determinou que Jober continuasse, antes mesmo que o tradutor abrisse a boca.

_ a Bastec custaria mensalmente dois milhões e seiscentos mil reais, sem eventuais correções. Ou seja, para um contrato de dois anos resultaria em um custo total aproximado de sessenta e dois milhões e quatrocentos mil reais. — Olhou para o tradutor e depois para o presidente. Ambos se entreolharam e o mandaram prosseguir:

_ uma empresa tão competente e equipada como a Bastec não fará a mesma prestação de serviços por valor menor, e o que é pior, não há no mercado empresa de assistência técnica com a capilaridade que nós temos, técnicos capacitados próximos das agências do banco, e, importante, familiarizados com as peculiaridades dos equipamentos instalados no banco, tanto de informática como de telecomunicações.

O tradutor, surpreendentemente, foi interrompido pelo presidente, que demonstrava impaciência. Jober, contrariado e ressabiado, continuou:

_ senhor presidente, julgo relevantes os esclarecimentos sobre esses números.

A nova pausa operou como a gota d'água para o entediado presidente, que enfim se manifestou, e foi interpretado pelo tradutor:

_ o presidente diz: a decisão é resoluta. Somente segmento bancário e securitário interessa ao banco. Empresa prestadora de serviços de manutenção em tecnologia não interessa.

Após o tradutor efetuar o seu trabalho, Jober ativou seu módulo beligerante:

_ senhor presidente, os ativos da Bastec valem doze milhões de reais. Há sete empresas interessadas na aquisição da Bastec, desde que haja um contrato de dois anos junto ao HSBC. Uma vez adquirida, os isentará dos custos atrelados às reclamatórias trabalhistas.

A impetuosidade de Jober foi interrompida:

_ poderia repetir ao ilustre gerente-geral da Bastec o que lhe disse há pouco? — o presidente, em inglês, falou, segurando o braço direito do tradutor.

_ dispenso o seu trabalho, prezado tradutor! — Jober olhava para o tradutor, e depois elevou a voz um tom mais. _ peço-lhe uma última tradução. Diga ao nobre presidente que ele desconhece muitos aspectos, em especial os legais que vigem em nosso país, e... — O tradutor quis interromper, mas Jober, com a palma da mão direita, o desconsiderou. Apontou o dedo para o presidente e continuou: _ ...se ele já se decidiu sem atentar para as informações que tentei fornecer, diga-lhe, por favor, que minha filha de dez anos de idade tomaria decisões mais ponderadas.

Jober não soube se a tradução foi literalmente passada ao presidente, mas a reunião foi abruptamente encerrada. Ele jamais foi convidado para trabalhar no HSBC. Os anjos agitariam suas asas para uma nova jornada.

Embora Jober estivesse certo em muitos aspectos, ele pecou ao permitir que a agressividade e a impetuosidade ditassem o tom da conversa com o presidente do banco. Para salvaguardar seu emprego, bastaria aceitar o ponto de vista do homem que ocupava o posto mais alto da empresa na qual ele trabalharia a partir daquela reunião.

Mas na sua cabeça imperavam outros conceitos, certamente provenientes de sua formação paternal. Conceitos que orbitam sobre ele em momentos críticos como aquele. Um deles é o senso de solidariedade. Certo ou não, para ele, simplesmente acatar silente a decisão externada antes do final da reunião lhe garantiria a continuidade do emprego. Sua pele estaria salva. Deixaria a Bastec ser liquidada e ocuparia função similar no HSBC Brasil. Como ficariam os oitocentos empregados que só tinham um horizonte para se apegar? O sonho foi sonhado e vendido pelo próprio Jober no período de incertezas que se seguiram à queda do Bamerindus. Foi incapaz de lidar com a questão. Morreria por ela; morreu para o HSBC.

Sem contrato com o HSBC, a Bastec deixou de ser pretendida pelos sete pretendentes. O Banco Central, via interventor nomeado, liquidou a Bastec em longos e sofríveis dois anos. Os ativos de doze milhões viraram dois milhões em um "extraordinário" leilão de peças, extremamente comemorado pelos arrematantes, que havia pouco tempo eram invejosos concorrentes da Bastec. As reclamatórias trabalhistas impuseram ao HSBC prejuízo da ordem de vinte e cinco milhões de reais, sem contabilizar os custos com escritórios jurídicos e despesas com deslocamentos para centenas de audiências em quase todos os estados brasileiros. A plataforma "2000" enfrentou inúmeros problemas, em especial com o despreparo de técnicos para implementá-la.

O desligamento veio em um momento especial na vida de Jober. Samara estava grávida. Em 2000, a terceira grande e emocionante alegria nas vidas de Samara e Jober: nasceu a linda Berlim. Os anjos Mahota e Cissu novamente padrinhos.

Há aqueles que, quando um raio os atinge, o medo surge, a visão fica turva, cambaleiam, caem e sucumbem. Plenamente justificável. Outros, na mesma situação, o medo surge, a visão fica turva, cambaleiam, caem e se erguem. Louvável. Jober sentiu um medo jamais vivenciado. Havia alternativas, todas turvas, imponderáveis, mas ele apelou para a sua eterna moeda da sorte, a intuição, não hesitou e seguiu em frente.

Aproveitando-se de algumas matérias cursadas anteriormente em outras instituições, Jober concluiu o curso de direito em quatro anos e se tornou advogado no início do século. Samara e Paris compareceram à formatura, e Berlim, bebê, ficou com os padrinhos. Os anjos agitavam as asas para a sua nova carreira.

Os rendimentos da esposa seguraram as pontas. Jober ousou mais uma vez. Investiu toda a verba oriunda de sua rescisão em um andar inteiro num prédio central e ali montou seu escritório. Mobiliou de forma imponente, sala de espera, recepção, sala de reuniões, três amplas salas para advogados, espaço para estagiários, sanitários individualizados e até um espaço para happy hour.

A intenção era passar para os futuros clientes a certeza de que estavam contratando experiência e solidez. A experiência era transmitida pela idade de Jober, um quarentão. Nenhum cliente atentava para o número recente de sua OAB. Era crível que advogasse há uns 15 anos. A solidez era passada pela estrutura do escritório, um andar inteiro, uma sociedade de advogados. Jober se associou com profissionais experientes, porém sem recursos para uma estrutura imponente. Todos os custos fixos do escritório eram arcados por ele, e assim, em contrapartida, teria participação igualitária em todos os processos. A sociedade mudava com certa frequência. Profissionais vinham e iam. Jober absorvia suas experiências com muita determinação e obstinação.

O escritório, em parceria com outros escritórios jurídicos, atuava em várias áreas do direito, mas Jober amava o direito criminal. O conhecimento de lógica, eloquência e argumentação natas, postura, autocontrole e segurança fizeram de Jober, num curto espaço de tempo, um criminalista temido e respeitado, com altíssimo grau de êxito. Rapidamente desonerou Samara da sobrecarga de obrigações.

Decorridos oito anos na era advocatícia, a família Marri se encontrava novamente no piloto automático, sem turbulências, dentro do projetado. Samara era quem dedicava mais tempo à educação das filhas. Paris, quando completou 18 anos, já cursava o segundo semestre do curso de direito. Ficou exultante com o carro que ganhara. Berlim iniciava o fundamental. Finanças administradas, permitindo aos Marri, inclusive, poupar para eventualidades futuras. Jober só agradecia aos anjos. Cansado das suscetibilidades provenientes da sociedade entre pessoas, o escritório passou a ser uma sociedade individual de advocacia. Mais experiente e seguro, passou a empregar advogados recém-formados. Optou por uma carteira menor de clientes, mais rentável. Angariou clientes de outros estados, e por essa razão, viajava com frequência. Foi quando uma nuvem escura pairou sobre a família, e só Jober soube quanta eletricidade a nuvem carregava.

Uma vereadora, ativista, líder e moradora de uma comunidade do Rio de Janeiro, foi brutalmente assassinada. O partido pelo qual a vereadora estava filiada mantinha estreita relação com correligionários no Paraná e, por esse motivo, o nome de Jober foi ventilado para figurar como assistente do Ministério Público, atuando no processo criminal em trâmite na capital fluminense.

Jober, equivocadamente, interpretou a condescendência da promotoria e o fato de o juiz ser leniente como uma característica regional, e suas habilidades em perscrutar apenas preencheriam as lacunas existentes. Os infortúnios não tardaram a aparecer. A princípio, ele os interpretava como coincidências, falta de sorte, enfim, nada que o tirasse do firme propósito de apurar a realidade dos fatos.

Entusiasticamente, colecionou um arsenal de provas, estruturou uma linha extremamente coerente cruzando os vestígios deixados, e posicionou um enorme holofote sobre um determinado suspeito. Compartilhou seus arquivos com a promotoria, convencido de que estavam coadunados em seus propósitos; ledo engano.

Na viagem seguinte ao Rio de Janeiro, foi-lhe dito que um motorista fora designado para levá-lo a uma reunião para afinarem a estratégia da acusação. A abordagem se deu no saguão do desembarque no aeroporto internacional Antônio Jobim. Um homem atarracado exibia um cartaz escrito "Dr. Jober Marri".

_ Dr. Jober, bom dia, por favor me acompanhe — foram as únicas palavras ditas pelo motorista.

Atravessaram o saguão do aeroporto, alcançando o estacionamento. Uma luxuosa van preta com películas escuras os esperava estacionada irregularmente. O motorista gentilmente abriu a porta de trás. Jober entrou e percebeu que tinha companhia no banco traseiro. Havia uma divisória de vidro opaco entre os passageiros e o motorista.

_ bom dia, Dr. Jober. Eu me chamo Silas e irei lhe adiantando aspectos da reunião — expressou-se um taciturno indivíduo caucasiano, meia idade, olhos azuis e frios, cabelos militarmente cortados.

_ bom dia, Sr. Silas. O senhor trabalha no Ministério Público do Rio de Janeiro? — perguntou Jober, esboçando espontaneidade.

_ primeiramente, vamos poupar as formalidades. Trate-me apenas por Silas. Respondendo à sua pergunta, não.

_ não sendo membro da equipe da promotoria, não entendo prudente tratarmos da estratégia atinente à acusação — ponderou Jober, cautelosa e polidamente.

_ Dr. Jober, percebo uma certa ingenuidade da sua parte. Acredita mesmo que estamos levando você para uma reunião com o Ministério Público?

Silas, com um sorriso sarcástico, bateu com os nós da mão direita na divisória opaca. A divisória foi baixada e o motorista atarracado olhou Jober pelo espelho interno do veículo e exibiu uma pistola Glock G42. Jober, assustado, procurou se manter calmo e se inteirar da situação:

_ senhores, não parece se tratar de um equívoco, os senhores me chamaram pelo nome. Para onde estão me levando e do que se trata?

Jober sentia medo.

_ de agora em diante, somente eu faço as perguntas, e você responde, todas sem hesitação.

O caucasiano olhava para a frente, em direção à nuca do motorista.

_ você trouxe consigo os arquivos compartilhados com o promotor recentemente?

_ o promotor informou a vocês o conteúdo da minha investigação? — Jober se esquecera da advertência dada.

_ esse foi seu primeiro e último desrespeito. Da próxima vez que você perguntar ao invés de responder a uma pergunta minha, será doloroso. — Olhos azuis e gélidos agora fitavam o advogado, convencendo-o plenamente. Outra impertinência de sua parte resultaria em dor. Passou a ser muito mais prudente.

Após um pequeno intervalo, Jober respondeu:

_ sim, estão comigo em um pen drive.

_ obviamente você preservou as mesmas informações em seu computador no escritório de Curitiba?

Depois de quase incorrer no mesmo desrespeito anterior, refletiu por segundos e acenou positivamente com a cabeça.

_ há pelo menos duas formas de resolvermos esta questão. Uma delas é você se comprometer a apagar todas as cópias existentes. Convenhamos, pouco crível. Outra seria, na hipótese de essas informações serem utilizadas em algum momento, a Paris, sua filha mais velha, ter o mesmo fim trágico da vereadora petulante.

Silas apresentou uma foto da Paris com amigas, tiradas recentemente sem que as fotografadas percebessem. Jober, perplexo e enjoado, pediu para pararem o veículo imediatamente. Estavam em uma estrada marginal na Ilha do Governador. A van parou no acostamento. Vigiado, desceu e vomitou o café da manhã apoiado numa placa de sinalização. Desconexamente, enquanto limpava a boca com as mãos, procurava processar as terríveis informações passadas. De volta à van, Silas, parecendo mais amistoso, ofereceu-lhe lenços de papel e perguntou:

_ o doutor está melhor? Preciso lhe fazer outras perguntas.

Jober se recompôs e olhou firmemente para o caucasiano:

_ eu farei uma pergunta antes, e responderei pelo risco!

Diante do silêncio do outro, prosseguiu:

_ está muito claro, minhas investigações incomodaram a pessoa que elegi como o principal suspeito pela morte da vereadora. Não está muito claro até que ponto a justiça do Rio de Janeiro foi corrompida. Eu procurei agir com o mesmo profissionalismo e correção que justificaram a minha contratação.

Observando certa impaciência de Silas, Jober, com as mãos espalmadas, sinalizava que concluiria:

_ como eu e minha família nos sentiremos seguros diante das ameaças das quais você é porta-voz?

_ da mesma forma que uma simples promessa de apagar todas as cópias é frágil, uma promessa minha, de que sua família jamais seria importunada, soaria rúptil.

Também com as mãos espalmadas, Silas concluiu:

_ o doutor é um homem inteligente, muito acima dos advogados com que lidamos por aqui. Provou isso com o seu trabalho. Acredito, você tomaria providências para nos incriminar na eventualidade de alguém da sua família sofrer, digamos, um acidente. Estou certo?

Jober olhou diretamente nos olhos de Silas e não respondeu. Silas ponderou:

_ cada um com seu trunfo. Você com seus apontamentos, nós com o seu amor pela família.

Jober ousou e se arriscou:

_ na hipótese, sem a utilização das informações que reuni, de seu chefe ser indiciado e até mesmo condenado, como acreditar que minha família não sofrerá as consequências?

_ essa hipótese está totalmente descartada. Suma, ou melhor, deixe de apresentar seus apontamentos para terceiros. Cumpra sua promessa. Esqueceremos e jamais visitaremos sua família em Curitiba.

_ em minha última vinda ao Rio eu dei uma cópia para o promotor — alertou Jober.

_ quem você acha que fez chegar as informações até nós? — Silas fez um muxoxo.

_ presumo que não há reunião agendada com o Ministério Público e que meu trabalho como assistente da acusação no processo termina aqui, certo?

_ tenho autorização para indenizá-lo generosamente, doutor.

_ não estava pensando em honorários, e sim no que direi para quem me contratou. Quanto à indenização, doe para os familiares da vereadora. Já me sinto suficientemente aviltado e apequenado em abandonar o barco covardemente.

Jober, extenuado e ainda amedrontado, só pensava em chegar em casa e ver a família. A van, que apenas dava voltas pela Ilha do Governador, deixou-o no aeroporto. Quando Jober saiu do carro, Silas lhe entregou a foto de Paris com as amigas. Jober lhe ofereceu o pen drive, mas ele se recusou a apanhá-lo e falou:

_ isso não tem mais valor, ou tem, doutor?

Jober se virou e se dirigiu para a ala de embarque. Conseguiu antecipar o voo da volta. Samara, Paris e Berlim não entenderam a razão de tantos abraços, mas curtiram. Na manhã seguinte, convocou os contratantes para uma reunião. Comunicou ser irrevogável a renúncia de poderes e, sem maiores esclarecimentos, protocolou no sistema a petição renunciando aos poderes para atuar no processo em trâmite na Vara Criminal do Rio de Janeiro.

Dois anos depois, por falta de elementos conclusivos e insuficiência de provas, o processo que apurava o assassinato da vereadora foi arquivado. Os pais dela declararam à imprensa repúdio e indignação com a justiça brasileira e, questionados por uma jovem jornalista fluminense, não souberam explicar como e muito menos quem teria doado uma confortável residência na Zona Leste.

Jober se dedicava muito aos processos enfrentados pelos seus clientes. Pregava para seus comandados no escritório, advogados em formação: um novo cliente invariavelmente se tornaria um novo processo, e nossa dedicação será como se esse fosse o primeiro e único cliente. Essa árdua missão lhe consumia muito da energia, mente e coração, que ele gostaria de torrar com a sua família. Era claro e até mensurável o sucesso alcançado até então, mas também, hialina sua ausência em muitas etapas na formação das filhas. A esposa, embora entristecida, não se queixava, mas com a aproximação de sua aposentadoria, esperava do esposo, num futuro próximo, uma companhia mais frequente, mais acolhedora, mais serena, mais companheira.

Em mais um ou dois anos, Jober planejava se tornar consultor no escritório, um conselheiro. Transformaria a sociedade individual novamente em sociedade de advogados, como no início, dezesseis anos antes. Paris estava entre os advogados empregados, todos jovens, mas gozando de experiência e bons treinamentos. Mereciam avançar. Jober sabia que o tempo, a rotina, a ausência de ineditismo lhe diminuíam o fogo nos olhos, o ímpeto, o entusiasmo e, consequentemente, a dedicação. Sabia também que, sempre que um cliente o contratava, esperava receber o pacote completo, em especial a chama forte. Essa expectativa teria que migrar para o escritório como um todo, e para a sua filha, aliviando seus ombros, mente e coração. Contemplativo, serviu-se de uma dose de uísque do bar do escritório e não sentiu a noite chegar, até o telefone tocar.

VI

Quando Ronaldinho, o Fenômeno, fez o segundo gol contra os alemães e a esperança da conquista se tornou certeza, aquele junho de 2002 marcou outra conquista. Nardine, enfim, concedeu o tão sonhado e implorado beijo a Solano.

Foi um carinho até certo ponto ingênuo. Ela não havia completado quinze anos, mas aquele toque nos lábios macios, para ele, significou muito. Lidava com a sensação de perda desde o momento em que ela demonstrara afeto e interesse por Stuart, o desaparecido e humilhado Branquela.

Nardine não escondia de si mesma sua atração pelo corpulento e atlético Solano. Tinha sido ele o maior destaque do extinto cine privê. Seus desejos e pensamentos eróticos se incendiavam quando a querosene atendia pelo nome Solano. Mesmo assim, o segundo beijo, tal qual o primeiro, para ela, significou muito mais a comemoração de um título futebolístico disputado na distante Yokohama, do que um princípio de *affair* com o bem-dotado que se encontrava ao seu lado quando o capitão Cafu ergueu a taça.

Solano não ergueu troféu algum, mas pegou pela mão sua conquista, desfilou e a exibiu para todos os alunos da T5A, quase todos oriundos da T3A, que pulavam, se abraçavam e se beijavam, comemorando a vitória canarinha no país do sol nascente. Havia euforia também pela proximidade das férias escolares.

A seleção brasileira decolou rumo ao Brasil dois dias após a conquista, já o namorico, não. Nardine, imediatamente após o último dia de aula do semestre, embarcou com a família para uma temporada na fazenda dos tios no interior de Minas Gerais. Solano, Gegê e Tuca adquiriram novíssimas roupas de Neoprene e foram pegar suas primeiras ondas surfando nas águas gélidas do litoral catarinense.

Havia um rapaz de quase 18 anos, Zeca, filho mais velho do caseiro e capataz da Fazenda 4 Corações. O jovem de traços caboclos, meio índio por parte da mãe, cabelos longos, fortes e pretos, além de simplório, era extremamente divertido e simpático. Não chegava a ser bonito, mas estava longe de afastar os olhares de uma jovem de novas sensações e sentimentos sexuais que respondiam ao aumento da sua produção hormonal.

Para se destacar ainda mais, a ponto de ser chamado de encantador, Zeca tocava viola caipira com uma emoção danada. Cantava melodias simples de sua autoria. Muitas vezes improvisava, inserindo novas palavras, todas contextualizando o sorriso e as covinhas que se formavam no rosto de Nardine.

Os pais, percebendo o entusiasmo e, acima de tudo, a felicidade da filha quando falava do tal Zeca durante as refeições, começaram a frequentar a moda de viola caipira que rolava sempre após o jantar. Policiavam a euforia da filha e avaliavam criteriosamente o caboclo cantante.

Em uma noite impecável, o céu estrelado abrigava a superlua roseada. Quase não ventava, e o friozinho da estação se rendeu à fogueira cuidadosamente montada pelo violeiro. Cadeiras de madeira com assento de palha trazidas da cozinha, deixando uma mesa comprida de madeira de demolição na companhia apenas do fogão a lenha e do filtro de água de barro sobre a pia, estavam dispostas em volta da pilha de lenha flamejante e do clima de seresta.

As sinhazinhas bebericavam café em xícaras de latão brancas e comiam pedações generosos de nega-maluca ou doce de abóbora na colher. Os sinhozinhos prestigiavam o produto local. A cachaça, forte como um coice de mula, vinha de um alambique artesanal da propriedade vizinha. O garrafão de cinco litros custara um pernil de cabrito. Comiam, mesmo depois de um farto jantar à base de carne de porco e tutu de feijão, torresmos dispostos numa tigela de porcelana branca.

Com a plateia mais eclética, as letras das melodias agora tinham múltiplas destinações. Zeca improvisava com o nome da mãe, da irmãzinha e até do pai de Nardine. O tio, Oseas, dono da fazenda, já conhecia o estilo sertanejo do filho do capataz. Ele e a esposa já se fartaram daquelas palavras rimando coração, sorriso, olhos, boca e paixão. O fato de os fazendeiros não terem filhos, devido à esterilidade não assumida por Oseas, fez com que aquele mestiço ocupasse um bom espaço em seus corações.

Na 4 Corações predominava a pecuária. Além de vacas, bois e touros, havia, em menor quantidade, caprinos e ovinos. Cavalos crioulos, verdadeiros operários para serviços pesados, pastavam no prado exuberante em gramíneas. Porcos se refestelavam no chiqueiro antes de virarem torresmo. Mas a vedete, a rainha do imenso pedaço de terra, atendia pelo nome Lady, uma Chihuahua dourada e branca que estava prenha. Os filhotes chegariam a qualquer momento e estavam sendo muito aguardados. Havia inúmeras árvores frutíferas. Deliciosas laranjas, tangerinas, jabuticabas, gabirobas, goiabas e pitangas abasteciam a imponente fruteira do aparador no corredor de acesso à cozinha do casarão. Quando não consumidas a tempo, viravam compota nas mãos prendadas da mulher do capataz, mãe de Zeca, sempre atarefada e ausente às paspalhices do filho.

Se o plano do pai de Nardine era apagar o fogo que se instalara no coração da filha antes mesmo da própria fogueira armada à sua frente que queimava e aquecia o bule de café — esse desiderato foi para o brejo. Sua esposa Irene, abduzida, formando trio com as filhas, cantava "O Menino da Porteira" sob os estridentes acordes da viola dedilhada pelo encantador caipira. Abriu-se o momento para pedidos e Seu Átila, o pai de Nardine, se rendendo também aos arrebatamentos, pediu "A Majestade, O Sabiá".

Na manhã seguinte, o ritmo do engenheiro Átila era outro. Conforme se programara, pegaria o voo de volta para Curitiba e se atualizaria com o seu escudeiro Paco sobre as reformas que estavam sendo realizadas pela sua empresa. Nos próximos quinze dias, suas filhas ficariam sob os cuidados da esposa Irene, até ele retornar de carro para buscá-las. Antes de deixar o quarto carregando uma pequena mala, pegou a esposa, Irene, pelo braço. Sentaram-se na cama já arrumada:

_ insisto, fique de olho naqueles dois. Você está cansada de assistir nas suas novelas paixonites entre peão e mocinha da cidade grande — enfatizou.

_ exagero da sua parte, homem! A menina está apenas se divertindo com os gracejos de um rapaz diferente, de um nível social diferente do que ela está acostumada. — Irene procurava abrandar os receios do marido.

_ essa idade para mulher eu sei bem como é! Você tinha quinze quando comecei a te namorar, lembra?

_ por favor, Átila, os tempos eram outros.

_ o fogo é o mesmo! — Átila pousou a mão direita na coxa da mulher.

_ não se preocupe, Nardine me contou que está flertando com um garoto do colégio. Disse até que ocorreram os primeiros beijos! — Irene passava toda a sua tranquilidade.

_ cacete! Isso não é fogo, é um incêndio! É aqui, é lá... Por favor, mulher, cuide da nossa filha! — determinou o pai, destemperado.

_ por Deus, homem, você está exagerando! Deixe essas coisas comigo, você só sabe cuidar de pedreiros.

Na mesa onde o café estilo colonial estava sendo servido, Átila, inúmeras vezes, sob o olhar de censura da esposa, orientou Nardine a ler mais e a dar mais atenção a Celine, a irmã caçula. Depois, seu irmão mais velho, o fazendeiro Oseas, o levou para o aeroporto de Confins.

Aquele fogo, de fato, produzia labaredas suficientes para rivalizar com o inferno. A premonição do Átila era latente; Nardine tomava longos banhos. A água que escorria sobre seu corpo, fosse quente ou fria, não competia igualmente, em sensibilidade, com seus dedos transvestidos de genitália masculina. Nardine pensava em Zeca, mas tinha em mente a rola de Solano. Ela ardia, sonhava, desejava e pensava numa maneira de avançar e adquirir uma experiência jamais vivida, concreta e monstruosamente mais picante e sensual. Se fogo simboliza Satanás, o demônio se fez presente.

A chuva castigava aquele bucólico início de tarde da quarta-feira. Seu Oseas e o caseiro capataz, pai de Zeca, Seu Borba, enfrentavam pesados pingos d'água que vinham em diagonais, encharcando seus chapéus. Correram até a picape que os levaria ao município de João Monlevade, mais ao norte de Minas, onde avaliariam umas cabeças de Nelore para aquisição.

Dona Flora, a esposa que não se desgrudava do marido Oseas, aproveitando o curto abandono, convidou Irene para uma visita à fazenda vizinha. Apanhariam abóboras, reservadas e separadas havia uma semana. Irene lembrou Flora da chuva torrencial que lavava com força as venezianas do casarão. Flora informou que, além das abóboras, a generosidade incluía um divertido passeio. A vizinha estava vindo buscá-las com uma Kombi azul e branca. Assim que a perua estacionou sob o telhado avançado no frontal do casarão, a pequena Celine fez birra e protestou para acompanhar mãe e tia.

Irene se esforçou para incluir Nardine no tour enlameado, mas ela peremptoriamente recusou, alegando uma leve indisposição. De imediato surgiu, sussurrada pelo demônio, a ideia de resolver o que tanto a atormentava. Com todos ausentes, e a mãe de Zeca entretida com bolos e pães caseiros, e mais o *mise en place* do jantar, faltava engendrar um pretexto para atrair o mestiço cantante. Utilizou-se da extensão do telefone que ligava o casarão à casa do caseiro.

Estava segura em relação à demora para retornarem Oseas e Borba, porém não fazia ideia do tempo que duraria o tour enlameado de caça às abóboras. Também desconhecia quão esperta e desconfiada seria a mãe de Zeca, pessoa extremamente circunspecta e reservada. O desejo formigava no ventre, queimava os seios e comandava sua mente e seus atos.

Zeca, realmente, jamais imaginou Nardine suscetível. Alimentava ilusória esperança de que ela quisesse, descompromissadamente, uns beijos de um rapaz mais velho. Quando saíam caminhar pelas trilhas deixadas pela picape e pelo velho trator, ela contou as experiências juvenis com um colega de sala de aula. Prontamente, pela extensão, o mestiço atendeu ao chamado inesperado. Seguindo as orientações dela, disse à mãe que iria verificar o chuveiro do banheiro das meninas, que a princípio não estava esquentando a contento.

Zeca passou pela cozinha antes de subir as escadas que levavam aos quartos. Os degraus rangiam à medida que o caboclo subia. Chamou Nardine. Chegou ao quarto ocupado pelas meninas e encontrou a porta aberta, assim como aberta estava a porta que dava acesso ao banheiro. Mansamente, alertando sua chegada como sinos amarrados ao pescoço de uma cabra, bateu no caixilho da porta com os nós dos dedos da mão direita. Em meio ao silêncio, entrou e foi deliciosamente surpreendido.

Ela vestia uma camiseta decotada preta, curta, colada ao corpo. A pele clara de sua aparente barriga terminava onde começava uma calcinha branca estilo asa delta. Exibia coxas torneadas e perfeitas, mas os olhos dele só viam, pela transparência da calcinha, pelinhos pubianos negros. Nardine, com o dedo nos lábios, invocou silêncio do embasbacado Zeca, e se dirigiu até a porta do quarto para trancá-la. Exibia um bumbum na forma de pêssego, sensualmente rebitado naquela asa delta.

A ereção imediata, maciça como um granito, poderia romper tecidos de algodão e fibras sintéticas. Mas estranha e inesperadamente o rapaz, que só fizera sexo uma única vez, com uma doméstica contratada pela Dona Flora mais de um ano antes, recalcitrou. Sem fôlego, olhou para a garota mais espetacular de sua vida, controlou toda a erupção que parecia dominá-lo, fechou levemente os olhos de seu rosto e, tremulamente, cochichou, temendo serem flagrados:

_ Nardine, que loucura é essa?

Por um instante a radiante e destemida Nardine pareceu surpresa:

_ você não gostou de me ver assim?

_ longe disso! Estou adorando! Mas precisamos avaliar as consequências.

Zeca buscava forças que jamais soubera possuir.

_ não pense muito, eu não pensei muito, mas desejo sentir você dentro de mim.

Ela se aproximou dele de tal maneira que o doce hálito dela o invadiu. Ele ficou petrificado quando ela, mordiscando seu lóbulo direito, sussurrou:

_ é minha primeira vez.

Ele delicadamente segurou com as duas mãos os braços de Nardine, olhou diretamente para aqueles olhos cor de mel que faiscavam e falou com a voz sufocada:

_ minha linda, por favor, me ajude a protegê-la! Você é tudo que eu poderia sonhar. Mas não consigo afastar dos meus pensamentos os riscos que isso implicaria para os empregos dos meus pais!

Ele escolhia palavras que não estava acostumado a pronunciar nem mesmo em suas românticas canções improvisadas. Tentava impressioná-la. Aquela inequívoca prova de maturidade, proveniente de um mestiço que cursara apenas em escolas públicas, atingiu a fogosa e impetuosa Nardine como um extintor.

_ perdão! Eu sou uma ingênua! Me desculpe.

Sentou-se na cama e chorou calidamente. Zeca se sentou ao lado dela, secou a lágrima que corria pelo seu delicado rosto e a beijou na testa. Depois, no meio da face esquerda. Depois mais demoradamente no canto dos lábios. Percebendo que ela correspondia, beijou-a avidamente na boca. O encontro enérgico dos lábios reacendeu desejos tão intensos, tão esperados, que toda a argumentação madura do centrado violeiro começou a ruir. O segundo beijo foi ainda mais extenso e sedutor. As línguas pareciam esgrimistas duelando uma batalha sem fim. Ambos com os olhos fechados, tateavam e procuravam se descobrir. Ela apertava a musculosa coxa dele e ele deslizou a mão direita pelas costas dela. Ele sentiu que atingira o fim da camiseta ao perceber a pele arrepiada e eletrizante. Avançava milimetricamente até tocar com o dedo indicador o lacinho que demarcava o centro da asa delta. O vizinho da direita do indicador se imiscuiu por dentro da calcinha e viajou mansamente pelo córrego rumo ao ânus, e depois a vulva já encharcada de tesão.

Nardine experimentava algo tão inovador e rico em sensações que ansiava passar uma mensagem, um misto de consentimento e prazer. Percebeu que a mão que apertava a coxa de Zeca poderia ousar. Subiu aproximadamente um palmo e com o polegar tocou no granito. A boca que a beijava se afastou gemendo e logo retornou para beijá-la vorazmente. Provocadora, a mão dela buscou o zíper da calça dele. Deslizou-o para baixo. Sentiu o tecido umedecido da cueca e sem pudor agarrou o pênis do mestiço e iniciou uma massagem improvisada.

O dedo de Zeca aproveitava a vagina lubrificada de Nardine e a penetrava indelevelmente. Procurando não romper a virgindade dela, circundava e bolinava o clitóris a ponto de entorpecê-la prazerosamente. Ambos, entre beijos e massagens eróticas, gozaram abundantemente. Não desejavam terminar nunca com aquela experiência avassaladora. Queriam perpetuá-la em suas memórias. A intensidade do momento foi proporcional à vontade de se esquivarem duma eventual batida à porta. Quase combinados, se recompuseram. Beijaram-se apressadamente nos lábios. Ele destrancou a porta, se virou, olhou-a com carinho e desceu as escadas. Zeca informaria à mãe que era só a resistência do chuveiro elétrico que estava mal encaixada, mas para a sorte dos ousados amantes ela não estava na cozinha. A calça de Zeca estava tão manchada quanto a colcha da cama onde Celine dormia.

Mais tarde, mesmo empanturrados, os cinco permaneciam à mesa para mais uma injeção de calorias. A mãe de Zeca preparou um doce à base de tangerina que se harmonizava plenamente com o café no bule. Seu Oseas falava dos Nelores como se as mulheres à sua volta entendessem do assunto. Dona Flora, aproveitando que todos elogiavam a especiaria à base de tangerina, deixou tijolinhos de abóbora para a noite seguinte. Celine pedia para a mamãe Irene convencer o papai a comprar uma Kombi igualzinha à do passeio. Todos, com veemência, desaconselharam a caçula. Nardine, distante, parecia ter despertado para a vida.

Num rompante, Zeca entrou pela porta, eufórico. Seu Oseas quase derrubou o café, e ralhou com a atitude irrefletida do rapaz:

_ isto são modos, Zeca?! Quase nos mata de susto!

Zeca emudeceu e seu rosto ruborizou.

_ desembucha logo, estrupício! — O fazendeiro elevou o tom da voz. Todos à mesa cravaram os olhares no aturdido mestiço.

_ é que... a Lady deu cria! São quatro filhotinhos — contou o rapaz, gaguejando.

A euforia se instaurou na aquecida e aconchegante cozinha. Abandonaram xícaras pela metade, pratinhos com doce de tangerina e partiram cotejar a rainha Lady. Duas fêmeas visivelmente saudáveis e dois machos, um sofrivelmente feio. Dona Flora já foi dizendo que as fêmeas seriam despachadas, possivelmente permutadas por abóboras ou palmito em conserva. Celine, que nunca tinha visto cachorros recém-nascidos, custou acreditar serem de fato caninos. Falou assustada:

_ eles parecem ratinhos. Ratinhos brancos, mãe!

Zeca disse ao pai e ao Seu Oseas que o machinho nanico parecia um coto. Irene quis saber o que significava. O cunhado Oseas lhe explicou que coto é a parte que resta de um membro que foi parcialmente castrado.

Nardine, parecendo uma menininha birrenta, se virou para a mãe e suplicou:

_ vamos levar aquele mirradinho para Curitiba, mãe, please!

_ você enlouqueceu, Nardine?! Seu pai detesta cachorro! — Irene se esquivava da pecha de desmancha-prazeres.

_ convencerei o papai — prometeu a menina, determinada.

_ duvido que ele aprove. — Irene olhava para os filhotes e arguiu: _ na remota hipótese do seu pai permitir um cachorro em nossa casa, que seja ao menos aquele outro ali, o mais bonitinho. — Apontou para o filhote maior.

_ sou eu quem irá cuidar. O cachorro será meu. Eu escolherei. Aliás, já escolhi. O coto.

Tio Oseas soou o toque de recolher. Nardine segurou o passo e ficou para trás. Fitou Zeca com carinho e lhe desejou boa noite. Correspondida, juntou-se aos demais rumo ao casarão. A rainha Lady e os filhotes, que choramingavam, se aqueciam enrolados num saco de estopa ao pé do fogão a lenha da casa do caseiro.

Nardine custou pegar no sono. Aportavam em sua mente lembranças de uma experiência única e deliciosa. Preocupou-se por ansiar tudo novamente o mais breve possível. Seu entusiasmo foi interrompido quando, estranhamente, se lembrou do que disseram Celine e Zeca ao observarem os filhotes — 'eles se parecem com ratinhos, ratinhos brancos'; 'Um coto'.

Imediatamente veio à memória Stuart, o Branquela, do famigerado desenho rabiscado por Vivian. Da infeliz associação com o filme O Pequeno Stuart Little, do bullying, do pacto, vítima da gravíssima e imperdoável humilhação. Coto não lhe agradava. Inquieta, viu um dicionário português-inglês na pequena estante ao lado da porta. Para sua surpresa, diabolicamente, coto, traduzido para o inglês, é *stub*. Ela conheceu um ratinho, branquela, quase sem pelos, com um membro mirradinho, o primeiro, o "A". Agora outro ratinho branquinho, míseros pelos, um coto, o segundo, o "B". StuArt e StuB. Esse seria o seu segredo. Convenceria o pai a levar Stub para Curitiba.

Enquanto aguardavam uma onda perfeita, Solano só tinha um estilo, nada associado ao surfe, e sim à sua personalidade. Vangloriava-se de ser o primeiro a beijar na boca a garota mais linda do colégio. Aquela para a qual Gegê e Tuca davam nota dez em todos os quesitos. Sem permitir interrupções, o narcisista ressaltava que aquele bumbum, aqueles peitinhos sentiriam o seu toque. Uma onda veio e os iniciantes a deixaram escapar. O que os três aprenderam foi a fumar os primeiros cigarros.

A trupe de Itajaí, nativos, adolescentes de dois a três anos mais velhos, os instrutores, seguia uma espécie de padrão, um pernicioso padrão para aqueles novatos. Acordavam, fumavam, surfavam, comiam mal, fumavam, surfavam, fumavam, comiam mal, fumavam e dormiam. A trinca, outrora de skatistas postulantes à parafinados, alugara um sobradinho próximo ao porto. Na geladeira, as primeiras cervejas, as mais baratas, dividiam espaço com leite, queijo, presunto e azeitonas. Frutas, apenas limão para a caipira no dia de assar linguiça, e maçãs Fuji. Numa caixa de papelão largada sobre a mesa, achocolatado em pó, pacotes de biscoitos, pão amanhecido para sanduíche e vários tipos de macarrão instantâneo, daqueles com tempero em saquinho.

Tuca era o único que acordava cedo e preparava a mesa para o café da manhã, sem café. Toddy, leite frio, pacote de pão cada vez mais sem graça, queijo e presunto nas bandejinhas. Exibido, Tuca colocava umas maçãs num prato horroroso e sujo. Dividiam um banheiro zoneado. No primeiro dia constataram que não trouxeram papel higiênico. Correram até a mercearia mais próxima pra comprar. Sentindo-se uns escolados, aproveitaram e compraram uma garrafa de aguardente 51, dois quilos de linguiça Bizinelli, um pacote de 5 quilos de carvão, açúcar, fósforos e álcool. Gegê comentou a necessidade de tomates e cebolas para a salada, mas Solano o desencorajou quando disse que ele teria que acrescentar à lista azeite, sal, vinagre e *otras cositas más.* Invariavelmente esqueciam de algo e se revezavam na tediosa tarefa de voltar à mercearia.

Passavam boa parte do dia no mar. Paravam para almoçar pastel ou coxinha, ou as duas coisas. Bebiam caldo de cana com limão espremido. Os nativos nunca foram hospitaleiros com os novatos porque os achavam infantis. Os cigarros foram oferecidos a título de zoeira. Sentavam na areia onde as espumas brancas das ondas enfraquecidas não alcançavam seus pés. Entre uma tragada, a tossida de uns, e outra tragada, contemplavam o pôr do sol, sempre afirmando filosoficamente que aquilo é que era vida. Deixavam a vã filosofia e marcas de bunda na areia quando o vento frio de julho castigava seus couros. Não havia roupa de Neoprene que evitasse a sofreguidão. No caminho para o sobrado, Solano, se sentindo "o cara", estalou os dedos e falou com soberba:

_ precisamos comprar cigarros.

_ comprem vocês dois. Eu vou na frente e acenderei o fogo para as linguiças. Aproveitem e comprem uns doze pães franceses — determinou Tuca. Mais adiante, virou-se e gritou: _ e gelo para a caipira!

A viola caipira animava a noite da quinta-feira, em que o céu escuro abrigava uma lua minguante que projetava delicada faixa prateada que cortava o telhado do casarão, passava pela porteira e morria numa velha aroeira, onde gaturamos-reis cochilavam. Zeca estava ainda mais criativo em seu repertório. Átila ligou informando que chegaria no final da tarde de sábado. Gostaria de encontrar todos bem, ao lado da fogueira e, se possível, que deixassem um pouco da pinga amarelinha para ele.

Na sexta-feira o sol, como um holofote de presídio, atravessava as persianas azuis das janelas dos quartos e convidava os preguiçosos, emaranhados às cobertas mesmo depois dos insistentes chamados do velho galo. Nardine, voluptuosa, contava com aquele clima para novamente se saciar, antes do retorno do pai. Ainda na cama, se virou, se esticou e tocou no bracinho de Celine. Instigou-a a pedir à mamãe permissão para as duas montarem piquenique ao lado do riacho e ver peixinhos dourados. Prontamente a pequena tirou a remela dos olhinhos castanhos e abraçou a ideia.

Já à mesa do café, Irene, após ouvir a súplica da caçula, olhou para a cunhada e perguntou:

_ não é perigoso? Não surgem cobras perto do riacho?

_ é raro, e quando aparecem os cavalos dão o alerta — respondeu Flora, e emendou: _ o Zeca cuidará delas. Certo dia ele matou uma perto do galinheiro usando a enxada.

_ e você, Nardine, cuide bem da sua irmã! — determinou a mãe.

_ claro! — E, ocultando a ansiedade, emendou: _ se não formos num dia ensolarado como o de hoje, piquenique só no ano que vem.

_ Flora, você pediria ao Zeca esse favorzinho? — Irene nomeava a raposa para cuidar da ovelha. Na realidade, a ovelha ludibriava o pastor para se entregar à raposa.

_ aquele lá, para deixar os afazeres de lado, mexeria o tacho do doce de abóbora o dia inteiro — respondeu Flora, apontando para o cheiroso tacho que ardia sobre duas bocas do fogão a lenha.

_ bem, Celine, só falta você me ajudar a montar a cesta para o piquenique.

Irene pegou a entusiasmada filhinha pela mão e começou a cortar o pão caseiro em fatias.

Tuca pressionava as fatias de pão contra a mesa para deixar mais compacto o seu misto-frio. Ouviu o som de vozes femininas pela janela entreaberta da cozinha. O sobrado ao lado recebia quatro amigas, todas beirando os cinquenta. Residiam no interior de Santa Catarina. Aquele sotaque cantado prendeu a atenção do surfista madrugador. As experientes mulheres imprudentemente falavam alto e se provocavam, apostando divertidamente quem seria a primeira a flertar com algum coroa dono de iate.

Pouco discreto, Tuca colou os ouvidos na janela enquanto mexia o achocolatado em um copo que já fora de requeijão. O tilintar da colher alertou uma das falantes, que prontamente orientou as companheiras a baixarem o tom da voz. Tuca entrou no quarto cheirando peido e chulé de tênis úmido onde dormiam Solano e Gegê. Bateu repetidamente a colher contra o copo até acordá-los. Cessados os palavrões e protestos dos dorminhocos, Tuca os brindou com a preciosa informação:

_ há quatro mulheres, pelo jeito carentes, a menos de dez metros de onde vocês estão!

Solano, com o rosto amassado contra um travesseiro que cheirava a mofo, abriu o olho que estava liberado e permaneceu pensativo. Gegê fingiu dormir. Tuca persuasivamente continuou:

_ vocês vão acordar ou esperar que um coroa brocha dono de iate chegue primeiro?

_ porra, que merda é essa? — ralhou Solano. Gegê agora se virava para encarar Tuca.

_ o lance é o seguinte. No sobrado ao lado chegaram quatro coroas apresentáveis que falam pelos cotovelos. Para quem só pegou onda e só comeu coxinha até agora, não custa nada fazermos o papel de vizinhos solícitos!

Agora Tuca ganhara a atenção plena dos parças.

_ dá para vê-las da janela aqui de casa? — Gegê aguçava sua curiosidade.

_ elas estavam descarregando o carro, agora não sei o que estão fazendo. É fácil descobrir — respondeu Tuca.

Os dois, só de cuecas, se desvencilharam dos cobertores, pularam das camas e correram para a janela do quarto da frente, onde Tuca dormia. Solano foi o primeiro a espionar por entre a surrada cortina.

_ rapaziada, calma, não deem bandeira. Discretos, hein! — advertiu Tuca.

_ tem duas no portão da frente. Brothers, já escolhi a minha! — Solano externou seu entusiasmo e aprovação sem abdicar da costumeira arrogância.

Gegê deu um chega pra lá em Solano, assumindo o observatório.

_ se a sua é a de calça vermelha, vamos disputá-la no tapa — brincou Gegê, dando passagem para Tuca observar as mulheres reunidas em frente ao portão.

_ vocês têm razão, a de calça vermelha está em forma. Já a outra, eu precisaria de outra garrafa de 51. — Tuca, com seu parecer, estabeleceu a unanimidade em relação ao dueto.

Solano e Gegê se vestiram, desceram e se juntaram a Tuca na cozinha. Com discrição e mantendo silêncio, avistaram as outras candidatas, com seus sotaques cantados. Os parças se entreolharam e botaram o dedo indicador sobre os lábios, convencionando silêncio sepulcral. A conversa das vizinhas nada acrescentou à imaginação dos lobos à espreita.

Reuniram-se na pequena sala de visita. Sentaram-se nos sofás de napa cobertos com colchas floridas xexelentas e manchadas. Estabeleceram a estratégia da abordagem. Embora soprasse um ventinho típico do inverno catarinense, o sol brilhava, permitindo-lhes vestir camisetas baby look e bermudas justas num viés provocador. Bateriam palmas, dando as boas-vindas, e na primeira oportunidade perguntariam se as gatonas precisavam de serviços *free of charge,* tipo ajustar o aquecedor a gás, trocar o botijão, acender o fogo para churrasco, coisas de macho. Caso a conversa não fluísse, se colocariam à disposição para protegê-las à noite caso aparecesse algum pedinte inconveniente.

As palmas atraíram todas as gatonas para a frente do sobrado. As mulheres demonstraram muita gratidão pela solicitude dos rapazes, e com autoestima rejuvenescida corresponderam àquele indisfarçável assédio juvenil. O portão baixo de alumínio que guardava o acesso para uma única garagem ficou apertado, abrigando sete pessoas. Sob olhares surpresos das companheiras, a dama de vermelho, a agora eleita entre as quatro, informou aos rapazes que a casa estava uma bagunça, porém, mais tarde, eles poderiam voltar para umas cervejinhas. Visivelmente entusiasmados, os parças se comprometeram a aparecer depois de surfarem.

Nardine e Zeca já tinham recolhido os apetrechos do piquenique e levado para a traseira do Ford Willys 1973. Celine, entretida, arremessava pedrinhas no riacho. Estava de costas para o casal, que ocupava as posições de motorista e passageiro do Jeep.

Não havia muito tempo. O que havia, de sobra, eram desejos avassaladores. Nardine vestia um short jeans com as barras desfiadas, miniblusa branca e tênis Nike rosa e branco. Zeca, a velha e surrada Levi's, camisa xadrez vermelha e azul e bota zebu marrom. Ela, parecendo veterana, olhando Celine pelo para-brisa, levou a mão esquerda ao zíper da Levi's e o abriu. Ele já se mostrava disposto e a ereção só avançou. Sem perder a irmã de vista, apertava e afrouxava a mão esquerda em volta do pênis intumescido. Ele, cabeça inclinada para trás, quando não fechava os olhos de prazer, olhava para a desgastada capota de lona preta do antigo 4X4.

Nardine já sabia o que iria fazer. Sopesou os riscos, os julgamentos, e nada era tão forte quanto o seu mais novo e ousado desejo. Pediu a Zeca que vigiasse Celine enquanto ela deitou a cabeça na coxa direita dele. Ele prendeu a respiração. Ela trouxe o membro enrijecido para o seu rosto, fechou os olhos e o beijou suavemente. O ritmo acelerado dos gemidos dele determinava o ritmo dos beijos. Impetuosa, ela engoliu o membro do mestiço. Ele, alucinado, visão turva, mantinha Celine um pouco fora de foco. A caçula continuava castigando o pequeno riacho cristalino. Ele enfiou a mão direita por dentro do short jeans e massageou o cóccix dela. Carinhosa e cuidadosamente ele introduziu a pontinha de seu dedo do meio no hímen umedecido. Ela, ensandecida, passou a sugar o pênis com veemência. Zeca suplicou para que Nardine parasse, o gozo era premente. Ela se ergueu, observou que a irmã continuava arremessando pedras, levantou a blusa, suspendeu o sutiã sobre os rígidos seios e pressionou a cabeça do pênis do rapaz no seu mamilo esquerdo. Pincelou o pênis até Zeca ejacular sobejamente.

Aturdido e encabulado por ter besuntado a moça, Zeca se desculpou. Nardine acalentou o amante. Espertamente, se aprumou, saiu do Jeep e saiu correndo em direção ao riacho. Próximo à margem, simulou tropeçar e mergulhou na cortante e prateada água gelada. Zeca e Celine riam da atabalhoada, trêmula, mas agora limpa, Nardine.

Trêmulos pelo vento frio que castigava as Neoprene umedecidas, os aprendizes prendiam sobre os braços sarados as vistosas pranchas. Aproximavam-se de casa. Escancararam o portão fazendo enorme barulho, no mais descarado exibicionismo. Durante a fritada de camarão no almoço, as mulheres confabularam e rapidamente decidiram que poderiam e mereciam uma arrebatada aventura. Tinham tudo planejado. Estavam no controle. Ninguém passaria de seus próprios limites. Bolaram um jogo de cartas digno de ser patenteado. Plagiaram a máxima de Las Vegas, "o que aconteceria em Itajaí ficaria em Itajaí".

A eleita feiosa, desconhecendo que recebera esse conceito, avisou as amigas de que os rapazes haviam retornado. Todas trajando sensualidade comedida, se debruçaram sobre a mureta que dividia os sobrados, exibindo seus decotes. Ao som de axé — Festa, de Ivete Sangalo — que tocava no CD Player do Peugeot 206 prata da feinha, chamaram os rapazes. Restou definido que após o banho eles ajudariam a acender o fogo para o churrasco e participariam de um jogo de cartas. Tudo estava comprado, à disposição do Tuca, aclamado o churrasqueiro por unanimidade.

Finalmente os parças jantariam algo que não fosse miojo ou linguiça. Havia picanha, maionese, farofa, saladas de folhas verdes e muita cerveja gelada. Como aperitivo, queijinhos, azeitonas, salaminhos e caipira de vodca.

O jogo rolaria após o jantar. Iniciava com os rapazes. Uma carta cada, do baralho completo. Pela ordem decrescente, em que o ás era a maior carta, cada rapaz escolheria uma mulher para beijar, não podendo repetir. A primeira fase determinou quem seria a preterida. Na segunda fase, cada jogador, incluindo elas, receberia sete cartas, sendo que a mulher preterida, por não ter sido beijada na primeira fase, receberia dez cartas, aumentando suas chances de formar par com alguém. Sentariam de forma intercalada, uma mulher na posição 1, um homem na posição 2, outra mulher na posição 3, e assim por diante, o que faria que na posição 7 se sentasse uma mulher. O jogador da posição 2 retiraria uma carta da jogadora da posição 1, a mulher da posição 3 retiraria uma do homem da posição 2, o da 4 sacava da 3, até que a jogadora da posição 7 inverteria o sentido, passando a sacar uma carta do jogador da posição 6. Inverteria novamente quando chegasse na jogadora da posição 1. O objetivo era formar pares, três vermelho com três vermelho, valete preto com valete preto, à exceção dos reis e das damas, cartas que formariam os denominados "pares românticos". À medida que os pares iam se formando, à exceção dos pares românticos, a dupla de cartas era descartada num monte denominado "lixo". Quando um rei e uma dama da mesma cor se formavam pela primeira vez, caracterizando o "par romântico", o jogador ou jogadora que passou a carta, e aquele ou aquela que a recebeu estariam aptos a realizar um desejo de comum acordo. Realizado o desejo, se iniciava uma nova rodada desde a primeira fase. Durante o desejo, que poderia durar um bom tempo, os demais jogadores bebiam, petiscavam e dançavam. As atividades mais picantes indubitavelmente eram reservadas aos pares românticos.

Tudo transcorria divertidamente, à exceção do episódio envolvendo Solano. Próximo das quatro da madrugada, todos estavam cansados e com teor alcoólico elevado. Solano finalmente formou o par romântico com a cobiçada dama de vermelho. Três horas antes, ela já havia subido para o quarto puxando Tuca pela mão. Solano ficou injuriado quando seu desejo não coadunou com o dela. Milagrosamente, ninguém percebeu quando Gegê evitou que Solano jogasse a cerveja de seu copo na mulher. Por fim, Solano, contrariado, ganhou apenas um beijo na boca, quando os hálitos já tinham ido havia tempos.

A ressaca encurtou o sábado, e no meio da tarde uma chuva fina derrubou ainda mais a temperatura, desencorajando o trio de surfistas amadores. Mais cedo, e sem avistarem as vizinhas, decidiram ajeitar precariamente o sobrado e acabar com o estoque de bebidas e comidas. Depois da festa das sobras, socaram as roupas sujas nas mochilas, separando as que vestiriam para a viagem de volta. Na manhã nublada do domingo, chamaram em vão pelas vizinhas, sem nomes completos, endereços ou telefones para contato, e rumaram à rodoviária.

Na SUV Mitsubishi preta, cheirando a xixi e cocô, os cinco retornavam felizes para casa. Stub veio entre as irmãs no banco de trás, deitado em sua nova caminha de tecido impermeável. Nardine, para obter a aprovação do pai, se comprometeu, concluindo o segundo grau, a prestar vestibular para engenharia civil, seguindo os passos dele. Para trás, na Fazenda 4 Corações, Oseas e Flora, saudosos, ouviam o som distante e lamuriante extraído da viola caipira, apoiada num peito que abrigava um coração apertado.

No ônibus da Catarinense, Solano, Tuca e Gegê se revezavam relembrando os desejos correspondidos e os rejeitados. Para tristeza dos passageiros que pensavam em dormir, os três davam estridentes gargalhadas. Concluíram entusiasticamente que regressavam das melhores férias de suas vidas. Aprenderam pouco do surfe, mas muito do jogo romântico.

VII

Em meados de dezembro, uma horda lotava shopping centers na busca do presente ideal. Criativos enfeites nas cores vermelho, branco, prata e dourado contagiavam espectadores de espírito natalino. Para a maioria a época mais alegre, mas Helena chorava copiosamente. Programara-se para iniciar o ano de 2010 gozando férias vencidas no Caribe. Sabia que sua barriga não estaria tão grande. Não ficaria à frente de nenhum emblemático caso até o bebê completar seis meses de vida. A fatalidade a atingiu pela segunda vez em três anos. No primeiro aborto espontâneo, Helena estava na oitava semana de gestação. Custou acreditar, ao ver em meio ao sangue o saco embrionário. Foi muito difícil superar a cena e a frustração. Helena, forte e determinada, seguiu tentando. Estudou, pesquisou, adotou todas as formas e métodos aconselháveis para uma gestação saudável e segura.

O marco da oitava semana foi euforicamente comemorado. A amniocentese não revelou quaisquer alterações de cromossomos, e de quebra antecipou o sexo do bebê. Os jantares comemorativos se sucediam, um bebia vinho, a outra, água mineral. Caco, seguindo a tradição, se antecipou: o filho se chamaria Carlos Eduardo Urich Neto. A vigésima semana não infligiu a Helena risco de morte, mas quase a matou de desilusão e tristeza. Caco Neto, infelizmente, não estaria em abril sendo amamentado pela dedicadíssima e esperançosa mãe. A quebra da expectativa estremeceu a fortaleza e as paredes renderam flanco às incertezas. O verão virou inverno, o Caribe virou clínica, os pijaminhas azuis viraram doação, e o esposo, sempre presente nos jantares comemorativos, deixou-a só em sua amargura.

Caco Neto deixou de existir, e Caco, o crápula contumaz que Helena inexplicavelmente nunca soube que existia, deixou-a só para juntar os cacos. Helena lidava com a imperiosa obrigação de voltar de fato e inteira para o trabalho, de semear ambições para se manter viva profissionalmente, paralelamente à rotina de um casamento em xeque. Nunca se precipitava. Sempre comedida e paciente, esperava o momento certo para as decisões capitais. Não era momento para radicalismo, mas o abandono quando ela mais precisou revelara um esposo aquém. Abriu-se um abismo no relacionamento.

Caco sempre foi dedicado — às suas empresas. Seu hábito de não olhar nos olhos da esposa o cegava para desvios de rota a que todo matrimônio está sujeito. Com o passar do tempo ele, tão expert em ligar lugares separados por milhares de milhas, não percebeu que se abrira um distanciamento quilométrico com a única pessoa além de si próprio que dormia naquele enorme apartamento de cobertura. O frívolo Caco combateu a frieza reinante na cobertura cobrindo outra funcionária recém-contratada. Para os mais chegados, ele justificava seu asqueroso comportamento como único escape capaz de apaziguar sua intenção de se separar de Helena.

Rúbia dominava fluentemente as línguas inglesa e espanhola, mas não foram esses os atributos determinantes para a sua contratação. Filha de um empresário do setor moveleiro, integrante da mesma confraria de vinho onde Caco invariavelmente se embebedava, tinha um corpo escultural e uma beleza estonteante. Inacreditável, mas o doentio Caco se superou em sua canalhice, atropelou a ética, o companheirismo, o pudor e a sensatez, e entre taças prometeu ao confrade auxiliar a única filha, empregando-a.

O modus operandi era praticamente o mesmo. As funcionárias, de origem humilde, ascendiam socialmente, elevavam o padrão de vida e passavam a depender umbilicalmente da generosa remuneração. Para arregimentar, e depois para se livrar, Caco contava sempre com o seu fiel e inescrupuloso escudeiro, Sr. Anselmo, do RH.

Mas Rúbia não era simplória. Ao contrário, a empresa do seu pai se destacava no segmento. Caco relevou essa diferença, porque Rúbia era ainda mais atraente e ele se sentia abandonado pela esposa. Chegou a criar um setor para contratar Rúbia.

Normalmente ele iniciava os assédios quando a funcionária direcionava os proventos para a aquisição de roupas, joias, novo mobiliário para um novo apartamento, veículo, academia. Sobrevinha a fase do atencioso patrão quitar os excessos suportados pelos cartões de crédito. Caco se impressionava com o fato de poder atacar suas bobinhas presas decorridos exíguos quatro, seis meses no máximo.

Com Rúbia, tudo foi diferente. Caco, beirando os cinquenta anos, se achava suficientemente escolado para lidar com a ingênua princesinha. Subestimou todos os aspectos que tornaram impunes os crimes anteriores. Para justificar a remuneração nos patamares dos líderes de equipe, determinou a contratação de uma estagiária para ficar subordinada à nova paixão.

Passou a perambular assiduamente pela empresa de intercâmbio, mais especificamente pelo setor onde Rúbia trabalhava. Dirigia-se a ela com uma cordialidade nada peculiar. Rúbia retribuía toda aquela atenção dispensada acreditando que o patrão zelava pelo bem-estar dos funcionários em geral. Caco deixou de ser cauteloso. Demonstrava impaciência. E se apaixonou. Estava exposto e desprezava os conselhos do fiel escudeiro.

Anexa à baia onde Rúbia trabalhava, a estagiária contratada Vivian, que estava concluindo o curso de administração em hotelaria. Embora bonita, ela deu sorte; o assediador só tinha olhos para a sua líder. Dois anos mais velha que Rúbia, assumiu o papel de conselheira e protetora. Passaram a ser confidentes.

O crápula repetia suas velhas táticas. Frequentemente intimava Rúbia para tratar dos mais diversos e irrelevantes assuntos em sua sala. Dirce constantemente era designada a despachar com o Sr. Anselmo. Encarregado de entreter a secretária tantas vezes quantas Rúbia era chamada à sala de Carlos Eduardo, às vezes os subterfúgios minguavam. Não tardou para Rúbia perceber as intenções do patrão e para confidenciá-las à subalterna Vivian, que a aconselhava ser prudente pedir ajuda ao pai. Mas Rúbia temia uma reação violenta do pai. Caco, mesmo não percebendo qualquer reciprocidade, avançou e chegou à fase dos impertinentes elogios atrelados aos atributos físicos da caça.

A pressão aumentou quando Rúbia completou seis meses no cargo. Era um bom emprego, com um excelente e desproporcional salário, por isso relutava em perdê-lo. Acreditava, esperançosa, que o babão se cansaria dela. Quando Caco a inscreveu na FITUR, Feira Internacional de Turismo 2010, que ocorreria no Rio de Janeiro, ela precisou de inteligência e perspicácia para se esquivar do impaciente patrão. De última hora, sua amada e solitária avó, que sequer residia no Rio, a esperava ansiosamente para o jantar, e com essa desculpa declinou do convite do assediador para uma noite inesquecível em um restaurante inesquecível.

Mais periclitante foi quando ela, depois de jantar escondida e sozinha na acanhada Trattoria próxima ao hotel, encontrou um bilhete sob a porta, assinado pelo patrão, convidando-a para um drinque no bar do hotel assim que ela chegasse. Mensagem desconsiderada, ele foi até a recepção averiguar se as chaves do quarto 1003 continuavam no escaninho. O recepcionista informou que a hóspede acabara de subir. Ele não se conteve e pediu permissão para usar o telefone sobre o balcão:

_ alô, Rúbia, Carlos Eduardo.

_ ah, oi, senhor Carlos.

_ você não vai descer? Está divertido aqui, gostaria de lhe apresentar uns empresários influentes.

Rúbia, pega de surpresa, titubeou, mas respondeu:

_ desculpa, senhor Carlos, mas na verdade não trouxe roupas adequadas para um evento assim. Na verdade, já vesti meu pijama.

Percebeu que falara demais.

_ festa do pijama então! — brincou Caco, inconveniente.

_ o senhor é uma figura! — ela forçou um tom jocoso, mas no fundo gostaria de ter mandado o patrão pra "PQP".

_ quem sabe amanhã? Podemos sair às compras.

_ falamos amanhã, boa noite.

_ combinado, então, boa noite.

Rúbia antecipou a volta justificando uma súbita enfermidade da mãe, que se encontrava muito bem de saúde. Caco enlouqueceu, e, imprudente, inseguro como um adolescente apaixonado, cometeu inúmeros erros. Seus crimes agora, para a apreensão do Sr. Anselmo, deixavam perigosos vestígios. A mensagem deixada sob a porta do quarto 1003 e os e-mails com timbre corporativo foram exibidos e compartilhados com a colega Vivian.

Era começo de primavera, e Helena precisou viajar. Ela via naquele congresso uma oportunidade para espairecer. Precisava sepultar a amargura que lhe castigava a alma. Deixara de ser esposa, de ser alegre, de se interessar pelas coisas interessantes e de viver nos últimos dez meses. Queria reagir, precisava reagir.

Na contramão da luta da esposa para renascer, Caco desejava viver uma vida de incompatibilidades. Aproveitando a ausência da aluviada Helena, articulou uma forma de atrair Rúbia para o seu campo de batalha. Beirando a insanidade, ele convocou a funcionária para uma falaciosa reunião em sua cobertura. Acreditava que piscina, bar inglês, spa, imponência seduziriam aquela garota indecisa. Ele próprio redigiu a convocação. Dirce não deixaria a lacuna aberta por ele. O texto fazia alusões estapafúrdias à simbólica equipe gerida por Rúbia, de que esta se tornara indispensável para as deliberações acerca da aquisição de uma nova empresa, a serem feitas emergencial e confidencialmente. Finalizava informando data, horário e local.

Rúbia avistou o *deadline*. Convocou a colega estagiária:

_ Vivian, acredito piamente, hoje o bruxo lançará seu feitiço! Preciso da sua ajuda.

_ o que foi desta vez?

_ leia este e-mail.

Virou a tela do seu computador na direção da estagiária.

_ você já está quebrando a cláusula de confidencialidade — sorriu Vivian.

_ aí é que está! Você, assim como eu, formamos a "imensa e indispensável equipe". Todos os assuntos tratados aqui são do meu e do seu conhecimento, certo? Está acompanhando o meu raciocínio? — Rúbia apontou com o indicador direito a parte do texto que identificava a equipe delas.

_ você está insinuando que eu vá a essa reunião? — Vivian estava perplexa.

_ calma, não se precipite. O lance é o seguinte: caso haja, de fato, uma reunião para tratar de aquisição, outras pessoas estarão presentes, certo?

Vivian meneou a cabeça, concordando. Rúbia prosseguiu:

_ chegarei uns dez minutos atrasada. Colocarei a culpa no táxi que errou o caminho, blá, blá, blá... Você chegará dez minutos depois que eu entrar. Caso esteja rolando uma reunião, você deixa essas planilhas que imprimi e some. Caso contrário, você entra.

Rúbia acreditava que Vivian a acompanhava, mas não.

_ devagar! — protestou Vivian. _ quais planilhas? Como assim, eu entro?

_ simples. Se a reunião for um pretexto para ele ficar a sós comigo, você, chegando, inibirá as investidas dele. Caso esteja rolando uma reunião, esse dossiê que eu preparei servirá para me dar suporte. Sabe-se lá o que irão me perguntar!

Rúbia oscilava entre a paúra de ser novamente assediada e a apreensão de ser requisitada para algo importante.

_ agora estou entendendo. Só temo pela reação dele se tudo isso for para ficar a sós contigo — alertou Vivian.

_ primeiro, se for armação, acabou, e aí estou me lixando para a reação dele. Pedirei demissão amanhã mesmo! — Rúbia vociferava. _ segundo, esse dossiê que preparei reúne todos os números, estatísticas e relevantes informações desde que eu estou à frente desta equipe! — Rúbia, com a palma direita, mostrou a diminuta equipe que liderava.

_ e se o chefe não autorizar a minha subida?

_ ele irá me perguntar o que você está fazendo lá. Responderei que deixei você finalizando o dossiê para eu não me atrasar, e que você está trazendo o documento para a reunião.

_ já estou ficando nervosa! — suspirou Vivian. _ vamos no meu carro, não quero ficar esperando um táxi na hora de irmos embora.

_ melhor ainda. Você espera dez minutos no carro e sobe — concluiu Rúbia.

Caco dispensou a empregada. Ele mesmo providenciou duas taças de vinho, lado a lado, sobre uma mesinha de centro ao lado do balde prata que gelava um Chardonnay, o preferido de sua esposa Helena. Imaginou o galante: Helena tem bom gosto, certamente uma zé-mané vai aprovar o vinho. Um pote de cristal com morangos frescos e um pratinho com fatias de queijo Camembert eram as imagens ovaladas refletidas na lateral do balde prata, que lacrimejava. O circo foi armado na sala de estar com vista para uma piscina iluminada no segundo andar da cobertura. O assediador receberia a vítima no andar de baixo e contaria uma lorota qualquer para justificar o cancelamento da reunião. Na sequência, demonstrando cínico arrependimento, se desculparia e diria que como reparação, improvisadamente, preparara uma surpresinha. Convidaria Rúbia para subir até o andar de cima, se prostraria como um cavaleiro diante da rainha e apontaria o mise-en-scène.

Caco, o adolescente apaixonado, não refletia, agia por impulso. A frieza e a indiferença que ele carreava para o seu casamento lhe obscureceram a percepção de sentimentos e reações adversas. Equivocadamente interpretava os trejeitos de Rúbia como sinais de admiração e acanho. Rúbia sorria educadamente e subalternamente às inconveniências; Caco processava como se ela o achasse descolado, extrovertido, animado. Ela enrubescia diante de um elogio inapropriado; ele capitalizava como a ingenuidade clamando experiência. Esfarrapadas recusas, armas que Rúbia utilizava para desencorajá-lo e colocar um ponto final nas desrespeitosas investidas, ele incrivelmente acreditava: "ela deve me achar muita areia para o caminhãozinho dela".

Até então ele desconhecia o revés. Sempre conseguiu o que desejou. Quando era jovem e sem recursos, ele os herdou e se impôs. Quando se casou, contou com a maturidade da esposa para se firmar. Agora, experiente, empoderado e se sentindo único, com Helena engolida pela amargura, ele perigosamente subestimava os riscos, alimentava a soberba, a tirania e o ego.

Questionado pelo porteiro do edifício, Caco autorizou o acesso de Rúbia. Ele vestia blazer preto sobre uma gola olímpica branca, fina calça jeans e mocassim preto. Cabelos empastados e brilhosos penteados para ocultar a calvície. Intentava aparentar jovialidade sem abdicar da experiência. Desejava ser um jovem galante, mas de fato carregava no peito um coração sedentário, acelerado, revelando despreparo e insegurança. Tomado pela ansiedade, observando o avanço angustiante do elevador, se posicionou ao lado da porta aberta no hall de entrada para recebê-la.

Rúbia vestia um terninho preto, camisa branca com babados e salto agulha preto, parecendo uma advogada pronta para uma sustentação oral. Pensava passar a imagem da profissional jovem, competente, segura. No espelho do elevador concluiu que exagerara na escolha do salto. Ela tremia.

_ olá, boa noite, desculpa o atraso. O táxi pegou um caminho estranho. Fiquei apreensiva. Estão me esperando? — Rúbia procurava conter o nervosismo falando sem parar.

_ primeiro, olá, seja bem-vinda à minha humilde casa. Vamos entrando.

Caco pousou sua mão esquerda nas costas de Rúbia e emendou:

_ recebi há pouco um telefonema do dono da agência. Ele não poderá vir, disse que surgiu um problemão na casa dele, algo com o filho. Fiquei desapontado, mas fazer o quê? Essas coisas acontecem. — Foi a vez de Caco demonstrar nervosismo.

_ puxa, é uma pena, vou aproveitar que o elevador ainda está aqui.

Rúbia se virou em direção ao hall.

_ de jeito nenhum! — Caco estrilou. Rúbia se voltou para ele, espantada.

Mais equilibrado, ele deu um leve sorriso e comedidamente falou:

_ digo, você se arrumou toda para vir até aqui, o mínimo que eu posso fazer é te oferecer algo.

Pegou Rúbia pelo ombro direito e a guiou para dentro do apartamento de cobertura em direção à escadaria. Deram dois passos e ele desferiu o primeiro torpedo:

_ aproveitando, se me permite dizer, você está linda!

Ela enrubesceu. Internamente rezou. Ele desferiu o segundo:

_ melhor dizendo, você *é* linda.

Rúbia, enojada, subiu os agonizantes degraus. Ele vinha imediatamente atrás. Ela sentia o olhar do patrão no seu quadril e no seu bumbum. Não podia fazer nada para impedir tamanho desconforto. Chegaram ao andar de cima. Ela observou os holofotes internos da piscina acesos. Parecia uma enorme gelatina azulada, depois avermelhada, que se alternava de tempos em tempos. Caco, depois de instalada a engenhoca, imaginava uma hidromassagem de motel. Na verdade os reflexos causavam efeitos de balada brega nas paredes da sala de estar, onde ela avistou baldinho, morangos e queijo. A palidez do seu rosto restou camuflada, porque sua tez também refletia, ora o azul, ora o vermelho. Caco se dirigiu ao interruptor próximo à persiana vertical recolhida junto à enorme porta de vidro que dava acesso à piscina, desativou a estonteante e cafona fluorescência e paspalhou:

_ alguém esqueceu isso ligado.

Quando ele se voltou, a face da moça parecia neve. O interfone, salvador, tocou. Caco foi até a extensão e dialogou com o porteiro. Estupefato, virou-se para Rúbia, tampou o interfone e lhe perguntou:

_ você está esperando alguém?

_ ah, esqueci de te falar! Pedi para a minha estagiária, Vivian, preparar e trazer um dossiê para a reunião. Deve ser ela — respondeu Rúbia, aliviada e mais corada.

Caco ficou paralisado até Rúbia tirá-lo do transe:

_ faria a gentileza de autorizar a subida dela?

_ eh... sim, sim, claro!

Colocou o interfone próximo à boca e autorizou a subida da inesperada "vela".

O elevador pareceu uma eternidade, e o hall de entrada, do tamanho de uma caixa de fósforos. Rúbia e Caco, num silêncio sepulcral, olhavam para os dígitos vermelhos que apontavam progressivamente os andares até parar no C2, onde se encontravam. Vivian, segurando contra o tórax uma pasta ocre com o timbre da holding, surgiu com excessiva timidez:

_ boa noite, Sr. Carlos Eduardo, boa noite, Rúbia, aqui está o dossiê com as informações solicitadas.

Estendeu a pasta ocre na direção de Rúbia.

_ acho que não será mais necessário. Guarde-a contigo, mas te agradeço muito, Vivian — antecipou-se Rúbia.

Vivian olhou em volta da sala de estar e constatou o *mise en scène*. A partir daquele ponto teria que improvisar:

_ bem, então levarei de volta a pasta. Vou indo, deixei o carro com o alerta ligado numa guia rebaixada.

_ você está de carro? Daria uma carona? — perguntou Rúbia, transparecendo naturalidade.

_ posso levá-la! — atalhou Caco com um muxoxo.

_ imagine, o senhor tendo que sair só para isso... — Virou-se para Vivian e reperguntou, já se dirigindo à porta: — você daria uma carona?

O elevador já estava no C2. As duas entraram e zarparam como o diabo foge da cruz. Para trás, um Caco bestificado e atordoado. Meia hora depois, ligou para Helena e disse que sentia saudades e tomava uma taça do vinho que ela mais gostava na tentativa de fazê-la presente. Boa parte dos morangos e a parte não talhada do Camembert apareceram na mesa do café da manhã do dia seguinte.

Enquanto Caco, mal-humorado, mordiscava morangos amanhecidos, ligou para Seu Anselmo determinando o encerramento do contrato de estágio da colaboradora Vivian. Depois de ouvi-lo, Seu Anselmo pediu para o patrão reconsiderar. Depois dos impropérios, antes de o rancoroso patrão bater o telefone, informou: Rúbia, superiora de Vivian, acabara de pedir irrevogavelmente o desligamento. Embora ressabiado, o gerente do RH acrescentou a informação:

— Rúbia processará a holding.

Carlos Eduardo não desligou e muito menos externou qualquer opinião. Seu Anselmo, mais ressabiado ainda, aconselhou manter Vivian como estagiária. Caso contrário ela se tornaria testemunha-chave a favor de Rúbia no futuro processo. Antes de desligar, contrariado, o chefe voltou atrás.

Mais tarde, na empresa, Carlos Eduardo recebeu o gerente de RH em sua sala. Depois dos pormenores do desligamento de Rúbia, o patrão despachou:

_ contrate, ou melhor, registre em definitivo a colaboradora Vivian. Vamos mantê-la sob vigilância e controle.

Decorridos vinte dias da desastrosa e penosa investida, o advogado trabalhista contratado pelo Sr. Podolski, pai de Rúbia, protocolou o pedido de rescisão indireta.

No encontro seguinte da confraria, Sr. Podolski, extremamente injuriado, pouco falou. Carlos Eduardo chegou com uma sacola térmica e se serviu do vinho recomendado pelo enólogo, aberto por outro confrade. Vinte minutos depois ele retirou da sacola um Malbec argentino recomendado por um respeitável *influencer.* Ele mesmo sacou a rolha e ofereceu aos confrades presentes. Evitou olhar para Podolski. Ao longo da noite, se formaram distintos grupinhos de duas a três pessoas, e Podolski e Caco jamais integraram o mesmo grupo. Aos poucos, um a um, foram deixando o recinto. Restando poucos confrades, Caco decidiu ir também. Chacoalhando as chaves do carro e carregando a sacola térmica dobrada, despediu-se acenando da porta. Dispensou o elevador e desceu rumo ao estacionamento no subsolo da loja de vinhos. Sr. Podolski, segundos depois, o alcançou ao lado do veículo de Carlos Eduardo.

_ precisamos conversar. — Podolski estava determinado.

Sr. Podolski, descendente de poloneses, logo completaria 60 anos. Era forte como um touro. Trabalhava como marceneiro na empresa do pai no interior do Rio Grande do Sul desde os 14 anos. Mãos enormes em braços roliços e musculosos. O peito dava quase as dimensões da porta do elevador dispensado por Carlos Eduardo. Pressentindo o desconforto e sabedor dos motivos da abordagem, Caco, intimidado, falou:

_ veja bem, Podolski, se você pretende falar da sua filha Rúbia, espero que ela tenha sido sincera com você!

_ não nos conhecemos tão bem, mas vou facilitar as coisas pra você. Primeiro, não gosto quando iniciam uma conversa com "veja bem"; acho meio estúpido e torpe.

Caco tentou interromper, mas Podolski, com a mão em riste, o silenciou.

_ segundo, minha filha sempre, repito, *sempre* é sincera comigo; às vezes a sinceridade chega a doer. Mas, em sua defesa, o que ela poderia ter omitido? — Podolski se aproximou a ponto de fazer sombra no acuado Caco.

_ veja bem... Quero dizer, a Rúbia, por ser ainda inexperiente, interpretou errado minha intenção de ajudar e fazê-la crescer na função, entende? — Caco estava na defensiva e transmitia insegurança em suas palavras.

Os dois estavam frente a frente. O hálito de vinhos nobres poderia ser identificado até mesmo por um enólogo amador. Com o dedo indicador da mão direita a cinco centímetros da ponta do nariz de Caco, o polonês advertiu:

_ vou te dar uma única chance. Preste bem atenção! Como ela deveria interpretar vinho gelado, moranguinhos, queijinhos, luz piscando na piscina no seu apartamento, onde só estavam você, um escroto, e minha filha, uma garota ainda?

_ era para ser uma reunião! — A voz de Caco denunciava desespero.

_ cale a sua boca! — gritou Podolski. Seus olhos mostravam determinação e fúria.

Carlos Eduardo decididamente se calou, e Podolski respirou e falou, cerrando os dentes:

_ não vou bater em você hoje! Mas se você voltar aqui uma única vez, eu vou quebrar você ao meio, isso eu te garanto, seu merda! Dê a desculpa que achar melhor, mas não quero tornar a vê-lo! Fui claro?! — Podolski erguia o punho ao lado do ouvido esquerdo de Caco.

Caco, para surpresa de alguns, nunca mais compartilhou seus vinhos naquela confraria.

Vivian, ressabiada, foi efetivada. Recebendo piso salarial, foi designada para substituir Rúbia à frente da minúscula e inexpressiva *"euquipe"*, no setor de intercâmbios. O poderoso chefão, inseguro, acuado e apequenado, não dava mais as caras por lá. Vivian se sentia desconfortável com o fato de ter assumido o lugar de Rúbia, mas esta lhe confessou, sempre se apoiou nela para gerir a "equipe", e, por linhas tortas, se fez justiça. Aproveitou e a aconselhou manter distância do cafajeste.

A juíza do trabalho da vara a que fora distribuída a reclamatória trabalhista onde eram partes, como autora, Rúbia, e como reclamada a holding, designou uma audiência UNA para a segunda quinzena de novembro. Significava, as partes e as testemunhas seriam ouvidas na mesma oportunidade.

O advogado da holding, por determinação taxativa do Sr. Carlos Eduardo, requereu, e foi prontamente acatado, segredo de justiça. Receava o assediador, pessoas alheias ao processo tomarem conhecimento do ocorrido e fazerem chegar ao conhecimento de Helena. Mesmo assim o risco era enorme e assombrava Carlos Eduardo.

Reuniões foram realizadas com as presenças de Vivian, Sr. Anselmo e o advogado da empresa. Vivian fora advertida e ameaçada em todas. A estratégia da defesa, ouvir o respeitável e bem-sucedido empresário Carlos Eduardo como preposto e sócio das reclamadas. Ele discursaria eloquentemente sobre sua filosofia de oportunizar o primeiro emprego aos jovens, entre outras baboseiras. Seu Anselmo, primeira testemunha, negaria veementemente qualquer comportamento suspeito do patrão, muito menos inescrupuloso. Vivian, como segunda testemunha, não seria ouvida, apenas estaria presente no saguão da vara para fragilizar a parte autora.

O advogado contratado pelo Sr. Podolski apostava nos documentos juntados ao processo. O patrão, Carlos Eduardo, havia deixado importantes vestígios. Havia e-mails corporativos, um bilhete e a agenda de Rúbia. Quando tentou arrolar Vivian, esta havia informado que fora compelida pela empresa a figurar como testemunha da reclamada.

Rúbia se mostrou excessivamente nervosa. Inconscientemente, desconsiderou o prudente e martelado conselho de seu procurador e deixou transparecer a conotação de vingança. Não se atentava para o mote das perguntas, sutilmente elaboradas pelo habilidoso advogado da empresa. Respondia abruptamente e falava além do necessário. Despejava ódio e consternação. Quando indagada se alguém presenciou os eventuais assédios, em especial os ocorridos na sala do patrão, Rúbia confessou que não.

Na sequência o empresário Sr. Carlos Eduardo foi ouvido. Faltaram apenas anjos com suas harpas entoando melosas canções. Habilmente orientado, esquivou-se das armadilhas. Eficientemente preparado, apontou falaciosas justificativas para contestar os documentos exibidos. Passo a passo desarticulou os trunfos da parte contrária.

Tudo caminhava para a total improcedência dos pedidos pleiteados na inicial da reclamatória trabalhista, quando o advogado da reclamante invocou a oitiva da funcionária Vivian, que se encontrava no saguão. Após acalorada discussão, a juíza considerou ser relevante, e a ouviu como testemunha do juízo.

Não foram necessárias perguntas complementares das partes. A juíza exauriu todas as questões com as resolutas e coerentes respostas da funcionária Vivian. Ergueu as sobrancelhas quando Vivian reiterou que havia duas taças ao lado de um balde de prata que abrigava uma garrafa de vinho branco, morangos e Camembert. Corroborou coerentemente os argumentos esposados pela parte autora. Ela, advertida, se comprometeu a falar a verdade e não se afastou do compromisso.

Ao final da audiência, seguindo orientações de seu advogado, e primordialmente da juíza que o enquadrava, Carlos Eduardo, alegando não desejar estender aquela balela toda, concordou com a reversão do pedido de demissão para demissão injustificada, pagar as correspondentes verbas rescisórias e, doidamente, pagar o valor estipulado a título indenizatório decorrente do inegável assédio.

Da parte da empresa, à exceção do advogado, tinham ido para a justiça do trabalho no luxuoso veículo conduzido por Carlos Eduardo. Na saída do prédio do Fórum da Justiça do Trabalho, antes mesmo de chegarem ao saguão de entrada, o empresário, consternado e irritadíssimo, dirigiu-se a Vivian:

_ você não precisa voltar para a empresa. Pegue um táxi e vá para casa ou para o inferno! — Virou-se, deixando-a estupefata.

Dentro do carro, Caco, com faíscas flamejantes nos olhos, falou para o seu fiel escudeiro:

_ um dia eu vou matar essa cadela, sapata do caralho! Pode acreditar!

Vivian sabia, seus dias de holding chegaram ao fim, mas sua consciência estava intacta, em paz. Foi verdadeira e autêntica na audiência. Fez-se justiça. Para não se sentir tão aviltada, solitária e fragilizada, fez um último movimento atrelado àquele processo. Entrou na papelaria ao lado do fórum e comprou uma única folha A4 e um único envelope creme. Sabedora do endereço, pois estacionara naquele local quatro meses antes, orientou o taxista. Deixou na portaria um envelope aos cuidados da Sra. Helena, da cobertura. Dentro, a frase "Você precisa conhecer seu esposo", e abaixo o extenso número correspondente ao processo da reclamatória trabalhista que correra em segredo de justiça.

VIII

Início da escalada. Não se tratava de uma montanha desafiadora, temida, perseguida pelos radicais. O desafio, a impunidade. Perseguir ou perdoar? Inferno ou céu? Decidiu se vingar.

George se sentia preparado. Os crimes, os simulados, mostraram-se perfeitos. Nada, absolutamente nada saiu do controle. Nenhum vestígio deixado. Os conhecimentos só se acumulavam. As estratégias eram testadas no plano teórico e iam para a prática sem desvios. O modus operandi se consolidava. Ele detinha segurança e confiança necessárias. Precavido, reconhecia, o próximo ato apresentará dificuldade e criticidade potencializadas. Será o primeiro em que o emocional estará presente, e o risco de ser desmascarado.

As redes sociais o fascinavam. Elas forneciam aos borbotões imprescindíveis informações dos alvos. Passava horas e horas as seguindo impunemente. As telas postadas as desnudavam. A tecnologia serve o bem e o mal. Um voyeurismo digital. Ele observava distintos cenários como que projetados nas paredes do quarto. Selecionava e classificava. Estudava profundamente os perfis, as características das moradias, as vulnerabilidades, as dificuldades e obstáculos, os relacionamentos, as atividades profissionais e pessoais, hobbies, predileções e as rotinas. Ansioso, porém prudente, observou a planilha resultante com a acuidade de um profissional. Ponderou, sopesou e definiu: Gabi.

Gabriela completara 28 anos em maio. Extrovertida e culta, gostava de ler poesias de escritores russos, certamente influenciada pela mãe, que lecionava Literatura Ocidental no curso de Letras da Universidade Federal do Paraná. Morava com os pais, duas irmãs mais novas e a empregada Cleusa, considerada da família. A casa era uma das muitas casas charmosas e vistosas do Jardim Los Angeles. Gabi trabalhava em um escritório de advocacia e estava à frente dos processos de um cliente de porte médio, fato que lhe rendia, além do salário, boas comissões. Estava tudo encaminhado para se casar em um ano, mas Caio, seu noivo, pisou na bola.

As amigas mais próximas aconselharam-na relevar a deslealdade, ainda mais se tratando de uma profissional do sexo. Diziam, todo homem na idade do Caio costuma dar umas caboclados antes de se enforcar. Gabi não tinha em mente relevar sem antes fazer o noivo sofrer e se desculpar. Difícil desprezar o gosto adocicado da vingança.

Gabi confessava sentir muita falta dele, das pequenas viagens, dos restaurantes japoneses, dos shows que curtiam juntos; até mesmo das partidas de futebol na Arena da Baixada. Ela escrevia que estava prestes a ceder. Questionada via e-mail, pela amiga de academia de street dance, sobre há quanto tempo eles se relacionavam, Gabi respondeu que ela e Caio se curtiam tempos antes de ele a pedir em namoro no Fran's Café. Presenteou-a com rosas lavanda. Caio disse, rosas lavanda expressavam encantamento no primeiro olhar. Gabi finalizou a troca de mensagens afirmando que entre namoro e noivado se passaram divertidos três anos e meio; como não relevar?

George se inteirou da rotina de Caio. Ele não estava no radar. Escolheu a segunda quinta-feira do mês. Ele estaria no módulo II da mais encardida disciplina da pós-graduação. O orientador, um juiz inflexível e disciplinador. O magistrado adentrava o anfiteatro e do tablado elevado determinava de imediato o incondicional desligamento dos celulares. Observou que todos obedeciam, principalmente Caio. As noites de quinta, Gabi com frequência reservava para o seletíssimo hobby, ler, primordialmente, livros da biblioteca particular de sua mãe. Achava chique postar e divulgar essa excentricidade para quem se interessasse.

Uma fina chuva de final de primavera fez a temperatura da capital paranaense cair vertiginosamente. O motoboy, com sua roupa de PVC preta encharcada, praguejou quando retirou as luvas. Dedos amortecidos, com extremo cuidado, tiraram do bagageiro o belo arranjo de flores. Deixou a encomenda com a recepcionista do imponente escritório jurídico. Colado sob a etiqueta bronze que identificava a floricultura, um pequeno envelope branco, apócrifo, dedicado à Querida Gabi.

O ramal sobre a mesa da advogada tocou e ela atendeu:

_ doutora, é Márcia; poderia vir até a recepção um minutinho?

_ claro, Márcia, estou indo.

Gabi saiu do final do corredor que dividia salas finamente mobiliadas com advogados em frente aos seus computadores. Antes da recepção, duas equipadíssimas salas de reuniões. Atravessou um amplo saguão de porcelanato cinza e avistou sobre o balcão de granito preto da recepção um exuberante buquê de rosas lavanda.

_ invejo a doutora, são lindas! — expressou-se a entusiasmada Márcia.

_ obrigada — Gabi não prestava atenção aos melosos elogios da recepcionista. Com o coração disparado, foi direto ao pequeno envelope endereçado a ela. Dentro, apenas um local e um horário.

_ alguém terá uma noite inesquecível hoje? — perguntou a curiosa e saliente Márcia.

_ espero que sim — Gabi respondeu com um sorriso formando lindas covinhas nas bochechas.

Gabi não conseguiu a concentração necessária para concluir a petição que se programara para juntar naquele final de tarde. Sempre resolveu seus afazeres com folga, com tempo. Nenhum problema deixar aquela tarefa para o dia seguinte, havia prazo de sobra. Perguntava-se, por que Caio não assinou o bilhete? Pensou em ligar para ele, mas por dois motivos desistiu. O primeiro, em se tratando de uma surpresa, a ligação frustraria o encanto. O segundo, o fato de o bilhete não ter sido assinado abria a remotíssima possibilidade de não terem sido enviadas pelo noivo. Mas o local, rosas lavanda... impossível. Por uma razão ou outra Gabi não podia ligar; simplesmente compareceria.

Às 20h30 não havia tantos frequentadores no Fran's Café. George, parecendo distraído, aguardava a chegada de Gabi em frente ao estabelecimento. Quando Gabi se sentou, ele escolheu uma mesinha de frente para ela. Gabi aguardava o noivo e não fez qualquer pedido. George pousou sobre a mesinha um livro da novela Dama de Espadas, do dramaturgo Aleksandr Puchkin, e passou a estudar o cardápio. Gabi, apreensiva, estranhava o atraso. Uma das características de Caio era chegar sempre antes do combinado. Essa neura de Caio, esse pequeno detalhe, assim como tantos outros de maior ou menor importância, foram inseridos na planilha. Nada passou despercebido pela criteriosa análise de George.

Passados dez minutos no relógio e trinta na sensação de Gabi, ela já havia reparado. Estava curiosíssima acerca daquela preciosa obra a centímetros de suas mãos. George lançou a isca:

_ desculpe-me a indelicadeza, mas percebi que você está intrigada com o meu livro. Demasiadamente excêntrico?

_ eu é que peço desculpas. Mas devo confessar, Puchkin é meu poeta preferido. — Gabi foi fisgada.

_ você só está querendo ser gentil!

_ não, é sério! Tenho algumas obras dele! Quero dizer, minha mãe as tem. Eu mesma só adquiri O Tiro de Pistola. Amei!

Ela já não demonstrava aborrecimento com o atraso do noivo.

_ que grata surpresa encontrar neste minúsculo estabelecimento uma amante da literatura russa! — George assumiu o controle.

_ vou pedir um *Irish coffee* para mim, você me acompanharia?

_ ah não! — O som saiu mais alto do que Gabi esperava e George se mostrou surpreso.

_ *sorry*, deixa pra lá.

George fez um muxoxo.

_ não, não, é que este é meu café preferido! Duas coincidências dessas não ocorrem a toda hora.

Gabi balançava a cabeça e sorria.

_ isso quer dizer que você me acompanha no café? — Ele estava em pé ao lado da sua mesinha, de frente para ela.

_ minha companhia está atrasada, então vou aceitar sua gentileza, obrigada.

_ li e fiquei a fim dos minipães de queijo, compartilharia uma cestinha comigo?

_ claro, uma amiga minha sempre dizia, "se for pecar, peque por inteiro".

George riu entusiasticamente e foi até o balcão efetuar o pedido. Quando voltou, sentou-se sem aproximar a cadeira na direção de Gabi; manteve-se discreto.

_ enquanto sua companhia não chega, posso perscrutar sobre essa sua predileção russa? — Ele era intencionalmente formal e eloquente.

_ minha mãe me aconselhou a tomar cuidado com os rapazes letrados, foi assim que meu pai a fisgou.

_ como você é espirituosa e divertida! Posso contar para os amigos que conheci uma garota, com todo o respeito, linda, simpática, do fã-clube da mãe, e que adora literatura russa? Ah, e gosta de *Irish coffee*. Mas... — erguendo o indicador da mão direita _ não saberia dizer o nome dela porque ela não me disse. — Mordiscou os lábios.

_ Gabriela. — Sorrindo, estendeu a mão para George. _ Gabi, para os amigos.

_ prazer, Gabriela, me chamo Jordi.

Ele segurou polidamente a mão dela.

O procedimento no pequeno café era que o cliente efetuava o pedido, pagava e recebia uma senha. Um pequeno painel no canto superior esquerdo anunciava quando o pedido estava pronto para ser retirado no balcão. Até isso foi objeto de estudo por parte dele. Ouviu-se um sutil alarme sonoro emitido pelo painel, e ele sugeriu:

_ sinta-se à vontade para folhear esta novela, ela inspirou a ópera de Tchaikovsky.

Passou o livro para Gabi e ela prontamente o segurou como quem segura um tesouro recém-achado.

_ vou retirar nosso pedido.

George se dirigiu ao balcão. Observou Gabi compenetrada. Pediu ao balconista uma bandeja maior. Indicou uma na parte inferior da prateleira atrás dele. Enquanto o funcionário, de cócoras, procurava atender o exigente cliente, George preparou as xícaras de *Irish coffee* e as acondicionou junto à cestinha de pães de queijo na bandeja sobre o balcão, ignorando o prestativo serviçal. Depositou a bandeja sobre a mesa dela.

_ seu café. — Estendeu a xícara para ela: _ a cestinha ficará na minha mesa porque paguei a conta, mas pode se servir de um apenas; depois te ofereço outro.

George sorriu para Gabi e se sentou. Ele vestia um elegante blazer preto sobre uma fina camisa preta. Calça chino slim preta, meia e sapato bico fino também pretos. Tudo combinava com seus cabelos, barba e bigode pretos, muito bem aparados.

Olhos penetrantes escuros e um sorriso branco que encantava qualquer mulher sensata. Gabi não era exceção.

Gabi vestia um vestido azul-escuro com rendas delicadas nas mangas e na barra. Sapatos beges combinando com uma bolsa de mão. Cabelos longos e soltos, levemente castanhos. Maquiagem discreta realçava seu rosto fino, olhos expressivos cor de mel bem delineados e uma boca sedutora. Serviu-se de um pãozinho e bebericou seu café. Devolveu o livro para George e quebrou o silêncio.

_ obrigada pelo café e pelo "único" pão de queijo. Este livro é incrível! Dá vontade de devorá-lo. Um enorme prazer. Mais uma vez obrigada.

Ela olhou para o celular.

_ alguém já se justificou pelo atraso... — George olhava para Gabi e para o aparelho na mão dela.

_ não sei o que dizer. Estou esperando uma pessoa, quero dizer, acho que sei quem eu estou esperando. Ele nunca se atrasa. Agora começo a pensar que talvez tenha ocorrido algum engano, sei lá, não sei de mais nada.

Ela hesitava, com o celular na mão.

_ ligue para a pessoa! Talvez tenha acontecido algo! — aconselhou ele, cínico.

Ela mordeu o lábio inferior, balançou a cabeça e confessou:

_ acontece que eu e meu noivo estamos brigados. Hoje recebi um buquê de flores com um bilhete, apócrifo, me convidando para estar aqui. Acredito que tenha sido Caio, meu noivo, quem marcou este encontro para nos reconciliarmos. Cá estou eu aguardando por ele, ou seja lá quem for que mandou as flores. Não posso ligar para o Caio porque não estou certa de que foi ele. Ai, Jesus, que imbróglio!

Ela bebericou o café.

_ você anda mexendo com a cabeça dos homens à sua volta. — George tentava uma isca nova.

_ não entendi, o que você disse? — Gabi pressionou os dedos nas têmporas.

Percebendo na presa olhos distantes e fisionomia confusa, ele a testou:

_ talvez outra pessoa tenha lhe enviado as flores.

_ quais flores? Gabi parecia procurar algo.

George costumava estabelecer uma graduação para o estado de suas vítimas. Gabi aparentava estágio 2, dispersiva. Testaria a impetuosidade, estágio 3. Estendeu a cesta de pães:

_ estes pães só atiçaram meu apetite. Jantaria comigo?

_ Jordi, Jordi! — Gabi parecia outra pessoa.

_ uma linda pessoa certa vez me disse: "se for pecar, peque por inteiro". — George olhava Gabi com intensidade.

_ essa pessoa é genial, aprovei o lema! Se jantar é pecado, vamos pecar!

Quando George abriu a porta do carro para Gabi, ela já estava em um frenesi diabólico. Sentado ao volante, ele informou que precisaria abastecer o carro. Gabi, exageradamente entusiasmada com a música que saía dos alto-falantes do veículo, ergueu mais ainda o volume. Ele desceu e foi até a loja de conveniência. No minuto seguinte, voltou com duas garrafinhas de vodca nas mãos. Ela atacou a bebida e a entornou com voracidade. George a observava e falou para uma Gabi alucinada:

_ você não refugou uma isca sequer.

Ela aumentou o volume ao máximo.

Passavam das 22 horas de sexta-feira quando Gabi, nua, acordou de um sono profundo em uma cama desconhecida, de um quarto escuro. A cabeça latejava. Percebeu, apreensiva, que suas partes íntimas ardiam. Pelas brechas da cortina entrava um fio de claridade vinda da iluminação pública. Zureta, fechou os olhos, os esfregou e constatou que não fazia a menor ideia de onde estava e por que estava naquele lugar. Procurou e achou interruptores embutidos na cabeceira da cama king size. Pressionou aleatoriamente dois botões ao mesmo tempo e uma luz sobre uma poltrona no canto direito do quarto e outra no pequeno hall em frente ao banheiro se acenderam, ofuscando-lhe a vista.

Gabi só conseguia processar um ato por vez. Buscou pelo celular. O aparelho estava sobre um suporte colado à cabeceira no outro extremo da cama. Sentindo dores, esticou-se e o apanhou. Estava desligado. Temeu que seu celular estivesse sem bateria, mas ao religá-lo acusou dezoito por cento de carga. Inúmeras ligações perdidas e dezenas de mensagens enfileiradas. Constatou que estava num quarto de hotel e foi acometida por um pavor sufocante. Procurou as roupas. Seu vestido estava adequadamente pendurado em um cabide dentro do guarda-roupa. Duas portas iam até o chão, uma era espelho e corria para a direita, sobrepondo-se à outra. Os sapatos, alinhados lado a lado, se encontravam abaixo do vestido. Não teve tempo de se preocupar com a bolsa porque a viu sobre um pequeno cofre dentro do guarda-roupa. Seu sutiã estava em um segundo cabide, ao lado do vestido. Procurou e não achou a calcinha.

Abriu a bolsa e constatou a presença dos documentos, da carteira e dos cartões. Tudo parecia em ordem, porém, uma folha dobrada, com o timbre do hotel, a intrigou. Havia uma mensagem escrita:

> *"Gabi, você é louca, ensandecida. Jamais esquecerei de você. Mas o mais sensato, eu casado, você noiva, é pararmos por aqui. De acordo com o seu lema, pecamos por inteiro. Beijos.*
>
> *P.S. obrigado pelo suvenir autografado, guardarei com carinho. Assim como o filme, esconderei da minha esposa."*

Com as mãos entre as pernas, Gabi tocou de leve a vagina e sentiu desconforto. O ânus parecia se incendiar. Lembrava-se de ter conhecido um rapaz na cafeteria, seu nome, sua fisionomia, seu livro, mas não tinha a menor ideia do que se sucedeu a partir daquele encontro. A mensagem induzira ter havido a concordância da parte dela sobre loucuras que ela sequer lembrava, mas temia. Hesitava. Ligaria ou não para os pais, para Caio, para a polícia? Sua mente, embora vacilante, tentava concatenar as ideias. Pensou: câmeras internas poderiam elucidar muitos aspectos daquele pesadelo. Enquanto se vestia foi acometida do pavor de não ter resistido, de ter consentido, conforme exarado no bilhete. E, para seu maior desespero, tudo fora filmado. Não encontrava uma justificativa plausível. Desconhecia por completo tudo o que se passara nas últimas 24 horas. Não saberia responder às perguntas que certamente lhe fariam. Enfrentaria a desconfiança de todos. Como advogada tinha a exata noção; submeter-se-ia a exames e laudos agressivos e vexatórios. Sentou-se na poltrona que havia no quarto. Olhava para o enrugado lençol sobre a enorme cama e imaginava, com vergonha, o que ocorrera ali. Viu-se no espelho da porta do guarda-roupa e sentiu muita vergonha.

Não poderia gritar, denunciar, nem mesmo pedir socorro. Apequenada, envergonhada, dolorida e abandonada, chorou copiosamente. Gabi, sem ser interpelada, sem check-out e sem falar com ninguém, saiu do hotel por volta da meia-noite. Simplesmente foi embora. Inconscientemente guardou na bolsa o cartão-chave do quarto.

Desceu do táxi e entrou em casa. Encontrou uma horda de curiosos e desesperados que falavam e choravam ao mesmo tempo. Uma colérica Gabi calou a todos. Não respondeu a nenhum questionamento, naquele dia e em nenhum outro. As perguntas dos familiares, do noivo, dos amigos, dos colegas de trabalho, todas ficaram sem resposta. Seu mundo ficou restrito ao quarto. Mal se alimentava; apenas chorava. Não soube pedir socorro. Os pais de Gabi, desesperados, pediram ajuda médica especializada.

Paralelamente, o pai de Gabi, Oswaldo, pediu para a esposa, Valquíria, vasculhar as coisas da filha para que algumas dúvidas fossem dirimidas. O bilhete deixado ainda estava na bolsa bege. Osvaldo e Valquíria ficaram estarrecidos com a mensagem, mas antes de qualquer conclusão, ele foi até o endereço descrito no timbre do papel. Levou consigo o cartão-chave.

No hotel, Oswaldo tomou conhecimento, duas diárias haviam sido pagas. A reserva foi efetuada, por telefone, pelo escritório de advocacia onde a filha trabalhava. Mencionava como hóspedes o nome completo da filha Gabriela e um acompanhante. O pagamento, em dinheiro, entregue por um motoboy com orientação explícita; apanhar dois cartões-chave e a nota fiscal. Não fora feito o check out. Havia despesas em aberto. Com certa relutância, a gerência do hotel permitiu que Oswaldo visualizasse as imagens da câmera da recepção, a única em funcionamento, já que a da entrada da garagem recentemente havia sido alvo de vandalismo. Através das imagens capturadas, o pai reconheceu a filha atravessando o hall de entrada e seguindo direto para o elevador. Não foi possível, face à precariedade da gravação, identificar qual bebida correspondia à garrafa que ela segurava. Questionado, o gerente do hotel informou, o elevador está programado para permitir que o hóspede acesse apenas o andar onde está situado o quarto do cartão-chave, além das áreas comuns. Disse ainda que o elevador só se movimenta após a introdução do cartão. O gerente confirmou a observação feita por Oswaldo, a possibilidade de o hóspede seguir direto da garagem para o andar do quarto reservado; salientou: com o uso do cartão-chave. A imagem da filha saindo do hotel 24 horas depois que entrara, sem se dirigir à recepção, também foi exibida e analisada pelo incrédulo pai.

Antes de ir para casa, Sr. Oswaldo passou pelo escritório de advocacia onde Gabi ainda trabalhava. A atenciosa recepcionista

Márcia informou do buquê de flores e da conversa que teve com a Dra. Gabriela no final da tarde de quinta-feira passada. Com certa indiscrição, a secretária insolentemente acrescentou que a doutora mencionou que teria uma "noite inesquecível".

Durante a vigília enquanto a filha esteve sumida, Oswaldo havia sido informado pelo noivo, Caio, de que eles não conversaram quinta e sexta-feira. O noivo não recebeu nenhuma chamada de Gabi porque ela continuava ressentida. O pai concluiu que o buquê de flores não foi um gesto conciliatório de Caio.

Chegando em casa, Oswaldo foi imediatamente interpelado pela esposa. Antes que ele externasse suas conclusões, Valquíria contou que achou uma nota fiscal emitida pelo hotel dobrada junto à identidade de Gabi. A nota fiscal corroborava as informações prestadas pela gerência do hotel. O valor correspondia a duas diárias, quinta e sexta-feira, em favor do escritório jurídico, e como solicitante constava o nome completo da filha. Para a esposa, Oswaldo rispidamente disse que a ida ao hotel foi inútil, que não havia imagens e nada foi acrescentado. Omitiu a conversa com a secretária.

Gabi terminantemente desautorizou os pais ou quem quer que fosse a perguntar algo acerca daquele fatídico episódio. O silêncio imperou. Caio cansou e desistiu. Outra advogada assumiu os clientes da Dra. Gabriela. Internada seguidas vezes, Gabi não apresentou evolução. Cleusa, a empregada, e quase da família, adentrava o quarto, ora para arrumar, ora para levar lanches, ora para assuntar aquela que considerava uma filha. Cleusa, intuitiva, tinha as suas teorias, mas ninguém nunca quis saber quais eram.

O sol timidamente surgiu e pincelou o acinzentado horizonte com rabiscos alaranjados, prenunciando uma sexta-feira típica da estação primaveril. George chegava em seu apartamento. Deixou o blazer preto sobre o encosto de uma das cadeiras da mesa de jantar. Tirou do bolso direito as chaves do veículo e as colocou num cinzeiro de cristal Murano que decorava o aparador junto à parede lateral da sala de estar. Voltou-se para o blazer, e do bolso esquerdo retirou um saco plástico branco, daqueles destinados para enviar roupas à lavanderia, e foi para o quarto.

Digitou a senha, em seguida *unlock*. Pressionou a maçaneta para baixo e puxou a pesada porta. Acendeu a luz interna. Olhou para as doze gavetas, abriu a quarta, retirou do saco plástico uma calcinha de renda azul-marinho e a colocou dentro da gaveta. De um pequeno estojo, retirou uma plaquinha metálica escrito "5", retirou a fita adesiva e grudou a plaquinha na gaveta recém-preenchida. Fechou e trancou tudo, foi até o painel de automação e acendeu a iluminação sobre o desenho emoldurado. Contemplou o desenho e sorriu. Passados dois minutos, apagou a luz e foi para o chuveiro.

IX

De volta às aulas, Solano acreditava que Nardine estaria apreensiva, contando os dias para reencontrá-lo, para beijá-lo novamente. Os dias na fazenda 4 Corações mostraram a ela como um rapaz, mesmo simplório, próximo de completar 18 anos, é tão mais interessante que um adolescente de 15. Com tamanho distanciamento de expectativas, o provável início do relacionamento com Solano naufragou.

Nardine se dedicou aos estudos e elegeu como prioridade ingressar na faculdade de engenharia conforme prometera ao pai, afinal, o mote da promessa, Stub, se mostrou um companheiro para todas as horas. Já Solano, incomodado com os comentários jocosos de seus parças, sugerindo que ele não encantava tanto assim as garotas que beijava, partiu para uma investida compatível com o seu caráter.

Solano e Isinha começaram a namorar sob óticas coincidentes. Ele intentava se afirmar perante os colegas de sala e, de quebra, provocar ciúmes em Nardine. Ela procurava se sobressair frente à turma do C8 e rivalizar com Nardine, líder nata do grupo.

Após o episódio com Stuart, as reuniões do C8 não gozavam do mesmo encanto. Raramente compareciam todas. As monótonas conversas giravam em torno do curso preparatório para o vestibular e das carreiras a ser seguidas. Isinha, com suas confissões românticas, trazia de volta um pouco do brilhantismo e entusiasmo de outrora. As garotas que prestigiavam as reuniões indiretamente namoravam à distância o garanhão Solano, tamanha era a riqueza de detalhes narrados pela oradora Isinha. Todo o glamour em torno da nova expoente causava um certo desconforto em Nardine.

O semestre letivo se arrastou. Com a chegada das férias de final do ano, as reuniões do C8 minguaram. Sem público interessado no avanço milimétrico do relacionamento, sem glamour, Isinha se desinteressou por Solano. Ela se decepcionou com seu relacionamento efêmero, de aparências, cujo conteúdo só existia em suas inflamadas e poéticas narrativas durante os encontros do C8. Ela decidiu engendrar uma forma de "passá-lo adiante".

Escorada na ingenuidade da adolescência e nas interpretações equivocadas dos romances baratos, Isinha se dedicou a reaproximar Solano e Nardine. Ela sempre soube da predileção dele por Nardine, e precisaria trabalhar o outro lado para sair de vítima no triângulo amoroso que ela arquitetou.

Em uma das raras reuniões do C8 no ano de 2003, Isinha, dando início ao seu desprezível plano, enlouqueceu as amigas quando, novelisticamente, inundou os aguçados e curiosos ouvidos da plateia com sua falaciosa experiência sexual com Solano. Mal sabia ela, a fantasiosa e exagerada experiência contada, além de não se ter consumado, apenas despertou em Nardine latentes lembranças embaladas ao som de uma viola caipira.

Apenas para Nardine, sob a promessa do mais profundo sigilo, Isinha inventou que Solano não a desvirginou porque, no ápice dos atos preliminares, sussurrou em seus ouvidos o nome dela, Nardine. Diabolicamente, acrescentou que nem mesmo Solano se apercebeu daquela explícita e íntima declaração de amor enrustido, mas ela não poderia prosseguir com aquele relacionamento unilateral. Nardine alertou Isinha de que Solano não receberia amistosamente ser descartado.

O escuso propósito de Isinha, sem que ela mesma percebesse, contava com um fundo de verdade; uma, porque Solano sempre fantasiou possuir carnalmente Nardine; duas, o desejo incontido, às vezes incontrolável, quase visceral, da amiga Nardine de aprofundar-se em experiências sexuais.

O ano terminou. Isinha não perdeu a virgindade, embora, com exceção de Nardine, as demais integrantes do C8 acreditassem que sim. Solano contrariado, sem entender bem as razões do fora que levou. Nardine, sem acrescer em seus descomedidos desejos. O C8 nunca mais se reuniu, e as conversas foram substituídas pelos iPhones.

A *rave* organizada em meados de 2004, num sítio próximo da capital paranaense, agitou e inflamou a turma que agora enfrentava o cursinho preparatório para o vestibular. Sem exceções, todos imploravam aos pais, insistindo tratar-se de um evento imperdível, extremamente seguro, organizado, e que todos com juízo estariam lá. Nardine foi convidada por Vivian. Ambas eram fãs incondicionais de um expoente DJ, o Bibinha, que faria uma das performances. Solano, Gegê e Tuca não demonstravam tanta euforia desde os jogos românticos. Das ex integrantes do C8, apenas Júlia não compareceu.

Solano, discretamente, portava jujubas e uma cartela de ecstasy. Ele intentava usar e talvez distribuir a droga psicoativa durante o evento. O primeiro comprimido, ocultando dos parças, ingeriu logo na chegada.

Próximo das duas da madrugada, Isinha se aproximou de Solano. Tuca estava ao lado. Gegê estava na fila para comprar cerveja. A garota se insinuou:

_ oi, você está um gato hoje! — Isinha engatou o braço no dele.

Solano virou-se e percebeu Isinha diferente, olhos distantes, malemolência em sua voz, e estranhamente atrevida e maliciosa.

_ oi, não vai cumprimentar o Tuca? — A frieza de Solano refletia o quanto ficara indignado com o fora recebido recentemente.

_ oi, Tuca, você também arrasou hoje! Aliás, vocês pelados são de matar!

A percepção de Tuca foi a mesma de Solano, Isinha estava diferente. Sem entender o que ela quis dizer, com cara de espanto e preocupado, perguntou:

_ olá, Isinha. Você está sozinha?

_ vim com a turma do inglês. Estão espalhados por aí.

Observando que ela não tirava os olhos de Solano, ele disse:

_ vou deixá-los a sós. — Tuca se afastou.

_ pelados! Nós tivemos nossos momentos de intimidade, mas pelados eu, o Tuca? Que porra é essa, Isinha? — Solano externou sua estranheza fitando a garota profundamente.

_ estou a fim de brincar com o seu pênis e não de conversar. Vamos nos afastar, talvez passando aquela ponte.

Ela apontava para uma pequena ponte de madeira sobre um riacho que estava seco. Sob os efeitos do ecstasy e da audácia da garota, Solano pegou Isinha pela mão e atravessou a ponte. Nuvens encobriam a lua, e a iluminação sobre a ponte era propícia para o objetivo dos amantes. Do outro lado da ponte avistaram um galpão abandonado à esquerda.

Ela vestia uma jaquetinha de couro bordô sobre uma camisa de algodão branca, calça jeans e botas pretas. Calcinha, sutiã e meia-calça brancas. Ele pressionou o corpo dela contra uma parede de tábuas envelhecidas e desabotoou alguns botões da camisa dela. Levantou o sutiã por cima dos seios, desnudando-os. Começou a beijá-los. Isso não era novidade para eles. Ela abriu o zíper da calça dele e tirou o pênis para fora, massageando-o. Isso também não era novidade. Depois de muito excitados, Solano ousou:

_ eu tenho preservativo comigo, podemos ir além.

_ aqui, neste lugar?! Minha primeira vez terá que ser numa cama! — Isinha falava com sofreguidão.

Solano tentou desabotoar a calça dela e foi barrado.

_ estou vestindo meia-calça, não vai dar!

_ você quer me deixar louco de tesão! Desejo muito estar dentro de você!

_ posso te acalmar.

Isinha olhou para os lados para se certificar de que não estavam sendo vistos e se abaixou, encarando o intumescido membro do rapaz. Isso era novo.

Solano viu estrelas numa noite escura e nublada. O ineditismo e a volúpia precipitaram a enxurrada de esperma diretamente na boca da garota. Ela se afogou com o volume. Cuspindo, praguejou:

_ você poderia se segurar ou ter me avisado que ia gozar!

_ desculpa, mas você me surpreendeu de tal maneira, nem raciocinei direito, só senti um prazer monstruoso.

Ele procurou algo para limpar o rosto dela.

_ e agora, como vou aparecer assim toda melecada? — Isinha mantinha os braços estendidos, evitando sujar as mangas da jaqueta.

_ vou tirar a minha cueca para você se limpar.

Rapidamente tirou a Zorba branca e a deu para servir de lenço. Ele se vestiu enquanto ela se limpava. Riram daquela pitoresca cena. Ela deixou a cueca pendurada num gancho, que servia de maçaneta da porta semidestruída que dava acesso ao interior do galpão abandonado. Solano ingeriu outro comprimido. Sem pensar nas consequências, inconscientemente ofereceu à garota uma jujuba batizada. Sem perceber, ela acrescentou ao seu estado de euforia os efeitos do ecstasy. Atravessaram a ponte, se separaram com um simples beijo no rosto e cada um foi encontrar sua trupe.

Passava das três horas quando DJ Bibinha, o favorito de Vivian e Nardine, iniciou a performance tão esperada. Solano, Tuca e Gegê também prestigiavam a apresentação. Embora o som proveniente da aparelhagem fosse ensurdecedor, bastou

Tuca perguntar a Solano como tinha sido a conversa com Isinha para ele, elétrico e extremamente indiscreto com sua ex, fofocar aos parças o ocorrido além da ponte.

Solano avistou Nardine ao lado de Vivian, privou os amigos de mais fofocas sórdidas e se aproximou delas. A conversa não fluía devido ao som bombástico que saía das enormes caixas de som. Despertada pela falácia contada por Isinha há tempos, pelo furor de seus íntimos desejos, e, principalmente, por mastigar a jujuba batizada oferecida por Solano antes do término da terceira música eletrônica, Nardine sussurrou no ouvido dele, convidando-o para se afastarem e darem uma volta pelo sítio. Sob o olhar incrédulo de Vivian, os dois se afastaram.

Instintivamente Solano conduziu Nardine em direção à pequena ponte. Ao tentar atravessá-la, foram barrados por um rapaz usando balaclava para motociclista, que, embora não aparentasse, se apresentou como segurança particular, e os proibiu de avançar, informando que o espaço destinado à *rave* não incluía aquela área além da ponte.

Solano afrontou o segurança e insistiu em atravessar, mas Nardine o desestimulou, puxando-o pelo braço em direção aos palcos. Mais afastados da aglomeração, porém longe de passarem despercebidos, trocavam carícias mais ousadas que os beijos da comemoração da copa do mundo.

As performances de DJ Bibinha e dos amantes foram até as quatro horas. Vivian, Tuca e Gegê estavam bebendo cerveja quando Nardine, sentindo que havia abandonado a amiga, resolveu, sozinha, juntar-se a eles. Solano lhe havia dito que iria à toalete e depois a procuraria.

Uma performance de música new age embalava a *rave,* permitindo a conversa entre amigos. Vivian, visivelmente injuriada com a amiga, enaltecia a performance do DJ Bibinha. Tuca e Gegê partilhavam do brilhantismo do músico. De repente, um alvoroço foi progressivamente paralisando todas as atividades. As informações que chegavam, muitas delas desconexas, eram sobre a morte de uma jovem.

Havia poucos seguranças, muitos deles amadores e incapazes de se impor e pôr ordem no caos que se instalou. Muitos buscavam as saídas, e quase todos ligavam para pais ou quem quer que pudesse vir buscá-los. Vivian e Nardine deram sorte e pegaram um dos poucos táxis que esperavam próximos ao portão.

Tuca e Gegê procuravam por Solano, até que finalmente o encontraram:

_ por onde você andava, parceiro? Vamos tentar sair daqui! — disse Gegê, aflito.

_ preciso dar um jeito de passar por aquela ponte ali. — Solano apontava para a pequena ponte de madeira sobre o pequeno riacho seco.

_ você está louco! O fervo vem daquele lado. Estão espalhando que acharam uma garota morta lá! — Tuca falou, segurando Solano pelo braço.

_ me esperem aqui, eu vou atravessar por baixo da ponte e já volto.

Sob os olhares de perplexidade dos amigos, Solano, aproveitando a escuridão da noite nublada e da confusão que se instaurava sobre a ponte, seguiu margeando à esquerda, o lado mais próximo do galpão. Saltou um filete d'água, caminhou até o barracão e apanhou a cueca pendurada no gancho. Guardou-a no bolso da calça. Fez o mesmo caminho na volta e se juntou aos amigos; silentes, dirigiram-se à saída.

Sem controle algum, centenas deixaram o sítio em veículos dirigidos por pais atônitos. Outras centenas foram de carona, entre eles Solano, Tuca e Gegê. Aproveitaram o espaço providencial numa van escolar. Apenas curiosos, seguranças e os azarados amanheceram tendo que prestar esclarecimentos aos policiais que atenderam à ocorrência. A polícia técnica tardou a chegar.

Ninguém vindo da *rave* conseguiu dormir. Raiava o dia, e todos sintonizavam a estação de rádio que transmitia in loco as últimas notícias. Para desespero de uma família e da mais profunda tristeza de dezenas de amigos, incluindo as mais próximas, as do C8, o âncora da rádio mencionou o nome completo de Isadora como sendo a vítima de estrangulamento e um provável estupro.

A comoção permeou vários lares, os celulares se cruzavam e as perguntas brotavam às golfadas. As conversações pairavam sobre o mesmo contexto; perplexidade, indignação, fatalidade. Porém, as de Tuca e Gegê a Solano foram muito mais perspicazes. Estavam os três na casa de Tuca sentados à mesa da cozinha esperando o café passar, quando Solano, com o indicador sobre os lábios, clamou para conversarem depois que a mãe de Tuca os deixasse a sós.

Os três sequer tocaram nos pãezinhos deixados numa cesta sobre a mesa. Apenas o café deixou de ser indigesto diante do angustiante silêncio que orbitava a claustrofóbica cozinha. Solano implorou para que fossem ao quintal atrás da casa. Quando se certificou de que ninguém os observava, falou:

_ primeiro, quero tranquilizá-los, não tive absolutamente nada com a morte da Isinha.

Tentava passar tranquilidade, e prosseguiu:

_ sim, é fato, tivemos nossos momentos antes, antes de... — ele sentiu dificuldade de pronunciar as palavras seguintes, mas continuou _ ...de ela ser morta. Depois de dar uns amassos, nós voltamos para a *rave,* ela foi atrás dos amigos dela e eu fui encontrar vocês, lembram?

Praticamente implorava a concordância dos parceiros.

_ na verdade, Solano, eu te vi sozinho.

Antes que Solano atravessasse, Tuca, com a palma da mão direita erguida, pediu para complementar:

_ não vi a Isinha voltando, ou mesmo se separando de você.

Solano, impaciente, o interrompeu bruscamente, mas não elevou o tom de voz; ao contrário, até diminuiu, quase sussurrando:

_ aonde você quer chegar, caralho, que eu matei a garota?!

_ *easy,* brother, não estou deduzindo ou afirmando nada, mas você precisa entender, se me perguntarem, o que eu vou dizer? A verdade é que vi vocês se afastando, sei lá, por volta das duas, e uma hora depois você se juntou a nós, eu e o Gegê.

Tuca se virou para Gegê, tentando incluí-lo na conversa, mas Solano externou seu destempero:

_ porra, Tuca, você quer me foder! Da forma como você pontuou os fatos, eu sou o principal suspeito!

Agora a voz de Solano podia ser ouvida além do quintal.

_ calma, pessoal! — manifestou-se Gegê. Segurou o braço de Solano e falou: _ ninguém está concluindo nada, mas o Tuca recapitulou de acordo com o que ele viu!

_ e você, Gegê, como recapitula os fatos? — Solano, desdenhosamente, fez aspas com os dedos.

_ brother, eu nem vi a Isinha saindo contigo, só sei que você se juntou a mim e ao Tuca para a gente curtir a apresentação do tal Bibinha, e que, durante a performance, contou que a Isinha fez sexo oral em você. Certo?

_ porra, eu não estou entendendo! Os dois querem me ferrar? — Solano novamente elevou o tom de voz.

_ Solano, fale baixo! Pense um pouco! Nós só estamos narrando o que vimos e o que você nos falou. Ninguém aqui quer te foder! — contemporizou Tuca.

Solano se afastou uns metros, prostrou-se ao lado de um limoeiro que ficava próximo a um viveiro. Com as mãos unidas pressionando a nuca, contemplava o sol que se erguia imponente, prenunciando um dia agradável sob a ótica climática. Ao mesmo tempo, Tuca e Gegê se entreolhavam, e, com gestos, mostravam-se indecisos.

Solano voltou à terra e se dirigiu aos parças:

_ peço desculpas, vocês têm razão. Mas preciso da ajuda de vocês para entender o que pode ter acontecido.

Ela agora falava comedidamente.

_ bem, a merda ocorreu no período entre 3 e 4 horas aproximadamente, certo? — lembrou Gegê. Os outros concordaram. Ele prosseguiu: _ precisamos descobrir se alguém viu a Isinha depois que ela se separou de você.

_ quem eram os caras que ela encontrou depois? — refletiu Solano em voz alta.

_ sempre tem alguém que tira fotos pelo celular. A polícia, quando investigar, irá se apropriar de todas as fotos em que aparece a pobre da Isinha durante o evento — considerou Tuca.

_ caralho, na certa eu apareço num montão! — atalhou desesperadamente Solano.

_ posso te sugerir algo? — Tuca, o mais lúcido, segurou o braço direito de Solano, que olhou diretamente para ele. _ fale com o seu pai, peçam ajuda, consultem um advogado. Acredito que você terá de informar à polícia o que ocorreu momentos antes do assassinato. Penso também que deve contar o que ocorreu depois, quando você foi buscar a cueca. Melhor se oferecer para ajudar do que ser intimado depois.

_ preciso pensar. Porra, que merda, em que enrascada eu fui me meter?! — Solano vislumbrava o imbróglio a ser enfrentado.

O pai de Solano quase enfartou quando o filho lhe contou pormenorizadamente os momentos que antecederam o assassinato da "garota da *rave*". Naquele mesmo dia se apoiaram nas orientações do vizinho advogado.

O delegado à frente das investigações tomou o depoimento espontâneo de Solano. Considerou a iniciativa, a menoridade e os requerimentos postulados pelo advogado que representava o depoente. Esclareceu que, além do suposto segurança da balaclava que impediu Solano e Nardine de atravessarem a ponte, provavelmente no horário do homicídio, Solano também era suspeito. As consequências transcenderam o malfadado ambiente policial e atingiram bombasticamente o colégio e todo lugar onde Solano circulava. O expoente e líder nato de repente se encontrava solitário. Do ecstasy para drogas mais pesadas foi um sopro.

A situação de Solano melhorou um pouco quando Nardine, em seu depoimento, confirmou a presença do suposto segurança no horário e próximo ao local onde a vítima foi encontrada. Ela só não compreendia a insensatez de Solano, que, após as intimidades com a vítima, mesmo assim pretendia levá-la ao mesmo local. Ela não se perdoava por ter trocado carícias e desejado algo mais com o volúvel Solano.

A semana foi tensa até os exames cadavéricos e de DNA o retirarem do rol de suspeitos. Porém o exame toxicológico feriu profundamente sua consciência já abalada e fragilizada. Essa inconsequência ele guardou com ele, fato que o jogou ainda mais na direção das drogas.

O tempo foi remédio para as garotas do C8 e dos amigos de Isinha. Os adolescentes, tangenciando a maioridade, estavam engajados em seus planos e compromissos pessoais. Sem exceção, o vestibular era o mais prioritário. Para os familiares dela, o tempo se tornou cruel à medida que a impunidade se consolidava. Inexplicável perder uma querida filha, neta, irmã e sobrinha para a barbárie, a brutalidade, a insanidade e a estupidez, e não identificar e punir o bárbaro, o bruto, o insano, o estúpido. E o tempo desaparecia, deixava de ser vivido, dissipava-se a cada dose injetada nos braços enfraquecidos do irreconhecível Solano.

Assim, 2005 foi marcado por inúmeras comemorações, com pais esticando faixas nas sacadas de seus apartamentos alusivas aos exitosos vestibulandos. Muitos calouros ganharam seus primeiros automóveis e muitos conheceram a Europa pela primeira vez. Aqueles que estabeleceram suas vitórias nas faculdades privadas receberam premiações mais comedidas, porque os pais, ao menos os mais precavidos e prudentes, projetaram o orçamento doméstico do próximo quinquênio sopesando os gastos com matrículas e mensalidades. O calvário de Solano continuava.

Nardine, Aninha, Júlia, Vivian, Gaby, Karine, Carminha, Tuca, Gegê e outros contemporâneos da T3A, cada qual matriculado no curso afinado, a princípio, à sua vocação, viram os anos de faculdade voarem. Solano, por sua vez, não se matriculou. Internava-se de tempos em tempos em clínicas de reabilitação. O tempo para ele não voava: inexistia.

No outono de 2007, Nardine estava namorando Breno, um colega da engenharia dois anos mais adiantado. Faziam planos para depois de formados. Atendendo à súplica do Sr. Antônio, pai de Solano, ela passou a visitar Solano, inicialmente na clínica, e depois, com a visível melhora após esse gesto de solidariedade, em casa. A partir do convívio com sua eterna musa, Solano, focado, ressurgiu das cinzas e fez curso preparatório intensivo para o vestibular. No ano seguinte, para incontida alegria de Antônio, ingressou na faculdade de educação física.

Tijolo sobre tijolo, Breno e Nardine estabeleceram sólidos alicerces para suportarem o grande sonho juntos. Decidiram se casar no mês de maio do ano seguinte, 2009. Ele, formado, fora efetivado numa grande construtora de Curitiba. Nardine coordenaria um novo segmento na empresa do pai. Na fábula, o lobo não derruba a casa de tijolos erguida pelo terceiro porquinho, mas infelizmente, neste mundo, o lobo, diabólico, a derruba fatalmente. Breno não suportou os ferimentos decorrentes do acidente de trabalho em uma das obras que fiscalizava no final de janeiro, e faleceu precocemente no ano em que se casariam.

Seu Antônio dedicava infindáveis adjetivos bondosos a Nardine em reconhecimento pelo resgate de seu filho. Nunca imaginou que ele próprio visitaria inúmeras vezes a imaculada moça para ajudá-la a superar o fatídico trauma. Conseguiu convencê-la da prestigiosa assertiva: um homem, embora jovem, já com grandes feitos e realizações, inexplicavelmente, pelos desígnios do Senhor, se foi. Outro, também jovem, pelas mãos dela, ainda poderá realizar grandes feitos. Nardine dava sinais de recuperação um ano depois da fatalidade.

Nardine e Solano passaram a se encontrar com frequência, amparando-se mutuamente. Ela associou a fatalidade que vitimou Breno aos rumos da engenharia, abandonando-a. Os sonhos haviam sido edificados conjuntamente com o noivo. Através de eventos, encontros e palestras, Nardine compartilhava o seu drama. Suas experiências de autoajuda e superação com o tempo a projetaram a um novo desafio como palestrante.

A convivência atual e um passado de desejos aproximavam mais e mais os dois para um relacionamento além de amizade e gratidão. Finalmente Nardine e Solano, cada qual acobertando temores e inseguranças em suas almas, suplantaram, aparentemente, as severas adversidades que pesavam como casacos encharcados em seus ombros. Descobriram-se intimamente numa viagem para a Praia do Rosa no carnaval de 2011.

No final de abril, Nardine, assustada e em um consultório estranho, desacompanhada de sua mãe, como costumeiramente ocorria em consultas regulares ao ginecologista que atendia a ambas, confirmou que estava grávida de sete semanas. Ela e Solano não se encontravam equilibrados emocionalmente para ponderar adequadamente e ver os aspectos positivos da gravidez. A decisão precipitada de abortar foi consensual.

Em poucos dias ela se recuperou fisicamente, mas precisou de meses para desassociar a presença de Solano em sua vida com a vida que abreviara naquele consultório xexelento. O relacionamento, o compromisso, só se configurou após a graduação de Solano, em agosto de 2012.

Tudo se arrastou vagarosamente. O ímpeto que Nardine carregava desde a adolescência se esvaíra com as agruras dos últimos anos. No íntimo dela a viola caipira do passado é que ainda ritmava os desejos mais escabrosos e escondidos na sua mente. A relação com Solano era efêmera, não alimentava as expectativas de ambos. O dia a dia minguava, encolhia; um subtraía do outro, sorviam-se mutuamente de melancolia até aparecerem rusgas e irascíveis comportamentos. Cada qual buscou suas fugas. Ela, imotivada, motivava seus seguidores numa rede cuja regra é falar o que não se faz. Ele, o surfe, onde o *swell* não se formava no mar e sim nas espirais da fumaça que se lançava pela boca, tragando em devaneio.

Suas vontades foram relegadas em consideração das expectativas de familiares e amigos. A união deles havia sido concebida no imaginário daqueles que testemunharam suas desilusões e seus obstáculos, nada de promissor. Nardine, quiçá inconscientemente, creditava a Solano suas perdas. Solano, formado em futilidade com louvor, era incapaz de figurar como porto seguro para que ela atracasse ante a iminente tormenta.

O casal marcado por derrotas não se desenvolveu emocionalmente a ponto de enfrentar os males que orbitavam suas almas. Para todo fracasso surgia uma justificativa e elegiam-se os culpados. Recaía sobre aqueles que aconselhavam, que se preocupavam e propiciavam tudo. Como nada se resolvia e nada avançava, precisavam mudar. Decidiram morar juntos.

A fase do namoro, embora promissora, não chegou a encantar. O presente de rotina, de incertezas, de decepções, de intolerâncias, de agressões e de estagnação não projetava qualquer alusão futurista positiva. Então, um convite remetendo-os ao passado, para lembrá-los da melhor época, onde tudo era possível e sonhado, os despertou como um elixir barato.

Para alegria de Aninha, confirmaram presença.

X

Stuart nasceu em Washington quando seus pais trabalhavam na embaixada britânica. Mudaram-se para o Brasil quando ele ainda usava fraldas. Falava fluentemente o inglês britânico. Os pais raramente conversavam com ele em português. Quinze anos depois ele retornava para a cidade natal. Foi recebido pela *host family* no Aeroporto Internacional Washington Dulles. A neve era abundante, como invariavelmente ocorria no mês de dezembro. Dirigir naquelas condições exigia habilidade e acuidade, características do bombeiro Alex Bellman, cidadão estadunidense quase sessentão casado há sete anos com Zora, 26 anos mais jovem, grega, bioquímica, que conhecera num site de relacionamentos. Ela trabalhava num laboratório de produtos farmacêuticos. O casal não tinha filhos; Zora era estéril, e decidiram hospedar intercambistas com a dupla finalidade de equilibrar o orçamento doméstico e minimizar a falta de filhos. Além de Stuart, Kimmy, uma sul-coreana, já estava com Bellman e Zora há três meses, e os aguardava em casa.

Normalmente o caminho até Baltimore, onde residiam, levaria aproximadamente uma hora, não fosse a nevasca. Mas quase três horas dentro do carro após uma longa viagem intercontinental, tendo de entreter o casal que o bombardeava de perguntas, estressou Stuart. Quando estava prestes a explodir, Bellman, de dentro da van, acionou o portão da garagem. Da porta de entrada da casa surgiu uma garota oriental, esguia, esbelta, de rara beleza e encantamento, que desceu os degraus de pedra ladeados por muros de neve e os recebeu efusivamente.

Zora apresentou Stuart a Kimmy e fez um breve relato de onde ela era, há quanto tempo estava com eles, a escola que frequentava, em que também Stuart estudaria, além de outras informações não tão importantes, que ele ignorava enquanto contemplava as feições da garota coreana. O encantado Stuart, carregando uma de suas malas, já que Bellman levara a outra, ao lado de Zora, que não parava de falar com seu sotaque ainda carregado, comboiava a graciosa Kimmy pelos degraus escorregadios.

A primeira intenção de Stuart trinta minutos antes era tomar uma chuveirada, descansar e só acordar no dia seguinte para desfazer as malas. Mas ao ver Kimmy seu entusiasmo aflorou, o cansaço se foi, as malas permaneceram intactas e a chuveirada foi substituída por uma urinada e higienização bucal, das mãos e do rosto. Penteado, desceu do quarto que havia sido preparado para ele e encontrou todos na cozinha.

Kimmy, 15 anos, era tudo de especial. Lábios pequenos, olhos expressivos, cabelos negros, seios pequenos, mas muito proporcionais ao corpo alongado. Pele lisa, branca, esquálida, parecendo uma boneca de porcelana. Expressava-se pausadamente, buscando as melhores palavras que aprendera recentemente. Para os ouvidos de Stuart o sotaque peculiar soava melodiosamente. Ele imediatamente se apaixonou. Zora percebeu, e inexplicavelmente sentiu-se enciumada com essa atenção toda concentrada na *Porcelain Doll,* apelido espirituosamente criado por Stuart, e aceito com mesuras pela garota.

Quando o cansaço definitivamente venceu, Stuart subiu para o seu quarto, deixando os três na cozinha. Ele concordara em passar um ano nos Estados Unidos visando apagar de seus pensamentos a humilhação sofrida no Brasil, mas para sua surpresa aquele fardo que há dois meses o atormentava tanto, como mágica, deu-lhe trégua. A energia, a magia emanada da Porcelain Doll pareceu vencer o ódio, o tentador desejo de vingança que se instalou no coração e na mente do Branquela.

A rotina foi logo estabelecida. Stuart e Kimmy frequentavam as aulas pela manhã e parte da tarde. Almoçavam sempre juntos. Três vezes na semana ela participava das aulas de tênis. Nos mesmos dias ele estava no vôlei. Nas outras duas tardes disponíveis, ela integrava uma dinâmica de literatura inglesa, e, como não havia mais vagas nesse curso, ele nadava na piscina do campus. Invariavelmente pegavam o mesmo transporte público na ida e volta para casa.

A amabilidade, a cordialidade e a educação da Porcelain Doll confundiram o inexperiente e carente Branquela. Como ela nunca ousou externar falta de espaço e privacidade, ele acreditava que no mundo dela só ele habitava, e reinava. A inquebrantável harmonia cedeu na primavera, mais exatamente durante o Festival Nacional de Flor de Cerejeira de 2001.

Nem mesmo o encantador espetáculo oferecido pela natureza e o estonteante colorido das cerejeiras contagiaram o espírito de Stuart. Ele pensara que havia criado uma barreira em torno de Kimmy e nada poderia atingi-la sem a percepção dele. Enganou-se. Antes mesmo de ele aterrissar no aeroporto de Dulles, ela não medira esforços para ingressar na dinâmica de literatura inglesa, na qual o divertido brasileiro Fernando, 16 anos, despontava com suas hilárias histórias, sempre hábil e poeticamente representadas. Ele havia ingressado no colégio seis meses antes dela, e sua fama e carisma mexiam com mentes e corações juvenis e estrangeiros femininos, especialmente de uma oriental. As garotas locais discriminavam Fernando, descendente de índios, de porte atlético e cabelos pretos longos. Chamavam-no de "ogro".

Três semanas de atividades ao ar livre, ladeando os rios Potomac e o Anacostia, explorando-os a caiaque ou a remo. Nas cercanias, playgrounds, festivais, gastronomia, chocolates, o famoso coquetel de cereja. E, para desapontamento de Stuart, oficinas de beisebol, e não de futebol americano. Milhares de camisetas dos Nationals, e apenas dezenas dos Redskins.

Stuart segurou o braço de Kimmy para subirem na roda-gigante. Mas, quando o fez pela segunda vez, para guiá-la até a fila para os barcos que deslizavam nas cálidas águas do Potomac, ela, embora delicada, reagiu ao gesto pedindo licença para ir à toalete. Stuart plantou-se em frente à saída. Quando ela o avistou, ficou irritada. Reagiu com firmeza:

_ Stuart, preciso encontrar uns amigos e não poderei passear de barco agora.

Ele interpretou errado:

_ vou contigo. O passeio fica para depois.

_ não! — A entonação saiu um pouco mais arrebatadora que de costume. Diante da fisionomia de espanto dele, ela contemporizou: ¬_ agradeço sua atenção, mas tenho outros planos. Quem sabe outro dia? O festival está apenas começando, te vejo em casa.

Determinada, virou-se e se afastou, deixando-o estático e possesso. Foi para casa malhar. Descarregou sua ira no saco de pancadas pendurado no canto da academia de Bellman. Malhou horas a fio enquanto Kimmy se divertia na companhia dos colegas da literatura, incluindo Fernando.

Os dias seguintes pautaram-se pela indiferença adolescente. Stuart tentava mostrar-se independente e descolado, mas o propósito era outro. Dizia que estava com colegas do vôlei e curtindo as festividades. Nunca informava com exatidão onde estaria e a que horas pretendia voltar. De fato sua programação era desconhecida, porque dependia de aonde Kimmy iria. Ele fingia desinteresse nas conversas travadas entre a garota e Zora em frente à ilha no meio da cozinha, esperando a cafeteira acender a luz verde. Folheava a esmo o jornal do distrito até extrair da conversa o plano do dia: aonde ela fosse, ele estaria à espreita.

Já Kimmy, dentro de suas características, dependia da programação da turma da literatura, ou das colegas de sala. Jamais tomava a iniciativa de estabelecer ou sugerir um passatempo ou atividade. Normalmente no início da noite recebia o telefonema de alguém definindo a programação do dia seguinte, e consentia sem cerimônia. Não lhe ocorria questionar. As facilidades da aceitação incondicional amoldavam-se perfeitamente à sua personalidade.

Assim, o inseguro e solitário Stuart passou o período todo das cerejeiras seguindo e espionando a amada. Não precisou de muito tempo para perceber o interesse dela pelo brasileiro, o ponto em comum em tudo que envolvia Kimmy.

O cabeludo atlético, descendente de índios, com seu sorriso fácil e carisma, invariavelmente eclipsava a Porcelain Doll, que desconhecia ter arrebatado um coração eivado de amarguras e ódio, atraindo para si e para Fernando a atenção de uma mente transtornada e beligerante.

Bellman, após décadas na brigada de incêndio, via na monotonia uma aliada. Não surgir nada, nenhuma ocorrência, significava normalidade. No trabalho, torcia e até rezava para que nada de novo acontecesse. Sem se aperceber, levou isso para casa e para o casamento. Zora, em outra sintonia, avessa ao marasmo, esperava mais quando ousadamente deixara país, família, tudo para trás, para viver com uma pessoa mais velha. Sentia a agoniante rotina.

A casa em que degraus de pedra apontavam o caminho abrigava distintas desilusões. Algumas, antigas; outras, recentíssimas.

Bellman era um profissional habilidoso em combater incêndios, incapaz de botar fogo no relacionamento. Quando completou 40 anos, seus companheiros de brigada o presentearam com um bolo de casamento, por ironia. Morou com os pais até eles falecerem. E, por ser filho único, sofrera descomedida pressão deles para dar-lhes um neto, e os decepcionara. Nunca soube ao certo as razões de ter-se casado.

Zora crescera em uma cidade com menos de três mil habitantes. Desconhecia tudo que não fossem assuntos domésticos. De um simples filme alimentou, obstinadamente, o sonho de viver na América. Concretizou-o após clicar instintivamente em um site de relacionamentos. Nunca soube ao certo as razões de ter-se casado.

Kimmy ainda desconhecia a imprescindibilidade da iniciativa e da ousadia, mesmo que veladas, na arte da sedução. Introspectiva, entristecia-se diante da estagnação, para ela uma indiferença excruciante de Fernando, que não tinha experiência para perceber o sentimento da amiga, e nada oferecia senão ilusão.

Stuart, espreitando, acumulava inveja, ciúmes, isolamento. Ressuscitou antigas humilhações. Descarregava tudo esmurrando o saco de pancadas, ou nadando. Ganhava músculos, perdia a paixão.

O festival das cerejeiras findou. A temperatura se elevou mais que o esperado para a época. Zora deu-se folga no laboratório, vestiu um shortinho jeans, uma camiseta branca de mangas curtas, e foi plantar flores no jardim nos fundos da casa, abandonado desde a chegada dos estudantes. Bellman estaria ausente até o final de semana por conta de um treinamento em New York.

Stuart esqueceu os óculos de natação e retornou mais cedo para casa. Já não nutria tanto desejo de esperar por Kimmy, que sempre encontrava pretextos para debater com Fernando o texto do dia da dinâmica literária. Quando chegou, subiu direto para o quarto, acreditando estar sozinho em casa.

Extenuada e suada, Zora se despiu enquanto subia as escadas, segura de sua privacidade. Stuart trocava de roupa quando ouviu ruídos, e, sem pensar, abriu a porta de supetão para averiguar. Ficaram frente a frente no pequeno hall social, ela apenas de short, ele apenas de cueca, ambos surpresos e assustados.

_ meu Deus, o que você está fazendo aqui uma hora destas? — ralhou Zora, cobrindo os seios com os braços.

_ desculpa, Zora, ouvi barulho e pensei... Sei lá o que eu pensei!, só corri pra ver. — Com suas mãos cruzadas, tampava a cueca.

Pareciam mais surpresos com o encontro num horário atípico do que por estarem seminus frente a frente. Inexplicavelmente, nenhum deles correu para seu quarto. Ao contrário, continuavam dialogando:

_ esqueci meus óculos de natação e resolvi voltar mais cedo para casa. A porta estava trancada, e pensei que ninguém estava em casa — explicava Stuart, mais calmo.

_ tranquei a porta porque estava nos fundos cuidando do jardim. Não ouvi você chegar — justificou-se Zora.

_ desculpe-me pela impertinência, mas por que você está assim? — Stuart apontou para Zora, encolhida. E, sem se dar conta, continuou: _ assim tão, tão... maravilhosa?! — A última palavra soou quase imperceptível.

_ que atrevimento, garoto! — mas Zora não estava zangada. _ já disse, achei que estivesse sozinha em casa, e estava indo tomar uma ducha.

_ desculpe-me outra vez, é que você está insuportavelmente irresistível e linda só de shortinho.

Percebendo a expressão de espanto de Zora, ele tentou amenizar a desfaçatez:

_ digo... perdão, Zora, algumas expressões britânicas não têm o mesmo sentido para vocês, americanos. Melhor ir para o meu quarto.

Stuart virou-se e foi rapidinho para o quarto, e fechou a porta. Zora ficou estática por alguns segundos e depois correu para o seu quarto. Ela não parou de pensar naquela situação embaraçosa enquanto se banhava. Sentiu um calor anormal pelo corpo que a ducha não foi capaz de esfriar. A consciência pesou ao perceber o despertar do desejo. Um desejo juvenil, de um corpo juvenil, de reviver inexperiências trocadas duas décadas antes, quando tudo era pecado, proibido, inacabado. Tocou-se.

Stuart foi para o segundo banheiro da casa, que compartilhava com Kimmy. A imagem de Zora parcialmente desnuda estava latente em sua mente. Lascivos pensamentos se juntaram à espuma para massagear freneticamente a genitália.

Novamente o acaso conspirou para propiciar um novo encontro no pequeno hall no topo da escada. Com cabelos por secar e felpudos roupões, o quase inevitável foi evitado porque estavam extenuados de tanto se massagear. Mas os olhares os denunciaram. Não trocaram palavra. Ela desceu para a cozinha para beber água e ele foi para o quarto vestir-se. Passada meia hora, encontraram-se para um café, na ilha no centro da cozinha. Ela, por ser mais velha, quebrou o silêncio:

_ a culpa foi minha.

_ eu fui muito atrevido e desrespeitoso, peço-lhe desculpas — atalhou Stuart.

_ não, ah... nada disso! Eu retirei suas coisas de natação da mochila, para lavá-la, e esqueci de repor seus óculos.

Zora parecia desconcertada.

_ ah, sem problemas!

Stuart percebeu que, afinal, nada relevante havia ocorrido entre eles. Apenas seus pensamentos, minutos antes, tinham sido vibrantes, intensos, quase reais, mas não guardavam força necessária para se tornar perceptíveis.

Novo silêncio. Ela processava o pedido de desculpas. Estava em dúvida entre deixar como estava ou explorar o que de fato se passava na mente do rapaz. Como uma adolescente, resolveu seguir adiante:

_ você não foi desrespeitoso, apenas um pouquinho atrevido. Toda mulher gosta de ouvir elogios. Não precisa se desculpar. Só peço para não comentar com ninguém, sabe? Ficaria difícil explicar...

Stuart, com a palma da mão direita em riste, interrompeu-a e falou:

_ por favor, é desnecessário você me pedir. Nosso encontro no topo da escada será guardado com discrição e... — Stuart, malandramente, decidiu não completar a frase.

_ e...? — Zora, com as mãos na cintura, questionava. Ela pulou na ponta da lança.

Após um pequeno suspense, ele completou:

_ ...e carinho.

Olhou direto e profundamente nos olhos esverdeados dela. Zora não conseguiu retribuir. Ruborizada, procurou mudar o rumo de um diálogo que ela mesma havia provocado:

_ pensei que Kimmy voltaria contigo.

A despropositada pergunta agiu como um balde de gelo na periclitante conversa. O bip sonoro de *ready* da cafeteira foi providencial. Serviram-se do café. Ele respondeu:

_ Kimmy voltará mais tarde, assim que o tal do Fernando a despachar. — Stuart fez um muxoxo.

_ ela tem falado muito dele ultimamente — salientou Zora.

_ ela arrasta um contêiner por aquele indiozinho falante. — Stuart se mostrou incomodado.

_ alguém enciumado nesta cozinha?

_ vamos tomar nosso café.

Stuart preferiria retomar o tema anterior, mas decidiu outra abordagem:

_ que tal assistirmos um filme hoje à noite?

Ela mostrou-se animada.

_ pipoca no sofá, oba! Já sabe qual filme seria?

_ já assistiu Perfume de Mulher, com Al Pacino? Peguei na locadora.

_ sim, no cinema. Mas é tudo de bom! Assistiria novamente com prazer!

_ eu ainda não, por isso aluguei.

_ você vai adorar! Estou nessa. Vamos esperar Kimmy, jantamos e assistimos.

_ e se ela tiver outros planos?

_ assistiremos só nós dois! Mais pipoca pra cada um! — Zora riu.

_ combinado. Vou bater no saco de pancada e suar um pouco, depois tomo outro banho.

Stuart lavou a caneca e guardou. Olhou para Zora e piscou. Ela, segurando sua caneca, permaneceu imóvel, tentando interpretar aquela piscadela. Imaginou se o banho foi especial para ele tanto quanto para ela. O futuro reservava fortes emoções.

Quando Kimmy chegou em casa, por volta das 18 horas, encontrou Zora radiante, preparando salpicão para o jantar. Conversaram descontraidamente até Kimmy guinar para um assunto mais delicado. Confessou frustração com a falta de progresso com Fernando. Disse não ser correspondida, e que o rapaz a tinha apenas como uma colega interessada em debater literatura. Zora a aconselhou a afrouxar a marcação, dar tempo ao tempo e não se tornar impertinente. Ela subiu para o quarto e declinou o convite para assistirem ao filme mais tarde.

Depois de conversar ao telefone com Bellman, Zora correu para estourar pipoca. Stuart preparava o DVD player. Kimmy, como havia anunciado durante o jantar, ficaria em seu quarto estudando. A noite, como todo o dia, permaneceu abafada. Zora decidiu apostar numa roupa leve, um shortinho de moletom e uma camiseta do Nationals bastante folgada para o corpo dela. Dispensou o sutiã. Trazia baldes de pipoca. Sentou-se no sofá. Stuart, bermuda jeans e uma camiseta de algodão Calvin Klein branca, sentou-se numa poltrona próxima ao DVD Player. Segurava o controle remoto. Pegou dela um dos baldes. O abajur ao lado do sofá onde Zora estava sentada foi por ela apagado quando ele apertou o play. A lua, exibida, tingiu de azul o recinto.

Na célebre cena em que Al Pacino ensina uma jovem a dançar tango, Stuart deixou de lado o balde de pipocas, pegou o controle e apertou pause. Dirigiu-se a Zora e lançou a isca:

_ você sabe dançar tango?

_ uma mulher grega dança qualquer ritmo, meu rapaz! — respondeu Zora, transbordando confiança.

_ Pacino, no filme, fez parecer fácil, mas não sei se um dia eu seria capaz de dançar tango. — Stuart olhava para a tela congelada.

_ posso tentar ensinar a você qualquer dia desses. — Ela conscientemente flertava com o perigo.

_ por que não agora?

Zora hesitou. Olhou em direção ao topo da escada e se certificou de que Kimmy permanecia em seu quarto com a porta fechada. Negligenciou o fato de a noite suceder uma tarde de constrangimentos e desejos. Voluptuosamente abocanhou a isca:

_ *why not?*

Levantando-se do sofá, acendeu a luz do abajur e esticou os braços na direção dele. Stuart, robotizado, segurou as duas mãos dela e se manteve distante. Zora dirigiu a mão direita dele para a cintura dela e segurou a cintura dele, mostrando como seria a pegada. Esticou a outra mão, segurando a dele. Com eles um pouco afastados, mostrou o posicionamento dos pés. Ele olhava para os pés quando ela falou:

_ solte-se. Vou movimentar os pés naquela direção e você tenta efetuar o mesmo movimento. — Apontou em direção à escada.

A primeira tentativa foi desastrosa, mas o rapaz não se importava com o aprendizado, e sim com os toques nas mãos, na cintura, o perfume de xampu que exalava daqueles cabelos negros, e com o que poderia ocorrer.

_ seria melhor retroceder o filme para ouvirmos a música. Sem o ritmo ninguém consegue dançar tango — ela sugeriu.

Ele posicionou o filme no momento em que a banda começou a tocar. Correu na direção dela e a segurou pela cintura. Os ajustes foram ocorrendo conforme a música fluía. Fizeram algumas improvisações e repentinamente colaram os rostos, e sorriram. Os quadris, lado a lado, se revezavam. Quando a cena do filme findou, eles ficaram frente a frente, abraçados e muito próximos. Colaram seus corpos. Ele sentiu os mamilos enrijecidos em seu tórax. Uma súbita ereção não passou despercebida no ventre dela. Ofegantes, projetavam um hálito quente, que parecia inebriar seus olhos e suas mentes. Ouviram o barulho da maçaneta da porta do quarto de cima.

Zora desvencilhou-se dos braços de Stuart. Agradeceu o fato de a luz do abajur estar acesa. Enquanto ele corria para apertar o play, ela caminhou até a escada e interpelou Kimmy, que descia lentamente os degraus:

_ corra, venha ver a melhor cena do filme! — Tentava disfarçar o desconforto. Virou-se e pediu: _ posicione na cena mais uma vez, Stuart. — Voltou-se novamente para a garota: _ já revimos umas dez vezes, é demais!

A coreana não demonstrou entusiasmo. Zora não se importou, estava salva.

_ vou preparar um chá para mim, alguém me acompanha? — ofereceu Kimmy.

_ eu aceito! — externou Zora.

_ eu passo — respondeu Stuart.

Quando Kimmy entregou a Zora a xícara de chá e retornou para o quarto, Zora apagou a luz do abajur, amenizando o constrangimento. Não trocaram olhares até o final do filme. Stuart retirava o DVD do aparelho quando ela apressadamente se despediu e também subiu para o quarto. Foi uma longa noite para ambos, cujos travesseiros testemunharam reflexões, desejos e insônia.

A primavera passou o bastão para o verão, e nenhum progresso ocorreu entre Kimmy e Fernando. Longe disso, para esmorecimento dela, ele demonstrava profundo interesse, e recíproco, por uma canadense, estudante de outra turma. Stuart desdenhou a novidade; seu interesse agora era outro. Precisava de outra oportunidade a sós com Zora.

Inquieto e desejoso, numa manhã de sábado, ele provocou uma inesperada ida ao supermercado com Zora, que não se opôs. Bellman consertava a porta automática da garagem e Kimmy participava de um torneio de tênis. Dentro do carro, ele ousadamente a interpelou:

_ tenho que partilhar com você uma coisa que está me sufocando.

Ele olhava para Zora. Ela, de viés, mantinha a atenção no volante. Diante do silêncio, ele prosseguiu:

_ não paro de pensar na noite em que dançamos, em que senti seu cheiro, seu corpo colado ao meu...

Ela o interrompeu:

_ por favor, Stuart, nós devemos esquecer daquele dia como um todo.

_ nós devemos, mas não queremos.

Ela quis interrompê-lo, mas ele insistiu:

_ Zora, não me peça para esquecer o momento mais delicioso, ousado, emocionante e sensual da minha vida!

Ele teve que evitar nova interrupção dela:

_ por favor, me deixe concluir. Você não faz ideia como está sendo difícil colocar para fora o que estou sentindo. — Respirou um pouco, olhou para a frente e prosseguiu: _ sou muito jovem para lidar com essa situação. Talvez esteja confundindo as coisas, mas não posso ignorar o que estou sentindo. Na verdade, não posso e não quero fingir que nada ocorreu entre nós.

Com a mão sobre o braço direito dela, impediu-a de interrompê-lo, e continuou:

_ eu me sinto muito atraído por você, e sei que você sente o mesmo por mim; estou errado?

Ela usou alguns segundos; procurava estar no comando da situação. Sabia que entre eles, apenas ela tinha muito em jogo e muito a perder. Também sabia que lhe ardia um desejo insano, avassalador, provocativo, rejuvenescedor. Resolveu ganhar mais tempo:

_ estamos quase chegando. Falamos quando eu estacionar.

Enquanto dirigia, pensava em quão arriscado e condenável seria avançar naquela aventura, e em como era intenso o seu desejo de pecar. Precisava arrefecer sua volúpia antes de ferir alguém. O rapaz estava na sua casa para ser educado, protegido, como um filho. Bellman, um esposo dedicado... "Não, não devo." Chegou ao estacionamento do supermercado. Quebrou o silêncio:

_ Stuart, de nada adiantaria eu falar para você negando minha atração quando meus olhos, minha pele e todo o meu corpo sinalizam o contrário. — Ao perceber que Stuart iria tecer algum comentário, Zora, com um gesto, sinalizou para ele deixá-la concluir:

_ há muito, muito em jogo. A estabilidade do meu casamento, e a confiança que sua família depositou em mim e no meu marido, enfim, a razão determina que desconsideremos nossos desejos. Nada ocorreu entre nós, nada para nos arrependermos ainda. Devemos nos esforçar para seguir com nossas vidas sem loucuras.

Stuart, cabisbaixo, se manifestou:

_ não saberia seguir minha vida como se nada tivesse acontecido.

_ mas nada aconteceu!

Ele olhou para ela profundamente:

_ nos meus pensamentos, nos meus sonhos, no meu íntimo, sim, aconteceu, e, tenho certeza, você também pensa assim.

Ela lhe devolveu a mesma intensidade no olhar e suplicou, segurando as mãos dele:

_ por favor, estou tentando manter o controle da situação, fazer o que é certo... procure entender, procure me ajudar.

Stuart, decidido, segurou firme as mãos dela e sugeriu:

_ vou me ocupar em encontrar uma forma de realizarmos nossos desejos sem afetar seu casamento. Quanto às expectativas da minha família, você não deveria se preocupar. Sou imaturo, inexperiente, mas inteligente o suficiente para assegurar que você merece viver a vida intensamente. Confie em mim, acharei uma solução para nós. Até lá, para sua tranquilidade, seguiremos com o nosso dia a dia sem atrevimentos.

Stuart sorriu e ternamente tocou o dorso da mão na face dela. Uma lágrima percorreu o rosto de Zora.

Não era seu costume, mas Stuart escreveu para os pais. A carta não continha amenidades ou fleumas, apenas informações como num relatório. No final da missiva, um pedido lhes agradou imensamente. A justificativa, mais ainda. O filho gostaria de permanecer mais um ano em Washington, encontraria um trabalho e iniciaria os preparativos para enfrentar o teste de admissão e cursar direito na Universidade de Coimbra, em Portugal. Concluiria os ensinos no Brasil. Os pais se convenceram, o garoto amadureceu.

Bellman manejava a churrasqueira portátil instalada na varanda dos fundos da casa com habilidade. O *barbecue* representava a despedida de Kimmy, que retornaria à Coreia do Sul, e a prorrogação da estadia de Stuart. Bellman entrou apressadamente com o último *T-bone* em uma das mãos. Fugia do vento gélido que prenunciava um inverno rigoroso. Brindaram e desejaram sucesso a Kimmy em sua terra natal. Stuart aproveitou para anunciar a inusitada coincidência: estava abandonando o vôlei e a natação para se engajar num emprego de meio período no laboratório em que Zora trabalhava.

XI

Sexta-feira, 16h27. Aproximava-se o fim do expediente. Anselmo tentava mais uma vez contatar o patrão. O celular estava inoperante. Preocupado, e sabedor do rastreador implantado na luxuosa Land Rover, Seu Anselmo decidiu ligar para a empresa de segurança. Surpreendeu-se ao ser informado de que, entre outros detalhes, o veículo se encontrava estacionado no mesmo local há mais de doze horas. Decidiu botar seu Monza 1988 bordô para rodar, e foi averiguar pessoalmente.

Precisou bater insistentemente até despertar o patrão do sono profundo. Posicionado ao lado da porta do motorista, Anselmo tentava abri-la. Carlos Eduardo, zonzo, deitado no banco do motorista, totalmente inclinado e encostado no banco traseiro, demorou a reagir.

_ senhor, abra a porta! — aos gritos, o funcionário insistia.

Passados uns trinta segundos, Caco se ergueu e encontrou o botão que destravava as portas do veículo. Azedo e desorientado, bravejou:

_ o que você está fazendo aí, plantado ao lado do carro e gritando feito um louco?

_ o que aconteceu com o senhor? Está tudo bem? — Abrindo a porta, Anselmo passou do estado de perplexidade para o de alívio.

_ acho que bebi demais e apaguei dentro do carro, só isso! — Caco tentava em vão retornar o banco do motorista para a posição normal.

_ o senhor terá de acionar primeiro a chave para poder retornar o banco. O senhor ficou o tempo todo aí, deitado? — O infeliz funcionário inalou o cheiro desagradável dos ébrios flatulentos.

Quando enfim reposicionou o banco, Caco ficou cara a cara com o funcionário, brindando-o com um bafo pútrido. Pegou o celular e percebeu que estava sem bateria.

_ acredito que dormi um pouco, que horas são?

Massageava as têmporas, tentando afastar a dor de cabeça, prêmio para aqueles que chegam ao fundo da garrafa de destilado.

_ deixe-me ver... Quatro e quarenta e oito.

_ cacete!! Não pode ser tão tarde! — De repente percebeu que precisava urgente de um banheiro. _ onde estamos? Preciso urinar!

_ tem um posto ali na esquina. Vamos lá. — Anselmo apontava para um estabelecimento uns sessenta metros dali.

Caco não andou até o posto: correu. Diante do espelho enferrujado, com o cabelo todo desgrenhado, não encontrava uma resposta sequer para as perguntas que sua nebulosa mente produzia. Observou que o banheiro do posto servia também como depósito de todo o material de limpeza utilizado na paupérrima higienização do local. Desdenhando da sujeira, contribuiu deixando de dar a descarga. Na saída encontrou Anselmo, que lhe havia comprado chiclete, água mineral e dois pães de queijo. Caminharam de volta para os veículos.

_ vou pra casa tomar um banho e depois irei para a holding. Aguarde-me lá — determinou o patrão, engolindo o segundo pão de queijo.

_ combinado. — Anselmo deu a partida no potente Monza, mas esse não foi páreo para a Land Rover, que sumiu à sua frente.

Sexta-feira, 19h06. Restabelecido, o arrogante patrão, sob o olhar contemplativo do gerente do RH, bebericava o forte café preparado pela eficiente secretária Dirce. Depositou a caneca com logomarca da holding na mesinha que suportava seu aparelho KS e tartamudeou:

_ não consigo me lembrar das coisas que aconteceram depois que fui para aquela maldita festa!

Apontava para a janela da sua sala, que dava vista para o salão de eventos da empresa.

_ o que tanto você procurava naquele endereço? — indagou-lhe Anselmo.

_ não faço a menor ideia. Acredito que tenha cansado e resolvido parar para cochilar um pouco.

_ esse cochilo durou horas, e a empresa de segurança registrou seu carro dando inúmeras voltas na quadra antes de estacionar definitivamente.

Anselmo mostrou um impresso enviado pela empresa de rastreamento. Quando instalou o rastreador e contratou o sistema de vigilância, o patrão deixou autorizado que apenas seu fiel escudeiro poderia ter acesso aos dados registrados.

_ como lhe disse, não faço a menor ideia. — Caco coçava o queixo quando, preocupado, teve uma intuição: _ alguma funcionária nossa mora naquela rua?

_ não que eu saiba. Por acaso não é o novo endereço da Dona Helena?

_ não, a Helena está num flat no Batel até o apartamento dela ficar pronto.

_ como está o processo de separação? Será litigioso mesmo?

Carlos Eduardo mudou a fisionomia, de aturdido para ranzinza. Vociferou:

_ você não vai acreditar! Meu advogado disse que o pentelho do advogado da Helena anexou ao processo, como prova de infidelidade e caráter transgressor, algo que certamente vai me foder: um bilhete deixado na portaria do prédio endereçado à minha esposa, mandando observar a reclamatória trabalhista daquela Rubiazinha do caralho! Lembra?

_ não brinca! A Rúbia fez isso?

_ a Rúbia, não, a filha da puta da Vivian! A Rúbia não tinha interesse de tornar a coisa pública, tanto que o advogado dela pediu segredo de justiça. Foi a Vivian. Pelo registro na portaria, o bilhete foi deixado justamente no dia da audiência. Lembra que eu mandei aquela sapata pra casa depois da audiência? Dali ela foi até o meu prédio e deixou a bomba!

_ quando você soube disso?

_ meu advogado me contou ontem à tarde.

Carlos Eduardo tamborilava freneticamente os dedos no tampo da mesa. Não disfarçava o ódio e o desejo de vingança. Instantes depois, sob o olhar assustado do gerente, prosseguiu:

_ depois de tomar umas em casa, decidi aparecer na festinha ontem. Sabia que aquela merdinha estaria lá. Camarada, como eu quero foder com a vida daquela mulher! Se pudesse passar impune, eu mataria aquela cadela com prazer depois de estourar o rabo dela. Primeiro eu curraria e depois apertaria aquele pescoço até ver os olhos saltarem pra fora!

_ você não disse nenhum desaforo pra ela, disse?

_ acho que não. Talvez tenha sido sarcástico, insolente, sei lá, não lembro muito bem. A Ana Paula, a Aninha do setor de intercâmbio, sabe, a... — Anselmo fez um gesto afirmativo _ ...então, ela estava lá, disso eu lembro, e você sabe, ela foi apresentada pela Helena. Não podia fazer outra cagada, se bem que ela é um tesão... — o gerente, com as palmas das mãos pressionando a própria cabeça, atalhou o chefe:

_ não acredito que você deu em cima da Ana Paula?

_ acho que não. A verdade, eu não sei o que rolou na festa, mas ela estava ao lado da Vivian escrota. Havia outras pessoas com elas, só lembro de ter ficado pianinho. A minha vontade era desmascarar aquela vadia, jogar na cara dela que eu sabia do bilhetinho deixado por ela. Porra, meu camarada, essa piranha ainda vai sangrar na minha mão! — Os olhos atestavam um Carlos Eduardo ensandecido, alucinado, tomado pela ira.

Seu escudeiro procurava amenizar o clima.

_ e como você foi parar onde te encontrei?

_ como eu disse, não me lembro. Para mim há um hiato entre a chegada à festa e momento em que fui despertado por você.

Segurando o impresso nas mãos, Anselmo esclareceu que o veículo dele deixou o estacionamento da empresa em direção à rua onde mais tarde ele o encontrou, embora antes o veículo tenha dado várias voltas na quadra.

_ estranho você não se recordar de nada e ter apagado por tanto tempo. Permita-me questionar: além de bebida alcoólica, você ingeriu algum comprimido ou algo do gênero? — O empregado mostrava-se cauteloso.

_ nada!... — Caco respondeu, um tanto hesitante, e complementou: _ ...conscientemente...

_ seus documentos, carteira, dinheiro, sei lá, relógio, sentiu falta de alguma coisa?

_ pensei nisso quando cheguei em casa. Não, tudo certo a princípio, ninguém tirou proveito da minha inconsciência.

Ambos se serviram de mais café. O gerente sugeriu ao patrão solicitar a presença da Ana Paula, que certamente poderia acrescentar detalhes esclarecedores. Conferindo o adiantado da hora em seu Rolex, muito além do final do expediente, Caco não se animou com a sugestão.

_ ela já deve ter ido embora.

_fácil confirmar.

Anselmo ligou para o ramal de Aninha. Após desligar, informou o patrão de que ela continuaria na empresa mais um tempo. Aguardava umas amigas chegarem.

_ e se eu fiz alguma merda na frente dela? Ela entra aqui e me deixa em saia justa! — ponderou Caco.

_ você tem razão. Deixe-me falar com ela antes, como quem não quer nada. Se ocorreu algo relevante ou embaraçoso, irei descobrir.

_ porra, agora bateu uma puta ansiedade! Dê um pulo na sala dela agora e perscrute tudo que tenha rolado na festa depois da minha chegada, inclusive como eu fui embora, se levei alguém comigo. Arranque o que puder dela.

_ você irá me aguardar aqui? Se quiser pode ir pra casa. Ligo pra você assim que souber de algum detalhe. Aliás, melhor ainda a Ana Paula ver você saindo. Se sentirá mais segura de relatar algo desconcertante, sabe como é, fofoca entre empregados... Quando o gato sai de casa os ratos sobem à mesa.

_ você está certo. Fui. Aguardarei sua ligação.

Carlos Eduardo apanhou as chaves do Land Rover preto e se dirigiu ao estacionamento da holding, enquanto Anselmo deixava o impresso em sua mesa antes de procurar Ana Paula.

Sexta-feira. 19h55. A viatura da polícia técnica estacionou em frente ao edifício Aurora. Peritos subiram até o apartamento onde policiais militares haviam isolado o local. Havia dois corpos do sexo feminino, desnudos. Um em decúbito dorsal sobre a cama, o outro dentro do box, de costas para a parede e pernas esticadas.

Solano, após ser conduzido à delegacia de homicídios, portando uma pequena mochila com roupas limpas e uma necessaire, aguardava a chegada do advogado para prestar depoimento ao delegado. O celular, com pouca carga, permitiu uma única ligação curta, para Tuca. A tragédia seria alardeada. O pai de Solano, Sr. Antônio, um bancário aposentado, aguardava aflito a chegada do advogado, em frente à delegacia.

Dr. Jober e Sr. Antônio eram amigos, contemporâneos da época do banco Bamerindus. Em um jantar promovido por ex-bamerindianos no final de 2015, Jober anunciara que advogava desde 2000 e distribuiu cartões. Antônio pegou o cartão e o guardou, por dois motivos. O primeiro, via em Jober uma pessoa de princípios e ética irretorquíveis. Segundo, intencionava ingressar com uma ação trabalhista contra o HSBC. Antônio jamais imaginou que contrataria o colega para salvar o filho.

Sexta-feira. 20h03. Anselmo bateu levemente na divisória envidraçada do biombo que delimita a sala da liderança da equipe de intercâmbios, um dos mais rentáveis segmentos da holding. Ana Paula sinalizou autorizando o ingresso do gerente do RH, e apontou uma das cadeiras. Em vista do adiantado da hora, não havia mais ninguém no setor.

_ fazendo hora extra? — observou o gerente, tentando parecer despretensioso.

_ continuo aguardando minhas amigas. Não sei o que pode ter acontecido. Faz mais de duas horas que o companheiro de uma delas me disse que estavam a caminho — respondeu Aninha, aflita.

_ já tentou ligar pra elas?

_ ele me disse que elas esqueceram os celulares em cima da mesa, mas que estavam vindo aqui retirar o carro do estacionamento. Estou tentando ligar para ele novamente, mas dá desligado.

_ eles estavam na festa ontem?

_ sim, deixaram o carro aqui porque estavam muito alcoolizados, sem a mínima condição de dirigir.

_ essa rapaziada! Não conhecem os limites! — O experiente e astuto gerente arremessou o anzol com uma de suas melhores iscas, comendo linha até cair próximo da funcionária.

Coçando delicadamente a cabeça, e franzindo concomitantemente testa e nariz, a líder do setor engoliu a isca com volúpia.

_ não é exclusividade dos jovens! Teve adulto também que perdeu a compostura ontem.

_ alguém deu barraco ontem? Alguém conhecido?

Ela estava pronta para premiar a perspicácia do gerente quando o celular tocou. Imediatamente, num sobressalto, ela atendeu, observada pelo ansioso gerente à sua frente. A fisionomia da moça se transformava de segundo em segundo. Anselmo, sem poder ouvir o que estava sendo noticiado, concluiu que era algo extremamente tenebroso.

Quando a mão trêmula depositou o celular sobre o tampo da mesa, lágrimas desciam dos olhos, encharcando bochechas, transpondo a boca, gotejando pelo queixo. O som dos soluços angustiantes revelava uma dor asfixiante. O ar, às golfadas, escapava-lhe dos pulmões, sufocando-a, descolorindo-a, deixando-a em estado de perplexidade extrema.

O observador, desprovido de sensibilidade, sentimento há muito corrompido pela inescrupulosa prática de acobertar cretinices em troca do ilusório status de superioridade, nada ofereceu, nem ombro, nem colo, nem abraço. O cinza-chumbo, como a nuvem prenunciando o temporal, como a tragédia selecionando a vítima, impregnou morbidamente o ambiente. A voz recalcitrante teimosamente noticiou:

_ minhas amigas estão mortas. Foram assassinadas.

_ meu Deus! As que você estava esperando?

Aninha olhava para Anselmo mas não o enxergava; ouvia, mas não processava. Estava atônita, prestes a desmaiar. Ele correu até o bebedouro próximo à parede e retornou com um copo d'água. Mais estabilizada, Aninha, cabisbaixa, agradeceu e perguntou:

_ o que o senhor havia dito? — Aninha sempre chamou Anselmo de senhor, em deferência à idade dele.

_ as amigas... dessa tragédia, eram as pessoas que você estava aguardando?

_ sim. — Ela pressionava as têmporas. _ foram mortas nesta madrugada. Uma delas trabalhou aqui, o senhor a conhece. A Vivian. — Ela continuava olhando para o piso.

Anselmo, inclinando a cabeça para o alto e entrelaçando as mãos sobre a nuca, murmurou:

_ não acredito que ele fez isso!

Aninha abruptamente fitou o gerente, que mantinha os olhos cerrados, e perscrutou:

_ quem? Quem fez o quê?

Anselmo, como um náufrago em suas últimas lufadas tentando se agarrar a uma boia imaginária, buscava uma justificativa para abrandar sua paspalhice. Lentamente reposicionou sua cabeça para a frente, suspirou, abriu os olhos e se deparou com um rosto cuja fisionomia denotava repentina e surpreendente descoberta. Dar um tempo não o salvaria da periclitante situação. Improvisou:

_ o assassino.

_ o senhor sabe de algo?! De quem possa ter provocado essa tragédia?!

_ claro que não! Como eu haveria de saber? Acabei de ser informado por você! — Anselmo estava atrapalhado e enrubescido.

_ estranho... O senhor transpareceu que essa bestialidade era prenunciada!

_ peço-lhe perdão se reagi estranhamente. É que essa notícia... Uma pessoa assim tão próxima, que trabalhou aqui... Isso tudo é terrível, mexe com a gente!

Os silentes minutos que se seguiram não acalentaram os nervos. Ele intimamente se lamentava pela idiotice, ela se entregava à tristeza e à perplexidade. Quando ela disse que gostaria de ficar sozinha para efetuar penosas ligações, Anselmo prontamente aproveitou a deixa e escafedeu-se.

Aninha, c horando, olhou através da janela e avistou parcialmente o salão de eventos. Horas antes, ela, assim como Tuca, o noticiante da barbárie, e as amigas mortas brincavam e brindavam a reaproximação, a amizade, os planos futuros. Com os dedos trêmulos, não conseguiu ligar. Esperou mais um pouco.

Sexta-feira. 20h28. Anselmo apelou para algo que não fazia há tempos. Atrás de uma coleção de cinco livros de capa grossa, acondicionados na parte baixa do armário de duas portas, fixado na parede do corredor que dá acesso ao banheiro de sua sala, escondia-se um litro de Johnnie Walker Black quase cheio. Apanhou gelo do minirrefrigerador junto à porta de entrada da sala, que servia de suporte para uma bandeja de acrílico transparente com copos e xícaras. O fazedor de gelo, motivo de orgulho do gerente, enobreceu seu período de glória. Na festividade de encerramento de 2009, o cobiçado aparelho seria entregue ao funcionário destaque do ano, um programa de metas idealizado por ele mesmo. Primeira dose.

Sexta-feira. 21h12. Dr. Jober rapidamente passava orientações. Precisou também consolá-lo. Solano, ainda em choque, não respondeu à maioria das perguntas formuladas pelo delegado Borges. A imagem dos corpos inertes e pálidos dilaceravam sua mente. Ele realmente não se recordava de nada. Um inexplicável hiato de vinte e quatro horas o aturdia.

Borges, um homem obeso, calvo, rosto arredondado e vermelho, diferente de seus dedos, amarelados pelo tabagismo. Sustentava óculos com lentes grossas, desproporcionalmente pequenos. Beirava os cinquenta anos, experiente, mas pouco entusiasmado, e cansado do seu trabalho. Vinha sendo vigiado pela corregedoria por negligência na condução das investigações de casos inexpressivos, sem furor midiático. O duplo assassinato, tendo como principal suspeito o companheiro de uma das vítimas, despertando a impetuosidade de todos os repórteres criminais, com repercussão nacional, era tudo de que Borges precisava para despertar seus instintos. Não pouparia nada nem ninguém. Colocaria os melhores investigadores para cavar fundo. Esperava obter imagens, testemunhos, pistas, indícios, falácias, bere-bere, treme-treme, tudo.

Antes que o delegado Borges formasse uma opinião desfavorável em relação ao seu cliente, Jober propôs que as declarações fossem complementadas na manhã da segunda-feira após o funeral. Argumentou que o cliente ainda estava em choque, exausto, enfraquecido, confuso, e enfrentaria o velório de sua amada, além de desconfianças e até hostilidades por parte dos parentes das vítimas, além do assédio inescrupuloso de jornalistas. Com relutância, o descuidado Borges liberou Solano após exames no IML.

Sexta-feira. 22h41. A quantidade do líquido ouro na garrafa de scotch atingiu a metade quando Anselmo ligou para o patrão. Carlos Eduardo esforçara-se mais: o nível da garrafa à sua frente já mostrava o fundo.

_ boa noite, pode falar? — A voz arrastada do fiel escudeiro não o entregou, porque seu interlocutor estava nas mesmas condições, inapto para percepções aguçadas.

_ claro, estava esperando você ligar. Pela demora, você conseguiu extrair algo daquele pitelzinho, certo?

_ Seu Carlos, nem sei por onde começar. Está sentado?

_ porra, Anselmo, quando você me chama de "Seu Carlos" vem merda! Ou você fez merda? Desembucha logo! — O estado etílico do patrão evaporava à proporção que seu estado de alerta subia.

_ ela estava prestes a fofocar algum fato, provavelmente algo que você tenha feito de inoportuno durante a festa. —

Anselmo resolveu dar um tempo para Caco refletir. Como seu interlocutor ficou quieto, prosseguiu:

_ no momento em que ela iria narrar as eventuais gafes, surgiu uma ligação e... o senhor não vai acreditar!!!

_ Anselmo, você está abusando da sorte! Fala, homem! — vociferava.

_ não tem outro jeito de te falar a não ser sendo direto e objetivo. — Mesmo pressionado, Anselmo recalcitrava, e isso enlouquecia o chefe.

_ porra, Anselmo, terei que ir até aí e arrancar o que você tem pra me dizer? Fala, caralho!!!

_ a Vivian foi assassinada. — O som saiu enfraquecido e provocou dúvida no ouvinte.

_ o que você disse? — Caco não acreditava.

_ a Vivian está morta. Ela e uma amiga foram assassinadas nesta madrugada!

Um intervalo angustiante se instaurou até que, provavelmente sob o efeito inabitual do álcool em seu sangue, o fiel escudeiro corajosamente perguntou:

_ o senhor por acaso não está envolvido nisso?

_ como é que é? Quer ser demitido, seu bosta?! De onde você tirou essa ideia de jerico?

Com a ousadia etílica nas veias, o funcionário destaque de 2009 atalhou:

_ mais de uma vez o senhor disse que acabaria com a vida da Vivian, lembra?

_ era só o meu jeito de extravasar! Jamais faria algo do gênero, você me conhece.

A ousadia virou petulância:

_ em nossa conversa hoje no final da tarde, você foi categórico em afirmar que não se lembrava do que fez, por onde esteve, com quem esteve nas últimas doze horas!

_ aonde você está querendo chegar? Por acaso você acredita que eu dei cabo da vida daquela sapata... digo, daquela moça? Além disso, duas pessoas foram mortas.

_ sinceramente, por precaução, se eu estivesse na sua pele consultaria um bom advogado criminalista.

_ não vejo motivo para isso. Você está vendo chifre na cabeça do cavalo.

_ por favor, não me interprete mal e pense comigo. Há um hiato de doze horas na sua memória, justamente o período em que as moças foram assassinadas. O senhor queria o couro de uma delas, que o prejudicou bastante; a motivação, como dizem os policiais. E tem um detalhe...

A ousadia deu lugar à prudência. Pisando em ovos, respirou e concluiu o raciocínio:

_ você não sabe por que estava estacionado no local onde o encontrei, nem quem mora ali. Estou com um péssimo pressentimento. Já imaginou se seu veículo rondou e parou próximo ao local dos crimes?

Pela primeira vez Anselmo não desejou ser Carlos Eduardo. Imaginou que toda a empáfia, avareza, esperteza, poder e cretinice, somados, não iriam amenizar a insônia e a aflição das próximas noites.

Carlos Eduardo, apequenado e fragilizado, antes de desligar informou ao fiel escudeiro que precisaria agir, que seguiria o conselho e procuraria um criminalista imediatamente. Antes de desligar, determinou absoluta discrição. A determinação reavivou o receio de Anselmo de que sua paspalhice frente a Ana Paula se tornasse peça importante nas investigações.

A garrafa de uísque, consideravelmente mais leve, voltou ao seu esconderijo. Uma chuva fina impunha certo desafio ao borracho e imprudente motorista. Dirigindo seu Monza bordô, o gerente sintonizou o rádio numa estação AM em que nem o mais xexelento furto passava sem destaque. O âncora da rádio sensacionalista estava eufórico, ao contrário das paletas do limpador que embaçavam ainda mais o para-brisa. A notícia, entre muitos detalhes, a maioria fruto da imaginação especulativa do repórter, trazia um dado estarrecedor. Quando o nome da rua onde ocorreu o duplo homicídio chegou aos ouvidos do fiel escudeiro, imaginou a inexorável situação; Sir Nobre Cavaleiro, Sir Carlos Eduardo estava morto, e ele teria que juntar os cacos. Ponderou longamente se deveria ou não avisá-lo, agravando a sua insônia. Decidiu dar-se uma folga, um descanso.

Sexta-feira, 23h17. O defensor praticamente suplicava:

_ prezado Dr. Borges, estamos todos exaustos. A sexta-feira praticamente se foi. Sairíamos do IML sabe-se lá que horas?

O delegado apenas olhava para o defensor, sem nada dizer. Dr. Jober emendou:

_ comprometo-me levar o rapaz ao hospital mais próximo e submetê-lo ao exame toxicológico, que acredito o único pertinente para o caso. As roupas que ele vestia foram entregues para a polícia técnica periciar. O rapaz tem colaborado incondicionalmente. Trata-se de um jovem que acaba de perder a pessoa amada tragicamente. — O defensor foi interrompido com o retorno do escrivão à sala. Cochichou no ouvido do delegado que não havia nem investigador nem viatura disponível para escoltar o suspeito até o IML. Borges, considerando essa falta de estrutura, somada aos argumentos do defensor, deliberou:

_ conheço-o de longa data, doutor. Levarei em conta seu comportamento correto e os compromissos assumidos junto a esta delegacia. Apresente seu cliente para declarações complementares na segunda-feira de manhã e traga-me, na mesma oportunidade, o resultado do exame toxicológico.

Pesou a favor de Solano o fato de ter acionado a polícia tão logo abriu a porta do quarto. O delegado impôs outras condições de praxe. Forneceu uma cópia do Termo de Declarações, do Boletim de Ocorrência e um número de celular. Jober apanhou os documentos da mão de Borges e, segurando o cartão, leu o nome do delegado acima do número. Jober e Solano se levantaram. Quando saíam, o comissário os alertou sobre a impossibilidade de entrarem no apartamento. Um eventual e imprescindível acesso seria franqueado somente mediante o acompanhamento de um investigador autorizado.

Sexta-feira, 23h22. Mesmo sem a bombástica informação do nome da rua onde o duplo homicídio ocorrera, Carlos Eduardo, embriagado, tinha pesadelos acordado. Em seu devaneio, estava sendo processado, mas não mais na esfera trabalhista. Vivian surgia das trevas para infernizá-lo e o acusava perante amigos, confrades, funcionários, pessoas que ele imaginava que o idolatravam. Num passado não muito distante, sempre que se sentia perturbado, eram as mãos de Helena que o acalmavam massageando as suas têmporas. Mas ela agora dormia numa cama distante, inalcançável. Sentia dores no peito e uma tremenda falta dela. Alternando delírio e reflexão, percebeu o que perdera sendo idiota, cretino, leviano, crápula, infiel, inseguro, machista. Muito em função da embriaguez e da madrugada mal dormida, foi vencido pelo sono. Das profundezas das trevas surgiu uma espada. Não reluzia nem era esplendorosa; não era uma arma. Cravou-se no centro de uma sala em que o mogno escuro predominava. Havia uma urna mortuária à direita. A visão dele flutuou sobre o esquife e avistou Vivian com os olhos fechados. À esquerda, amontoadas, as jovens abusadas e assediadas por ele. Desejava desesperadamente despertar do pesadelo, mas o devaneio lhe desferiu um último castigo. A opaca espada se desprendeu, ganhou altura e iluminou a pintura no teto, que lembrava "A Criação de Adão", de Michelangelo. Ganhou luz com tamanha intensidade que o ofuscou. Quando os olhos do perturbado se ajustaram à luminosidade, surgiu a figura de Helena no papel de juíza, apontando acusatoriamente para ele.

Nas primeiras horas do sábado, Carlos Eduardo se reuniu com um badalado advogado criminalista. Eram da mesma confraria. Marcaram uma reunião. Voltou para a cama vazia. Travaria novas batalhas.

Sábado, 00h28. O motorista de aplicativo deixou Gê na porta do edifício onde Aninha recentemente alugara um pequeno apartamento. Como não havia portaria 24 horas, Gê teclou 42 no interfone e, após alguns segundos, Aninha liberou a porta que dava acesso ao hall de entrada. O elevador estava parado no sexto andar. Impaciente, ele decidiu ir pelas escadas. Saltando de dois em dois degraus, rapidamente superou os quatro andares. Mas chegou se esbaforindo. Uma gota de suor deslizou pela cabeça raspada. Cheirosa, vestindo um robe rosa, toalha branca enrolada na cabeça, de chinelos, ela o aguardava encostada junto à porta de entrada social.

O contraste — ela, perfumada, cheirando a sabonete e xampu de camomila; ele, suado — não foi o real motivo para o abraço gélido, insípido, próprio de casais saturados; a frieza advinha da tragédia que se abateu sobre todos que conheciam e conviviam com as moças brutalmente assassinadas naquela madrugada.

Enquanto Aninha secava os cabelos com a porta do banheiro semiaberta, falava alto com Gê, que olhava tudo ao redor. Analisava cada detalhe. Sentado na ponta inferior da cama de casal, percebeu uma leve depressão nas molas do lado direito, onde Aninha solitariamente se deitava. Mesmo abalada e estarrecida, ela não se privou de um pensamento ousado. Estava nua por baixo do robe. Convencia-se de que o rapaz musculoso e tatuado sentado a três metros era seu quase namorado. Não havia clima, mas será que o homem que ela avistava pelo espelho embaçado a estaria imaginando sem o robe?

O casal destoava de uma relação normal entre jovens da idade deles. Ele, sempre reservado, de poucas palavras, zero confissão, sem nunca ter mencionado o passado, sua família ou suas ocupações, desencorajava-a de tomar iniciativas mais ousadas. Normalmente, com o passar do tempo o relacionamento a dois se torna mais íntimo, mas não era o caso. Aninha não era dada às confissões em rede social, e como sua vida profissional exigia o tempo contratado e mais um pouco, não sobrava tempo para confissões entre amigas nas mesas de barzinhos. Entreveros entre seu padrasto e sua mãe a afastaram também do truculento lar, e a alijaram dos conselhos maternos. Sua cabeça em formação lidava sozinha com a balança. Em um prato, solidão, abstinência sexual, insegurança pessoal, zoeira da turma; no outro, companhia ainda que precária, perspectiva de sexo, segurança pessoal, inveja da turma. O período experimental, franqueando esquisitices, haveria de cessar, evoluindo para as peculiaridades inerentes a um namoro dentro da casinha. Era o que ela esperava.

_ aonde iremos? Para a casa dos pais ou alguma capela? — gritou Gê do quarto.

Ela desligou o secador, abriu totalmente a porta e se postou encostada no caixilho. Ao descansar um pezinho sobre o outro, fez surgir uma abertura na frente do robe, exibindo as partes internas de suas coxas pálidas. Aquele ato involuntário prendeu a atenção de cem por cento da plateia presente.

_ me disseram que a família optou por receber todos na capela. — A voz dela revelava que a transição do estado de choque para a comoção se completara.

_ o corpo vai demorar pra chegar à capela. Talvez só amanhã de tarde — ponderou o insensível.

_ não consigo acreditar que estamos falando do corpo da Nardine, Santo Deus!

_ desculpa agravar ainda mais seus sentimentos, mas o corpo da Vivian será velado junto com o da Nardine?

_ não sei dizer. A família dela reside em Londrina. O Tuca me disse que o irmão está vindo tratar disso. Já pensou o desespero dos pais? Ai, que tristeza!

Os olhos dela se encharcaram, e ela voltou para a frente do espelho, deixando a porta aberta.

Sábado, 00h41. Do outro lado da cidade, Dr. Jober, ao lado de Antônio, lia minuciosamente as peças fornecidas pelo delegado enquanto coletavam material do cliente. Após realizar os exames, Solano seguiu rumo à casa do pai, com o sonífero prescrito pelo médico plantonista no bolso. Jober esperaria mais tempo até lhe entregarem os resultados dos exames.

Sábado, 01h13. A capela 1 era uma das cinco existentes no cemitério parque. Por estar situada no extremo, fornecia um espaço adicional, um deque com vista para um amplo e lúgubre gramado delimitado por cedros, enfeitado ali e acolá com flores mortas, algumas ainda vistosas, outras já secas e descoloridas. Predominavam placas padronizadas de cor bronze. Esse magnífico e temido cenário, idealizado para transmitir paz, pouco acalentava os milhares de corações que ali rendiam as últimas homenagens. A escuridão da noite sem estrelas, com a lua ofuscada pelas nuvens carregadas, não permitia contemplações apaziguadoras, tão somente um bom local para os fumantes.

Os serviços funerários incluídos no plano familiar contratado para receber, num futuro longínquo, os pais ou os sogros do senhor Átila Brotas, começaram a ser posicionados. Cadeiras de napa preta foram alinhadas nas laterais, e um sofá estilo comercial, também de napa preta, de três lugares, foi posicionado ao lado da porta dupla da entrada da capela. Havia uma pequena sala de apoio que funcionava como copa e cozinha, embora uma lanchonete, situada opostamente à capela 1, estivesse à disposição daqueles com *animus* para pagar bem e comer mal.

Quando Aninha e Gê chegaram, apenas Tuca, Gegê e Paco, braço direito do Sr. Átila, afundavam nos assentos. Não tardou, outros empregados da firma de engenharia do pai, seguidores, primos, seus acompanhantes e até um repórter sensacionalista passaram a dividir o espaço claustrofóbico cheirando a vela. A temperatura em Curitiba, início de madrugada, não dava trégua, e o frio, para deleite do plantonista da lanchonete, clamava por café, chá e outras bebidas quentes. Para os desprevenidos, caso de muitos, estar apenas de camisa, sem blusa ou jaqueta, e enfrentar os efeitos da cerração que parecia uma chuva fininha, era torturante.

À exceção das repetitivas, maçantes e inoportunas piadas, o assunto que predominava era a real participação de Solano na barbárie, a plausibilidade de sua imputação. Para uma minoria, encabeçada pela comedida Aninha, essa conclusão era precipitada; para a maioria, liderada por Tuca, anunciada. A cafeteira da lanchonete já estava exaurida quando os primeiros raios de sol dissipavam a cerração, permitindo a deslumbrante vista do jardim, quando um funcionário do serviço funeral contratado anunciou que o corpo de Nardine só seria liberado no final da tarde daquele sábado, e o corpo de Vivian, cuja necropsia ocorrera antes, seria transladado para Londrina, sendo possível prestar uma última homenagem por volta das nove horas da manhã, numa sala improvisada da funerária. Enfatizou: com a urna lacrada. O lôbrego anúncio, embora técnica e eficientemente alardeado, seduziu apenas Tuca, Gegê e Aninha, que decidiram, na companhia do reservado Gê, após lancharem em uma panificadora, consolar o irmão de Vivian e depositar caros botões de rosa nas instalações que guarneciam o corpo da querida Vivian. Era nítida a constatação de que o duplo homicídio vitimara uma estrela e sua assistente, face ao desprestigiado adeus a Vivian.

XII

Jober dormiu quase nada. Próximo das nove, tomou uma ducha, preparou um café forte e beliscou uns biscoitos. Estudou mais uma vez os documentos que integrariam o inquérito. Antes de ir ao velório, decidiu falar com Solano e prepará-lo para a tormenta que o esperava. Poucos minutos depois das onze, chegou ao apartamento de Antônio. Pediu ao amigo dois favores: deixá-lo ter uma longa conversa a sós com o filho, que tentava comer um pouco da gororoba preparada pela diarista; e, se possível, contatar a família de Nardine, oferecendo toda a ajuda necessária.

_ quando terminar de comer, gostaria de conversar contigo antes de irmos ao velório. Tudo bem? — perguntou Jober, ao lado da mesa da cozinha onde se encontrava o abatido rapaz.

Solano ergueu os olhos marejados. Revelava profundas olheiras. Empurrou delicadamente o prato e respondeu:

_ não sei se poderei esclarecer mais do que relatei ao delegado; eu não...

Jober ergueu a mão direita e o interrompeu.

_ o resultado do exame toxicológico realizado nesta madrugada deu positivo para substâncias inerentes à droga conhecida como "Boa Noite, Cinderela". Eu não sabia o que poderíamos encontrar no seu sangue, por isso solicitei ao delegado não o encaminhar ao Instituto Médico Legal.

O cliente quis tecer algum comentário, mas o advogado não permitiu.

_ segundo o médico responsável pelo exame, outra coleta dentro das próximas doze horas confirmaria o resultado obtido no exame realizado no hospital, algo importante e útil. A realização do exame no Instituto atribui mais credibilidade ao exame. Esse não é o problema. Quando estava ao seu lado durante o depoimento, observei uns arranhões no seu pulso direito. Por sorte o delegado não percebeu.

_ eu notei esses arranhões, mas sinceramente não lembro de como consegui. Tentei disfarçar com a manga. Achei melhor omitir.

_ como lhe disse, esse pode ser um problemão. Solicitar ao delegado que o encaminhe para exame toxicológico no IML somente para constar no inquérito poderá expô-lo a um exame mais criterioso, e não sabemos a origem desses arranhões. Prefiro não arriscar.

_ o senhor não me perguntou se fui eu quem assassinou Nardine... e Vivian...

Solano engasgou. Mostrou-se visivelmente emocionado ao mencionar o nome das vítimas, principalmente o da companheira. Jober, depositando a mão em seu ombro, falou:

_ você está no meio de uma avalanche, acabou de perder a mulher, sendo interpelado por estranhos. Procure apenas me ouvir, e dê tempo ao tempo.

Esperou o jovem se recompor e enxugar as lágrimas que escorriam pelo rosto.

_ li o Termo de Declarações e o BO; não há muitas informações. Você poderia tentar fazer uma retrospectiva pra mim? É importante prepará-lo para as declarações complementares. O delegado não será complacente.

_ insisto: o senhor acredita que tenha sido eu o autor dos homicídios?

Solano fechou os olhos com veemência, tentando extirpar de sua mente a imagem dos corpos mortos, que o acompanhava desde que abriu a porta da sua suíte.

_ não tenho as informações necessárias para formar qualquer juízo. Nem mesmo você sabe se foi ou não o autor da tragédia, certo?

_ é verdade. Não consigo me lembrar de ter chegado em casa. Como vim? Com quem estava?

Ele cravava os dedos na vasta cabeleira. Em seguida esfregou os olhos desesperadamente.

_ você disse aos policiais que acordou no sofá, zonzo e enjoado. Decidiu tomar um banho, e quando abriu o quarto se deparou com Vivian deitada na sua cama. Constatou que ela estava gelada, rígida, provavelmente morta. Desesperado, correu até o banheiro, e lá encontrou Nardine dentro do box, morta também. Foi isso mesmo?

Solano visivelmente hesitou. Jober percebeu:

_ Rapaz, você tem que confiar em mim; preciso saber de tudo, preferencialmente por você. Caso contrário, meu trabalho pouco aliviará o que está por vir.

Procurou ser contundente, mas compreendia os conflitos que atormentavam o jovem. Após alguns segundos, Solano confessou:

_ depois que acordei, no sofá, quis ir para o meu quarto usar o banheiro, mas a porta estava trancada. Usei o lavabo, e foi quando notei os arranhões. Voltei e bati na porta algumas vezes. Tentei ouvir algum som vindo de dentro do quarto, mas nada. Liguei para o celular da Nardine...

Novamente, ao pronunciar o nome da companheira, se emocionou. Recompôs-se enquanto Jober fazia anotações.

_ ...o telefone tocou na cozinha. Estava ao lado do aparelho da Vivian.

Ele estagnou, ficou subitamente quieto. Jober interveio:

_ tudo bem? Lembrou de algum detalhe?

Solano, extremamente encabulado, praticamente sussurrou:

_ me desculpe, doutor, esta conversa fica só entre nós? Tem uns detalhes dos quais eu me envergonho...

Quando Jober fez um gesto afirmativo, Solano prosseguiu:

_ nesse momento eu soube que a Vivian estava em casa, e achei que elas poderiam estar... no quarto... sabe...? — Solano gesticulava desconcertadamente. O advogado interveio novamente:

_ ...tendo intimidades?

_ é! Não sei por que pensei nisso... Talvez, na época da escola...

Jober o interrompeu:

_ registrei, rapaz. Por favor, continue.

_ então bati na porta algumas vezes, e nada. Liguei para a portaria para saber se o zelador tinha alguma informação da Nardine. A meu pedido, ele me disse que o carro não estava na garagem. Deduzi que ela havia saído e trancado o quarto. Sei lá, tínhamos brigado na noite anterior, achava que ela não queria que eu entrasse no quarto...

Jober o interrompeu novamente:

_ seria melhor você omitir... não mencionar que vocês brigaram na noite anterior. Prossiga: 'achou que Nardine tinha saído com o carro'...

_ fiquei esperando ela voltar pra casa, até Aninha ligar perguntando se eu não ia buscar o meu carro estacionado na empresa onde rolou a festa.

O defensor pediu para Solano dar um tempo, para reler o Termo de Declarações e o Boletim de Ocorrência. Daí questionou:

_ você disse aos policiais e confirmou para o delegado que acordou com a ligação dessa Aninha; que conversaram sobre a questão do carro; sem mais detalhes. Depois foi ao quarto e...

Bem, daí você ligou para a polícia. Próximo das oito horas da noite, certo?

Solano novamente pressionava os olhos e desgrenhava freneticamente os cabelos, quando exclamou:

_ cagada! Cagada!

Jober, apreensivo, aguardou.

_ na hora nem pensei direito! Quis omitir o lance da chave do quarto no meu bolso...

Jober o atalhou:

_ por favor, não é relevante o que você pensou! Preciso dos fatos, da sua retrospectiva fidedigna. A chave do quarto estava no seu bolso?

Solano, avermelhado, detalhou:

_ depois de falar com a Aninha — aliás, me lembre de contar os detalhes dessa conversa — eu achei que Nardine e Vivian tinham ido apanhar o carro. Esperei um tempão. Quando decidi ir à farmácia, procurei minha calça e achei a chave do quarto no bolso. Daí eu abri o quarto, e...

Foi a vez de Jober coçar a cabeça. Cruzou as mãos na nuca e pensou demoradamente, sob o olhar ansioso do cliente. Por fim externou seu plano de adiar o retorno de Solano à delegacia ao menos por um dia. Tentaria impedir novos exames. Ele antevia a atitude do delegado quando percebesse as incoerências de Solano, em especial a porta trancada. Telefonaria para Borges pedindo o adiamento das declarações complementares, ciente da possibilidade do revés. Orientou Solano a desligar o telefone e não se comunicar com ninguém. Aconselhou ainda que procurasse repousar enquanto ele iria ao IML acompanhar as autópsias. Acertou de apanhá-lo para irem juntos às cerimônias fúnebres. Quando estava de saída, Antônio, aflito, ao telefone, sinalizou para que ele aguardasse. Quando encerrou a ligação, os olhos do pai de Solano demonstravam profunda perplexidade.

_ era o Seu Átila, pai de Nardine. Foi terrível, terrível... — Antônio estava atordoado.

Jober se aproximou do colega, tocou levemente seu ombro e procurou confortá-lo:

_ procure relevar toda a ira e hostilidade que irão despejar sobre vocês. Com o passar do tempo, depois que tudo restar esclarecido, os ânimos se arrefecerão. Serão dias muito difíceis para você e seu filho, e competirá a você segurar a onda, a sua e a dele.

Antônio esboçou um modesto sorriso e falou:

_ meu filho, entre outras coisas, é surfista. — Em seguida, com os olhos marejados, complementou: _ será que é assassino também?

Jober olhou para a porta fechada do quarto onde Solano havia entrado, aproximou-se ainda mais de Antônio e praticamente cochichou:

_ por favor, amigo, nenhum comentário, muito menos conclusões. Independentemente do que apurarmos, seu filho só poderá contar com você durante muito tempo.

Antônio permaneceu calado, aéreo, derrotado, como se um contêiner carregado de pedras fosse largado sobre seus ombros. Jober o despertou do transe:

_ o que senhor Átila lhe falou?

Antônio sobressaltou-se:

_ vou poupá-lo das obscenidades. O importante é o que ele pediu, na verdade, exigiu: uma mala com as roupas da filha para vesti-la no... — Antônio embargou a voz, e com dificuldade completou: _ ...no caixão. Roupas para sepultá-la.

Dr. Jober teria mesmo de ligar para o delegado Borges. Teve a impressão de que, se Borges era casado, a esposa acabara de lhe dar um esfrega. O humor do delegado estava péssimo. Porém, tudo que Jober reivindicou foi atendido, inclusive a árdua missão de irem ao apartamento para preparar a mala com as roupas da falecida, obviamente, acompanhados por um investigador. E, o mais importante, as declarações complementares ficaram para a terça-feira. Ganharam ao menos mais um dia.

O carro funerário rumou na direção norte da BR 277, e os quatro, revitalizados pelos pãezinhos quentes, retornaram à capela 1. Passava do meio-dia. Perceberam um acréscimo substancial de jovens e parentes aglomerando-se junto ao deque, no interior da capela, e até mesmo no espaço destinado às demais capelas. Coroas de flores com faixas anunciando versículos bíblicos posicionadas em cavaletes de madeira já ocupavam as paredes frontais da capela. O C8 cresceu. Gabi, a condenada pela depressão, na companhia de sua guardiã, sua dedicada protetora Cleusa, surpreendentemente marcou presença. Karine também compareceu. Contava entusiasticamente sobre choros e fraldas de bebê, e Gabi, distante, indiferente, só ouvia. Cleusa tentava quebrar o gelo. O celular fora de área era sinal de que Júlia estaria voando para o Brasil. Carminha, com suas neuras, avisou às demais que só apareceria depois que o caixão fosse fechado.

Próximo das quatro horas da tarde, uma van branca, com inscrições em preto nas portas e crucifixos dourados pintados nas janelas traseiras, comboiada pelo veículo da família Brotas, entrou pelo pórtico do cemitério parque. Fez-se um silêncio sepulcral. Era possível ouvir soluços, e, com atenção, batidas fortes e aceleradas de corações apertados. De belo, o canto solo do quero-quero empoleirado descontraidamente sobre um toco de árvore cortada recentemente. Nenhum expectador imaginou a dureza de testemunhar aquele momento de indescritível sofrimento. Há sempre os defensores de teorias pragmáticas, de que um certo número de dias curará a dor de pais que perdem seus filhos. O ciclo da vida para um pai e uma mãe é deixarem legados para os filhos, é serem lembrados, serem seguidos quando corretos, passarem o bastão, não importando quanto tempo de vida seja estipulado para eles, muito menos qual dos dois partirá antes. Nas orações, a única súplica dos pais é pela ordem natural das partidas. Quando sobrevém o inesperado, a fé estremece. A dor agride o corpo, corta a alma, interrompe sonhos, inibe risos. O tempo ameniza, não apaga. A tristeza incorpora-se à alma como musgo na pedra.

Os agentes funerários, auxiliados pelos funcionários do cemitério, carregaram o caixão e o acomodaram nos suportes prateados. Encerrada a arrumação, naturalmente, respeitou-se o momento dedicado à família. Sr. Átila, abraçado à esposa Irene, que segurava a mão da filha Celine, fechou a porta dupla da entrada da capela 1. Lá ficaram sem ser incomodados. O quero-quero voou para longe.

Solano já havia sido condenado e execrado pelos consternados. Mesmo os parças Gegê e Tuca não conseguiam desvincular a atual tragédia da ocorrida anos antes, quando Isinha perdeu a vida. Para eles, Solano novamente figurava como o principal suspeito, o vil protagonista. A conversa agora pairava sobre as punições mais condizentes e penosas. Tivéssemos em nosso sistema a pena de morte, já era. Os exaltados, desprovidos do dom de ouvir, pretendentes ao cargo de formadores de opinião, chegavam a apostar que o perverso, covarde assassino, se for esperto, não daria o ar da graça. A banca foi à bancarrota quando, com o sol se despedindo, Solano desceu do carro dirigido pelo defensor. No momento que entregou a Àtila a muda de roupas para vestir a filha pela última vez, Jober, com muita cautela, alinhavou o momento e a forma de Solano se despedir.

Todos os olhares se voltaram para o aturdido rapaz. Ninguém atirou a primeira pedra. Como Moisés separou o Mar Vermelho para a travessia dos hebreus, Solano, ao lado do advogado, dividiu comovidos e consternados. Humildemente pressionou a maçaneta da porta dupla, e separou-se do advogado para enfrentar o momento mais difícil de sua existência. Átila, preparado pelo advogado, apelara para esposa e filha. Ocuparam o sofá junto à porta e permaneceram imóveis e, na medida do possível, indiferentes. Solano, em pé à esquerda da urna mortuária, tocou a mão gélida da garota do colégio, à qual tantas vezes ele deu nota dez, que lhe despertava ciúmes e desejos; a garota pela qual compensava bater em algum engraçadinho; a garota que ele perdeu e recuperou. Lembrou: quem o recuperou foi ela, com sua generosidade e compaixão. Não se lembrava dos últimos momentos daquele corpo em vida, e não gostou de se lembrar do modo fútil, desdenhoso, descortês e estúpido como, ao vê-la de lingerie preta, linda, esplendorosa, sensual, inexplicavelmente deixou de elogiá-la, de acalentá-la, de abraçá-la, de torná-la segura, confiante, de fazê-la feliz. Foi acometido da certeza de que nada é certo, especialmente a segunda chance de fazer a pessoa querida feliz todos os dias. Deveria ter feito na primeira oportunidade, aquela que ele desconhecia ser a última. Chorou baixinho, arrependido, desconsolado.

Jober não reconheceu ninguém. Deslocado, passou um bom tempo observando. Para ele, permeavam reações e julgamentos semelhantes aos que enfrentaria no júri. Contabilizava sua enorme desvantagem quando foi importunado pelo repórter sensacionalista. Mas sem matéria, sem direito e desencorajado para as costumeiras insolências, o sujeito saiu de fininho. Um fato perturbador despertou a atenção do causídico. Aninha puxou Gê pela mão e foi ao encontro de Gabi e Cleusa. Esta imediatamente puxou Aninha para um longo e carinhoso abraço. Gabi estava em modo aéreo quando se virou e se deparou com Gê, e passou a gritar loucamente, sendo abafada, mas não contida pelos braços fortes de Cleusa. A cena deixou de ser o foco das atenções quando a porta dupla se abriu. Jober prontamente guiou Solano até o estacionamento. Todos intentavam entrar na capela 1 esperando ser os primeiros. Os últimos ainda se espantavam com o choro descomedido de Gabi, até Cleusa acomodá-la e sentar-se ao lado dela no banco de trás do táxi parado no ponto em frente ao cemitério.

Domingo rendeu o sábado e manteve as lamentações, os choros desesperados, as orações, alguns cânticos, os achismos, o vai e vem de amigos e parentes, a lanchonete lotada, o deque ocupado e a vista desprestigiada até as dez horas, momento em que o caixão foi fechado. Minutos depois, um carrinho elétrico levou a urna até onde fora montada uma tenda. Ouvidos um pastor e outros, que enalteceram o papel de Nardine em vida, flores e pétalas foram depositadas sobre a tampa de madeira com crucifixo fixado. O último grão de terra da última pá arremessada pelo coveiro simbolizou tristemente o ponto final precoce na vida da jovem. Reticências decorreriam do processo-crime, carreado de pontos de interrogação.

XIII

A segunda-feira amanheceu preguiçosa, chuvosa, cinzenta. A tensão e comoção do final de semana ainda crepitavam. O caos atrelado a uma tragédia como um duplo homicídio, de forma estúpida e inexplicável, enlutando terrivelmente duas famílias e dezenas de amigos, não se encerra com espátulas de cimento.

A secretária do IML conhecia e respeitava muito o Dr. Jober, a ponto de lhe antecipar informações que constariam nos laudos definitivos do inquérito policial. Nenhum profissional sensato fica indiferente ao examinar um laudo de necropsia, principalmente quando relata em detalhes como ocorreu a brutalidade e a barbárie. Além da indelével comoção, um detalhe no laudo provisório de Nardine trazia a bombástica anotação da presença de tecido epitelial sob as unhas dos dedos da mão esquerda da vítima.

Jober precisava correr contra o tempo. Tudo conspirava contra o cliente. Passou a manhã no escritório, estudando minuciosamente os laudos cadavéricos provisórios. Releu documentos e anotações. Precisava continuar sua conversa com Solano. Pediu que sua secretária ligasse para o cliente e solicitasse sua presença imediata, com a observação: _ que ele venha sozinho.

Na delegacia, Borges estava convencido de que logo mais Ana Paula esclareceria inúmeros aspectos e transformaria a intuição dele em certeza.

A indubitabilidade intensificou-se. Ele tomou conhecimento das mesmas informações que assombraram Jober. Intimamente se penitenciava por ter escutado o defensor e transferido a oitiva do principal suspeito para a manhã da terça-feira. Iria determinar a coleta de material genético de Solano e exame de DNA. Entregaria à promotoria o inquérito dos sonhos.

Mas a vaidade superou a acuidade. Em entrevista exclusiva para a rádio de maior audiência matutina, Borges não se conteve e adiantou que o autor do duplo homicídio seria identificado brevemente, depois apenas de algumas formalidades. O suspense provocado pelo delegado foi reproduzido em rede nacional de TV e servido ao meio-dia, quando o mundo almoçava com o aparelho ligado. Jober estava no apartamento de Antônio quando o noticiário apareceu na pequena TV fixada na parede da cozinha. Ele preparava pai e filho para suportarem as medidas que certamente o delegado Borges adotaria assim que Solano se reapresentasse no dia seguinte.

Aninha, por conta da barbárie que vitimou duas de suas melhores amigas e confidentes, sentia-se dolorida, abatida, desanimada, injuriada por ter que comparecer à delegacia, ambiente lôbrego, desprovido de sensibilidade. Passou a mão no telefone e ligou para Gê. Ela não estava preparada para implorar, esforço que também não resultou em nada. O ficante podia ter inúmeras tatuagens e músculos nos braços, mas não eram talhados para abraçar, apoiar ou mesmo lançar a boia em direção à náufraga que era sua suplicante parceira.

Conformada, ela pediu apenas uma justificativa plausível. Quando a plausibilidade ocorre mas vem de alguém taciturno, desconfie de sua veracidade. Gê, novamente, enfrentaria uma entrevista para a oportunidade que ele estava ansiando. Novamente ele a pouparia dos detalhes, porque temia gerar falsas expectativas. Ela, apenas conformada por ter alguém para exibir, mastigou e engoliu a justificativa. Iria sozinha.

Desassistida e amedrontada, chegou ao distrito policial no início da tarde. O ambiente não decepcionou sua imaginação. Paredes com a pintura descascando. Manchas amareladas nos tetos revelando infiltrações antigas, menosprezadas pelo poder público. O cheiro de cigarro se misturava ao suor de corpos que cultuavam o caricato, o truculento em detrimento do asseio pessoal. Orientada por uma escrivã que fazia o papel de recepcionista, passou por uma porta que emperrava. Caminhou sobre o piso de linóleo esverdeado de um corredor claustrofóbico, pouco iluminado por uma solitária lâmpada dependurada numa gambiarra permanente. O delegado Borges, desrespeitando a legislação, surgiu à porta segurando um toco de charuto. Ele estava ansioso. Deixando pouco espaço entre sua protuberante pança e o caixilho da porta, franqueou a apertada passagem. Ao entrar na sala sebosa, ela escolheu uma cadeira e sentou-se. Desconfiando da qualidade, recusou o cafezinho. O delegado a fitava com lascívia, e tornou-se grotescamente atencioso.

Adotando um ar de superioridade, apagou o toco de charuto e o guardou no fundo da gaveta. Da primeira sacou uma pasta que transbordava folhas, fotos e peças importantes do caso. Depositou a pasta ocre com certa veemência sobre a mesa, fazendo virar uma caneca com o símbolo do Esporte Clube Corinthians Paulista carregada de lápis, canetas e um estilete, espalhando os pontiagudos objetos pelo chão. Esquecendo-se da sua amabilidade recente, soltou um palavrão entrecortado, abafado, porém efusivo. A cena presenciada pela jovem a fez lembrar-se da figura emblemática de Churchill. Mas a imagem do nobre estadista escafedeu-se quando o comissário, agachado, exibia o rego peludo ao buscar um último lápis preso ao rodapé.

E ainda estava agachado quando o escrivão Percival adentrou a sala. O sujeito magro, pálido, com um estranho topete ruivo, lembrando uma vela acesa, acomodou-se numa mesinha no canto da sala.

Enquanto Churchill recolocava os objetos juntados na caneca, Vela preparava a assentada, qualificando Ana Paula. Prostrou-se para digitar tudo que fosse dito.

_ vamos começar pela festa. Você foi a organizadora, certo? — Através das grossas lentes, o delegado olhava fria e diretamente para a jovem, intimidada.

_ sim. — Ana Paula imediatamente olhou para as mãos do escrevente sobre o teclado.

_ Ana Paula... — atalhou Borges após consultar o nome na tela que reproduzia o que Percival digitava. _ esqueça o que está sendo anotado. Você lerá tudo no final, e, concordando com o que foi registrado, assinará o documento para inserirmos no inquérito. Agora eu preciso que você, com a maior objetividade e clareza, relate o que ocorreu de relevante durante a festa, especialmente envolvendo as pessoas assassinadas.

O som dessas últimas palavras a levou através de um túnel até a outra extremidade num passado distante, em que jovens amigas confidenciavam conquistas, temores, descobertas, fraquezas, desejos; quando havia alegria e segurança. Preocupavam-se apenas com namoricos e para quais áreas prestariam vestibular. As lembranças pareciam intermináveis, quando uma voz firme, demonstrando impaciência, a despertou:

_ senhorita Ana, está tudo bem?

_ peço desculpas, senhor delegado. É tudo muito recente. Minha cabeça não aceitou ainda o fato da Nardine e da Vivian estarem mortas, sabe?

Os olhos dela estavam encharcados e avermelhados. Os policiais, compadecidos, se entreolharam, e o subalterno meneou a cabeça, sinalizando “pegar leve”.

_ não precisa se desculpar. Sei que os fatos são recentíssimos e muito tristes. A tragédia abalou as amigas, os parentes, a sociedade curitibana, eu ouso afirmar. — O indicador gordo dele virava, ora para o próprio peito, ora na direção de Percival. _ É nosso dever colher o máximo de informações, mesmo daqueles que estão sofrendo. Devemos dar a resposta que a sociedade espera e nos cobra, entende? Uma resposta rápida, definitiva, capaz de apaziguar e restabelecer a sensação de segurança.

Outra vez ele ofereceu café, e outra vez ela recusou; e se antecipou:

_ está tudo bem. Gostaria de ajudá-lo narrando alguns fatos durante a festa.

Borges não se opôs ao fato de Percival digitar tudo que Ana Paula falava. Observava atentamente no monitor à sua esquerda o que estava sendo relatado. Boa parte do depoimento não caminhava na direção esperada. A depoente chegou a mencionar vestimentas, tema da festa, quem foi ou deixou de ir, até o momento em que algo lhe chamou a atenção e ele abruptamente a interrompeu:

_ um segundo, por favor. A senhorita disse "Nardine e Solano estavam brigados, pelo menos essa era a impressão". O que ocorreu para concluir isso?

_ como eu disse, tive essa impressão. Eles não estavam se falando, cada um para um lado. Quando se olhavam, notava-se tensão no ar, o senhor entende?

_ foi assim até o final da festa?

_ não, não. Depois que meu chefe chegou, ou um pouco antes, não lembro bem, formou-se um grupinho ao lado do painel de fotos; fotos da época do colégio, sabe...?

Ela percebeu que Borges não estava interessado na arte fotográfica e sim no *animus* do casal vítima e suspeito, e continuou:

_ então, formou-se um grupinho, Solano, Nardine, Gê, meu namorado e Carlos Eduardo, meu chefe. Minto, meu chefe chegou depois. Estavam só os três quando eu me aproximei.

Percival lançou um olhar inquisitivo para Borges, querendo saber se voltava ao ponto para corrigir a digitação; Borges mandou Percival seguir em frente. Aninha prosseguiu:

_ era a primeira vez durante a festa que Nardine estava junto a Solano, embora distante. Nada de beijinhos, abraços, essas coisas de casal.

_ pareciam brigados, distantes um do outro? — Borges atalhou rumo ao seu desiderato.

_ chegaram à festa emburrados, todo mundo reparou. Mas quando eu me aproximei deles algo me chamou a atenção. — Diante do silêncio do delegado e de seus olhos demonstrando profundo interesse, ela continuou: _ eles pareciam aéreos, em outra dimensão, entende?

_ alcoolizados? — Borges respondeu perguntando, instigando-a a concluir.

_ isso também, mas era algo estranho no olhar deles, no modo como reagiam, ou não reagiam, me entende? Estavam desconectados, dispersos, de repente eufóricos, principalmente Nardine. Ah, lembrei! A Vivian se juntou a nós nessa hora. Isso mesmo! Só depois meu chefe também se aproximou. A Vivian estava injuriada com a chegada do Carlos Eduardo. Eles tiveram alguns desentendimentos no passado.

_ só um instante. Vamos por partes. Primeiro gostaria que você esmiuçasse a euforia da Nardine. Depois voltaremos para Vivian e... — olhou para o terminal _ ...Carlos Eduardo.

Ele demonstrava satisfação com a menção à segunda assassinada nos esclarecimentos.

_ então, como eu disse, do nada, de um estado beirando a melancolia, a Nardine puxou Solano pela mão e o levou para a pista de dança. E lá ficaram um tempão.

Desapontado, sem obter algo mais incendiário contra Solano, Borges estimulou Ana Paula a falar sobre o desentendimento entre Vivian e Carlos Eduardo. Pensativa, ela hesitou, se remexeu na cadeira estropiada, fitou os olhos pretos de tubarão do delegado, e quase sussurrando falou:

_ depois que eu terminar de contar sobre o que rolou na festa, lembre-me de lhe falar sobre uma conversa que eu tive com o Seu Anselmo no momento em que eu recebi a notícia das mortes?

_ seguramente. Por enquanto, fale-me sobre Vivian e Carlos Eduardo.

_ deixe-me esclarecer. A Vivian já estava na festa, chegou muito antes do meu chefe. Quando eu fui procurar pelo meu namorado, o Gê, eu me juntei a ele, Solano e Nardine. A Vivian chegou em seguida e cochichou no meu ouvido que Carlos Eduardo havia chegado e ela decidiu que iria embora.

Aninha esperou Percival anotar tudo. Ela estava impressionada com a destreza do investigador escrivão, ou sabe-se lá que função ele havia dito ao entrar na sala. Prosseguiu, prendendo cada vez mais a atenção do delegado.

_ mas ela não foi. Foi para a pista de dança e... como explicar? Ela e Nardine começaram a dançar de forma... insinuante demais, entende?

Borges captou um sorrisinho maroto de Percival e imediatamente lhe devolveu um olhar tão frio que extinguiu como um sopro de aniversariante a atitude desrespeitosa do Vela. Voltou-se para a moça à sua frente e perscrutou:

_ por que você mencionou que Carlos Eduardo e Vivian tiveram desentendimentos no passado?

_ antes, uma informação. A Vivian, eu desconfiava, era gay. Meu chefe, o Carlos Eduardo, repudia homossexuais. Não sei por que estou mencionando isso, deixa pra lá. Do desentendimento entre eles, olha, eu não sei bem dos detalhes, mas Vivian foi testemunha num processo trabalhista, e embora fosse testemunha da empresa, por conta do depoimento dela a ação acabou favorável à empregada. Meu patrão ficou possesso, e pelo buchicho que circulava nos corredores, jurou pregar a Vivian numa cruz.

Ela pausou e pediu um copo d'água. Borges prontamente pegou o imundo telefone e disse à escrivã disfarçada de recepcionista que fosse à geladeira reservada para as happy hours, à margem dos olhos da corregedoria, apanhasse duas garrafas de água mineral e as trouxesse para a sala, com copos. Ordenou-lhe ainda que utilizasse os copos que haviam sido presenteados por um advogado de Campo Largo que defendera um filhinho de papai embriagado, que transgredira e ficara detido por delitos de menor potencial ofensivo.

Enquanto esperavam, Borges, *off the record,* alinhavado por sinais com Percival, assuntou a depoente:

_ enquanto aguardamos, você acredita que o namorado da Nardine, o Solano, cometeu os crimes?

Visivelmente surpreendida com a pergunta, ela arregalou os olhos castanhos e nada disse. Borges, raposa velha, apressou-se a confortar a moça, como quem oferece um travesseiro de penas de ganso:

_ veja, você não precisa responder. O Percival, ali, aproveitará a pausa e irá esticar as pernas um pouco.

Os parceiros de distrito trocavam mais sinais que dupla de truco. Percival anunciou que ia à toalete e saiu da sala. Borges, segurando os braços da cadeira com suas mãos gordas que pareciam dois *eisbeins,* adiantou-se e fitou Ana Paula como um tubarão faminto:

_ aqui no distrito, após vários anos vendo coisas inimagináveis, indiciando e prendendo pessoas por praticarem barbáries a esmo, casos de revirar o estômago do mais indiferente urubu, aprendemos a lição: ouvir a opinião de quem está à margem da investigação. É riquíssima! Me entende?

Ana Paula continuava atônita. O delegado mexeu os lápis na caneca do "Timão", girando-os, fazendo-os tilintarem como desafinados sinos dos ventos. As sobrancelhas arqueadas lembraram à depoente que uma pergunta ainda não fora respondida. Diminuta, quase se esvaindo pelos braços da cadeira, ela murmurou:

_ ele é um rapaz perturbado, mas é do bem. Não creio que ele fosse capaz.

A recepcionista, com a água, e o aliviado Percival adentraram a sala, sob o olhar inamistoso do delegado. Todos posicionados, o depoimento formal recomeçou. Diante da tela fosforescente, Churchill leu o que Ana Paula dissera por último e se concentrou para continuar.

_ não sei como funciona, mas acredito que os senhores poderão acessar o processo trabalhista que eu mencionei e tirar suas próprias conclusões.

_ senhorita, ainda sobre o que ocorreu na festa, você se recorda de Carlos Eduardo ter-se dirigido a Vivian com hostilidade? Talvez em razão do passado turbulento?

_ não... quer dizer, sim... Bom, certamente havia eletricidade no ar. Uma discussão entre os dois era iminente. Eu mesma, em determinado momento, procurei levantar o astral, desviei algumas balas disparadas, entende?

Borges meneou a cabeça e sinalizou com a mão para ela prosseguir.

_ eu soube por intermédio da Helena, esposa do Carlos Eduardo — na verdade ex-esposa, eles estão se divorciando _ que a pá de cal na separação foi esse tal processo. Vivian estava desconfortável, e Carlos Eduardo dava sinais de embriaguez. Posso lhe informar com certeza que ele estava bem impertinente. — Sob o olhar inquisitivo do delegado, ela continuou: _ meu patrão começou a se insinuar a ponto de eu me proteger junto ao meu namorado.

Borges sabia que se deixasse a depoente conduzir o depoimento, terminaria com o dia raiando. Meneando a cabeça, chamou a atenção dela:

_ senhorita. Temos Nardine, eufórica, dançando com Vivian, que estava injuriada pela chegada de Carlos Eduardo, embriagado e inconveniente. O ressentimento entre eles estava aflorado. E onde estava Solano?

_ estava entregue; eu diria baqueado. Sei que, não tardou muito, achei melhor despachar todos para casa. Lembro do Anjo, um serviço voluntário em que pessoas se prestam a conduzir os veículos das pessoas alcoolizadas, sabe?

Ana Paula bebericou um pouco de água.

_ você está dizendo que um estranho levou todos pra casa? Seja mais específica, por favor.

_ sim. Um rapaz bem-apessoado, distinto, aguardava do lado de fora. Conversava com o segurança do estacionamento. Escolhemos em qual carro iria levá-los, e eles foram.

_ só para constar nos registros, esse cidadão voluntário levou quem para casa?

_ a Nardine, a Vivian, o Solano e o Carlos Eduardo, todos no carro do Carlos.

_ poderia informar o nome dele? E caso seja necessário, como poderíamos contatá-lo?

_ somente através do site "Anjos do Trânsito". Não sei o nome dele. Acredito que eles não se identificam. Posso ver com o meu namorado. Foi ele que acionou o serviço.

Borges trocou olhares com Percival. O delegado, decepcionado, coçou a careca, meneou a cabeça, massageou o pescoço, consultou a tela do monitor, ponderou e perguntou:

_ a senhorita teria algo relevante a acrescentar acerca das bebidas servidas? Alguma excentricidade ou mistura, algo atípico?

_ esse foi um plus. Custou uns bocados. Contratei um bartender para servir os drinques. Tudo era ele quem preparava.

_ a senhorita lembra do nome dele?

Ciente de que poderia explorar minuciosamente o aspecto do preparo das bebidas intimando o bartender, Borges anotou em sua agenda uma interrogação ao lado do condutor, denominado "Anjo", o *transfer* para as residências dos bebuns. Esmiuçaria o site mencionado e intimaria o Anjo com a ajuda do namorado da Ana Paula. Seguindo seus instintos, pressionava com seus dedos carnudos PgUp, PgDn no teclado e via a tela do monitor se movimentar para cima e para baixo. Decorridos alguns segundos, falou:

_ vamos erradicar umas pendências. Primeiro, por que você classificou Solano como um rapaz perturbado? Segundo, você pediu para lembrá-la da conversa com Anselmo. — Ajeitando-se em sua cadeira, o delegado fitou-a com seus olhos negros: _ poderia objetivamente nos ajudar a concluir?

_ talvez tenha exagerado ao classificar Solano como perturbado. Afinal, há tempos ele está bem. Sobre a possibilidade de ele ter sido o autor dos crimes, confesso que durante o velório, aqueles que conheciam Solano, Nardine e Vivian discutiam as circunstâncias dos assassinatos.

Prevendo, enfim, o momento crucial do depoimento, Borges ficou imóvel. Com as mãos de Percival descansando sobre a pequena mesa, estabeleceu-se um enorme silêncio. A voz dela reinou absoluta:

_ juntamos a história da morte da Isinha; as recaídas do Solano; o distanciamento deles durante a festa, e passamos a conjecturar a possibilidade de ter sido ele.

_ você terá que detalhar. Em especial o ocorrido com Isinha... É esse o nome? — Olhou a tela para se certificar.

_ desculpe, delegado, acho que falei demais. O Tuca e o Gegê, no velório, se lembraram desse episódio envolvendo a morte da nossa amiga Isadora. Embora Tuca tenha essa pulga atrás da orelha até hoje, já se foram uns quinze anos, e tudo foi esclarecido na época. Quero dizer, o assassino nunca foi identificado, mas ficou provado que Solano nada teve a ver com a morte dela.

Outra vez Churchill e Vela se entreolharam. O sinal agora significava "história sem fim". O inquérito não estava próximo da conclusão. Muita gente ainda iria desfilar pelo linóleo verde contemplando as obras de arte abstrata esculpidas pela água e pelo tempo nas paredes e no teto da delegacia. Borges escreveu na folha correspondente ao dia seguinte em sua agenda: "*obter inquérito/processo morte jovem Isadora aproximadamente 15 anos atrás*". Deu espacejamento de duas linhas e acrescentou: "*ouvir Carlos Eduardo, Bartender, Anjo, Tuca, Helena???*". Largou o lápis.

_ e o que a senhorita quis dizer com "recaídas do Solano"?

_ a suspeita da morte da Isinha pairando sobre a cabeça dele foi demais. Tornou-se dependente de drogas. Após idas e vindas de clínicas de recuperação, com ajuda, principalmente da Nardine, ele se recuperou.

Ela dava sinais de cansaço. Borges pegou a linha-mestra, e não a soltaria facilmente.

_ sei que é cansativo, mas estamos indo bem. A senhorita pediu para lembrá-la: como foi sua conversa com esse Anselmo?

Ela hesitou novamente. Sentiu-se leviana. Percebeu que poderia inconscientemente estar deslumbrada com tudo aquilo. Foi tomada por um sentimento repulsivo e se envergonhava. Sabia que havia falado demais sobre Solano. Agora estava prestes a fofocar sobre outra pessoa. Mas era tarde demais.

_ senhor delegado, talvez eu tenha interpretado equivocadamente o que me foi dito; sei lá, poderíamos desconsiderar, esquecer disso?

_ façamos o seguinte: relate o que vocês conversaram e eu julgo a relevância desse caso, combinado?

_ não foi bem a conversa em si, e sim a expressão, a reação do Seu Anselmo quando eu noticiei as mortes das minhas amigas.

_ continue, por favor. — O tubarão farejou sangue.

Ela liquidou a água do copo. Ele serviu um pouco mais.

_ desliguei meu telefone, perplexa. Tinha acabado de receber a trágica notícia. Seu Anselmo, postado à minha frente, percebeu meu desespero e perguntou o que havia acontecido. Eu contei, e disse que uma das vítimas era a Vivian, ex-funcionária.

Ela fechou os olhos, buscando na memória a exatidão do que iria dizer; que seria digitado por Percival; que despertaria a astúcia do delegado. Com os dentes cerrados, sua voz saiu entrecortada:

_ *'não acredito que ele fez isso!'* — reproduziu Aninha, e abaixou a cabeça, prostrando-se silenciosamente.

Borges olhou para Percival, depois para a tela. Primeiramente com o dedo em riste. Depois, balançando a mão direita espalmada, como que apagando algo imaginário no ar, perguntou à depoente:

_ não entendi. Quem fez o quê? O que você não acredita?

Ainda cabisbaixa e envergonhada, ela sussurrou:

_ foi o que o Seu Anselmo disse quando eu falei que tinham assassinado a Vivian: 'não acredito que ele fez isso!' — Ergueu-se, e com os olhos marejados concluiu: _ essa foi a reação do Seu Anselmo.

Borges orientou como Percival deveria registrar isso. Voltou-se para a depoente:

_ como foi a conversa depois?

_ seu delegado, eu sinceramente gostaria de encerrar o meu depoimento. Se o senhor achou relevante o que acabei de narrar, me desculpe, não é a mim que o senhor deve perguntar. Estou cansada. Gostaria de ir pra casa. Posso voltar se o senhor achar necessário, mas gostaria de encerrar por hoje. É possível?

_ evidentemente, minha jovem! Seus esclarecimentos foram substanciais, preciosos. Agradeço imensamente pelas suas contribuições. Permita-me chamá-la caso surjam novos detalhes, lacunas que somente a senhorita possa preencher. Apenas uma última pergunta?

_ sem desdobramentos, por favor?

_ combinado. A senhorita se lembra do horário da sua ligação para Solano na sexta-feira, para retirar o veículo do estacionamento?

Aninha, visivelmente esgotada, respondeu com objetividade.

_ próximo das 17 horas. Eu queria resolver o assunto do carro antes de encerrar o expediente.

_ ligou da empresa ou do seu celular?

_ da empresa.

Borges retirou seu lápis favorito da caneca e escreveu, duas linhas abaixo da relação de nomes que havia escrito minutos antes: "**Anselmo*". Levantou-se e lembrou Ana Paula de aguardar a impressão da Assentada para as assinaturas.

A jovem solitária, a caminho de casa, sopesando tudo o que ocorrera nos últimos dias, chorou copiosamente.

No meio da tarde, Solano, com olheiras profundas, sentou-se em uma das cadeiras de couro posicionadas em frente à mesa de mogno com detalhes de couro preto, onde Jober ouvira tantas histórias e narrativas, a maioria, dramas.

_ Solano, quando você fez a retrospectiva do dia dos acontecimentos, pediu para lembrá-lo dos detalhes de sua conversa com uma tal Aninha. Vamos começar desse ponto.

Jober intercalava seu olhar entre o cliente e suas anotações.

_ dei ênfase à conversa que tive com Aninha. Aliás, foi ela, uma antiga amiga nossa dos tempos do colégio, quem organizou a festa. Ela poderá se lembrar do rumo da conversa que tivemos ao telefone e desmontar a cronologia dos fatos que mencionei ao delegado, principalmente a respeito dos detalhes do quarto trancado, e eu com a chave no bolso da calça.

Jober anotava. Solano continuou:

_ restará claro que entre a ligação da Aninha e a minha para a polícia tem um lapso de aproximadamente duas horas. — Solano observava a reação de preocupação do advogado.

_ Borges, inteligente e experiente como é, assim que ouvir Aninha concluirá que você omitiu detalhes cruciais.

Jober analisava seus apontamentos, confrontava com os documentos fornecidos pelo delegado, refletia e refletia. Observava através da ampla janela com persianas horizontais, a vista parcial da cidade e do sol que começava a se despedir. Murmurou:

_ preciso que você me relate minuto a minuto o que ocorreu após você acordar na sexta-feira.

Após a explanação pormenorizada de Solano, Jober concluiu: importante e problemático o fato de Solano ter omitido para o delegado que a chave do quarto estava no bolso da calça dele, e não menos grave que ele não encontrou os corpos logo após Aninha ter ligado e o acordado. Borges certamente deduziria que Solano usou aquele intervalo de duas horas para ocultar algum vestígio, para arquitetar a versão que contaria à polícia ou algo do gênero. De qualquer forma, o delegado estaria mais convicto acerca da autoria do duplo homicídio. Jober se perguntava: haveria uma tese alternativa e plausível? Interrompeu-se:

_ conte-me agora do que você se recorda da noite de quinta-feira. Você disse que havia brigado e discutido com Nardine. — Jober segurava um lápis bem apontado.

Solano detalhou a discussão que tivera com Nardine. Suas impertinentes observações em relação ao peso dela. A recordação o fez se confessar diante do advogado. _ como pude ser tão pequeno, desrespeitoso e insensível? Como é efêmero um relacionamento! — Solano, emocionado e arrependido, balançava a cabeça e repetia que faria tudo diferente. Solano insistia em arrancar as convicções do Dr. Jober até aquele momento. Este, com auxílio de seu lápis, rabiscando seu bloco de anotações, respondeu:

_ temos a princípio dois caminhos. Um, para a hipótese de ter sido você o autor; dois, para não ter sido você. Na primeira, caminharíamos na linha da inimputabilidade, do ato inconsciente, uso involuntário de droga, entre outras. Daremos ênfase às atenuantes e combateremos as agravantes, objetivando minimizar a pena. Na segunda hipótese, apresentaremos o maior número possível de indícios, motivação, entre outros aspectos, de que outra pessoa, ou outras pessoas, teriam cometido os crimes. Indispensável admitir que a primeira hipótese guarda mais sintonia com o que foi apurado até o momento. Temos muito trabalho pela frente. Preciso obter de você, ou das pessoas que frequentaram a festa, algo que se alinhe com a hipótese da sua inocência. Por que não um milagre envolvendo o resultado do exame de DNA? — Jober circulava várias vezes com o lápis o termo “DNA” no bloco de anotações.

Jober dedicou alguns minutos explicando as decisões predominantes em casos análogos. Não pretendia assustar ainda mais Solano, mas sentia-se no dever de prepará-lo. A condenação, no momento, era certa. Trabalhariam arduamente investigando e municiando as teses de defesa para inverter as probabilidades, independentemente de qual hipótese adotariam. Dr. Jober revelou a Solano ser seu primeiro caso cujo cliente o procurava sem poder afirmar se tinha ou não cometido o crime. Era uma complexidade nova e temerária. Depois de um silêncio angustiante, Solano, cabisbaixo, com os ombros arcados e certo conformismo, manifestou-se:

_ o doutor acredita que o material encontrado sob as unhas da Nardine será compatível com o material colhido em mim?

_ a julgar pelo seu ferimento no pulso, eu não me surpreenderia.

Antes que Solano viesse com a mesma pergunta sobre as crenças do advogado, Jober, com a palma da mão direita em riste, prosseguiu:

_ prefiro trabalhar e depositar todos os esforços na hipótese de não ter sido você, mesmo que o material encontrado sob as unhas de Nardine sejam pele do seu punho.

_ como isso seria possível? Nem eu acreditaria na absolvição! — Solano estava inquieto.

_ um criminoso, para não ser identificado, além de ocultar vestígios, procura, se possível, incriminar alguém, ou ao menos embaçar e dificultar o trabalho dos investigadores. Direcionar os holofotes para outra direção. Exceto pelo exame toxicológico que você realizou no hospital, nada até agora conspira a seu favor. Mesmo porque você, sob efeito do Boa Noite Cinderela, pode ter cometido os crimes. É tudo muito incipiente ainda. Por isso eu preciso que você me dê algo, ou melhor, que mencione alguém que tivesse motivo para cometer os crimes. Não podemos perder tempo conjecturando. Diz-se "crime de vestígio" porque deixa vestígios, pistas; as que te incriminam estão às escâncaras; preciso das que te inocentem, que incriminem outro, ou outra, ou outros, me entende? — ele procurava ser pragmático.

_ diga-me, Nardine era destra?

_ sim.

Solano narrou pormenorizadamente a discussão que tivera com Nardine, a decisão de irem à festa, o que vestiram, o pequeno entrevero ocorrido quando chegaram ao estacionamento, e, até onde se recordava, do que rolou na festa. Tudo foi criteriosamente anotado. Em determinado momento surgiu o relato sobre a morte da Isinha na *rave*. O defensor, menos esperançoso, entendeu que ambos mereciam descansar.

Solano deixou o escritório. Jober já se despedia da secretária quando o telefone tocou. Ela informou que era o delegado Borges.

_ prezado Dr. Borges!

_ Dr. Jober. Tem um minuto?

_ claro! Em que posso ajudá-lo?

_ na verdade, eu é que irei ajudar o doutor.

Seguiu-se um silêncio. Momento para reflexão.

_ como assim, doutor delegado? – O advogado pressentiu algo desfavorável.

_ resolvi adiar novamente a oitiva do seu cliente. Estou ultimando uns procedimentos e me faltará tempo amanhã.

Dr. Jober nada disse. O delegado continuou:

_ como se abriu um espaço em sua agenda, peço-lhe uma providência, se possível.

O defensor permaneceu silente.

_ acompanhar seu cliente para coleta de material genético. Tomei a liberdade de marcar um horário amanhã pela manhã no IML. O doutor e seu cliente teriam mesmo de se apresentar na delegacia nesse período, certo?

_ certamente. Faremos isso.

_ passar bem, doutor. – Borges rapidamente desligou, sem permitir qualquer questionamento ou observação.

Jober ainda segurava o telefone enquanto refletia: o laudo provisório chegou ao conhecimento do comissário. E não é só isso. A oitiva de hoje deve ter sido profícua.

Livrou-se do aparelho. Jogou-se para trás. O espaldar da cadeira foi ao limite. Cruzou as mãos sobre a nuca, e assim ficou por um bom tempo.

XIV

Paris aproveitou muito bem seus sete anos como advogada. Estava radiante com os resultados obtidos no processo de improbidade administrativa injustamente imputado em desfavor do cliente mais antigo do escritório do seu pai. Segurando o impresso com a sentença definitiva, bateu à porta da sala do Dr. Jober. Encheu o pai de orgulho. Ele pouco laborou no processo. Limitou-se a aconselhar em determinadas etapas, mas a filha o conduziu com brilhantismo.

O plano do veterano advogado, afastar-se paulatinamente do dia a dia do escritório, delegando cada vez mais à prestigiosa equipe de associados que incluía a filha, progredia. O caso Solano seria o último júri que enfrentaria. O índice de eficiência em júris era mais que invejável: nenhum revés, um êxito extraordinário. Mas o caso do duplo homicídio não era desejado. Nos primórdios, inexperiente, aceitava todo e qualquer caso complexo, e desfrutava disso, sentia a adrenalina. Agora, experiente, não se podia conformar com a real possibilidade de ver seu índice de eficiência recuar. Por que justo agora, na despedida, um caso tão espinhoso, em que nem mesmo o cliente conhece a verdade? E para pressioná-lo ainda mais, o provável revés destruiria, além da vida de um jovem, também a do pai, seu amigo. Ambos depositavam todas as esperanças nele. Sentiu um aperto no coração.

A filha notou o olhar distante do pai, a testa franzida de preocupação, algo um tanto raro naquele homem. Uma de suas poucas máximas era "não se *pré*-ocupe, atenha-se ao presente". Decidiu trazê-lo de volta:

_ tudo bem, pai?

Jober sobressaltou-se:

_ desculpa, filha, você traz uma ótima notícia para o escritório, excelente para o nosso cliente, me enche de orgulho, e eu sequer me levanto da cadeira para te dar um abraço.

Levantou-se, abraçou e beijou a filha. Ficaram unidos tempo suficiente para ela se desvencilhar do aperto, olhar direto nos olhos do pai e indagar:

_ o senhor está me deixando intrigada; está tudo bem?

_ esse caso do duplo homicídio tirará meu sono por muito tempo.

_ gostaria de ajudá-lo. Ser sua ouvinte. O senhor me ensinou o bem que faz falar sobre os casos a alguém que não esteja atuando neles. Quem sabe o clique que está faltando? ¬— Paris contagiou Jober com seu sorriso.

_ faremos isso. Aliás, faremos mais. Vou dividir algumas etapas contigo. Sei que você está à frente de outros processos, também importantes, que são suas prioridades. Nossos clientes contam com a sua dedicação e atenção. Também sei que surgem brechas em nossas agendas, e nessas oportunidades eu gostaria de contar contigo.

_ tranquilo, Dr. Jober, terei tempo e enorme prazer em dividir a tarefa que for ao seu lado. — No escritório, ela sempre se portou como advogada, não como filha.

_ hoje o expediente já era, está ficando tarde. E, graças ao seu talento e profissionalismo, de forma impecável. Sente-se aí.

O pai indicou uma das cadeiras em frente à mesa. Sentou-se na cadeira de espaldar alto, apertou o viva-voz e solicitou à secretária dois cafés e água. Depois que a secretária depositou a bandeja de prata sobre a mesa de mogno, Jober agradeceu, desculpou-se por tê-la segurado além do expediente e a liberou. Esticou dois porta-copos, uma xícara e um copo com água para mais próximo da filha. Fitou-a e perguntou:

_ se me permite, como anda a vida pessoal?

Paris já bebericava seu café e quase se engasgou:

_ direto assim?

_ estou à disposição.

Ela passou para a água, empertigou-se na cadeira e confessou:

_ pai, gostaria de ter o que você e a mamãe têm! — Os olhos, o traço da boca, o rosto de princesa que o pai sempre admirou confessavam melancolia.

_ filha, o importante é que eu te direi tudo o que acredito que possa te ajudar; mas não detenho todas as verdades, e não me acho um conselheiro sábio, capaz de pontilhar um caminho direto e seguro até a felicidade.

Levantou-se da cadeira de espaldar alto e sentou-se ao lado da filha. Segurou as mãos dela e continuou:

_ dito isso, vamos lá. Primeiro, não torço para que você e seu parceiro tenham o que eu e sua mãe temos. Desejo, sim, que encontre a pessoa certa para construir a história de vocês. Oxalá repleta de alegrias, de conquistas, de acertos, e quando surgirem os desacertos, que nenhum de vocês se sinta só. Que haja mútuo comprometimento para se aceitarem, respeitando as diferenças, e principalmente as individualidades. Cada um carregará características pessoais, como um dote, para toda a convivência, e eu aprendi: tornar-se inflexível, irredutível, é um esforço hercúleo e contraproducente, e uma tremenda perda de tempo.

Resolveu fazer uma pausa para medir o nível da transmissão. Explicou à filha que, nos tempos de analista de sistemas, atuando no centro de processamento de dados do banco, em determinados acionamentos costumava diagnosticar os níveis das transmissões entre estações de teleprocessamento (*data networks*). Disse:

_ havia o *"ack"* (*acknowledgement*) e o *"nack"* (*negative-acknowledgement*). Ou seja, se a mensagem transmitida ou o sinal enviado foi recebido completamente, sem erros ou distorções, ocorria um ACK. Se ocorria um NACK, algo da mensagem se havia perdido.

Jober sempre fazia esse exercício. Via-se prolixo e subjetivo. Muitas vezes tangenciava a clareza. Obnubilava o entendimento. Colecionava quantidade significativa de *nacks*. Prosseguiu:

_ tenho essa mania de ir pontuando. Geralmente digo "primeiro" para a primeira coisa que pretendo dizer, mas o "segundo" às vezes não surge, e a estruturação pretendida deixa de ter sentido. Sendo menos prolixo, não há uma hierarquia ou sequência de conselhos...

Paris o atalhou:

_ pai!! Estou te seguindo, pode ser mais direto, não estou anotando num caderninho como se fosse cair na prova. Vamos na linha da pessoa certa, acredito que esteja aí a minha dúvida e toda a insegurança que gira em torno. — A melancolia não mais existia nos olhos dela.

_ ótimo! Aliás, obrigado, preciso sempre desses *"spoilers"* para firmar os pés no chão.

_ *spoiler*, hein? *Iti malia.*

_ o quê?

_ deixa pra lá, pai.

_ a pessoa certa! Seu namorado é a pessoa certa? Não na minha avaliação, na da sua mãe ou das suas amigas, mas na sua: você o elegeria para reger sua felicidade? É o cara? Aquele que crava o tridente e dividirá as águas tormentosas para você atravessar em segurança?

_ lindo, pai! Poético. Menos. Percebo que minhas inquietudes aliviam a tensão. Quando entrei na sala, senti um ar carregado, mas deixa pra lá, quero ouvir mais sobre o Rei Tritão. Lembrei do filme da Ariel. Continue, pai.

_ espiritualidade à parte, filha, essa é uma questão importante. Costumo chamar a *"vexata quaestio"*. Crucial. Vou emprestar um pouco do que aconteceu comigo. Sempre soube que sua mãe era a mulher que eu escolheria para caminhar ao meu lado até a varanda da casinha branca... — A filha franziu a testa. Ele explicou: _ ...onde há duas cadeiras de madeira e palha, com leve balanço, postadas lado a lado. Avista-se, de um lado, um belo jardim florido, e do outro uma imponente árvore adulta, cujas folhas dançam ao som do vento brando. No horizonte, passando a cerca branca, um cristalino e calmo riacho. De dia, espelha o fogo do sol, e à noite, a prata da lua.

Antes que a filha o trouxesse de volta, ele se antecipou:

_ porém, nas primeiras semanas de casado comecei a ter dúvidas sobre o passo que dei. Pensava: casei, e agora? Se eu bater de frente, não tem para onde ir. Tudo tem que ser resolvido em casa, entre eu e ela. Estar ou não preparado? O mais estranho, Samara sempre soube que estava. Hoje entendo por quê. Será que eu me casei porque já estávamos juntos havia muito tempo? Porque os parentes dela já me viam como membro da família, todos solícitos e amáveis? Porque juntos reunimos condições financeiras para comprar casa, mobiliar, pagar as contas? Porque já era hora de ter intimidades sem receio de ser julgados? Muitas perguntas na cabeça. Onde encontraria as respostas? Refletindo? Simplesmente não sabia respondê-las. As dúvidas vieram como dores de cabeça, e como tal foram embora, e sem medicação. Sem conhecimento, sem solução, simplesmente as semanas foram se passando. Tratava-se apenas de sustentar a decisão tomada. Eu trabalhava, sua mãe também, retornávamos para casa, ela ainda cozinhava algo, jantávamos, às vezes uma discussãozinha aqui, outra ali. Ainda escolhíamos o melhor jeito de dormir lado a lado, abraçadinhos ou não.

Aliás, o corpo devia permitir desatarraxar um dos braços para poder dormir melhor, não acha?

A filha, com um olhar, clamou por mais objetividade. O pai prosseguiu:

_ bem, o que eu quero te dizer é o seguinte: quando acertamos na escolha, dê tempo ao tempo, e as coisas vão se ajustando. É um aprendizado contínuo. Para ambos, isso é ótimo. Num relacionamento não há hierarquia de nenhuma ordem. Muito menos do conhecimento de vida, vida conjugal. Respeito sempre, agressão nunca. Comemorar veementemente as conquistas. Não potencializar as adversidades, muito menos ressuscitá-las. Rir com abundância. Fazer amor com frequência e nunca decretar greve. Inovar e se descobrir em todos os aspectos, e sempre, sempre agradecer. Importante também: seus avós paternos e maternos estavam a um telefonema de distância, e isso ajudou muito. Quando eu era analista de suporte, havia um lema que tranquilizava a turma do CPD: "Suporte técnico a um bip de distância". Suporte é sempre bom. Mesmo que você não o acione, é tranquilizador e confortante saber que ele existe e está à mão. Não precisa ser parente, a amizade basta. Espero estarmos à disposição para dar todo o suporte a você e à sua irmã no futuro. *Ack?*

Passados alguns segundos, Paris falou:

_ *ack.* Só não entendi muito bem o lance "nunca decretar greve". Mas deixa pra lá. — Ela ficou reflexiva.

_ não é o cara ainda? — O pai interrompeu os pensamentos da filha. Ela gesticulou negativamente. Depois de alguns segundos, ela disse:

_ eu estava comparando com o meu relacionamento. Apenas o lance de parentes me colocarem dentro da família vai bem, mas os demais aspectos nem arranham. Não sei como terminar? Às vezes a sensação de ficar sozinha é tão angustiante e dolorida que simplesmente vou perigosamente me acomodando!

Os olhos agora eram de súplica.

_ minha querida, o que eu sei é que a pessoa certa sempre existe. Para encontrá-la, há uma condição quase inquebrantável: tem-se que estar disponível. Só. Não de um jeito sofrível, angustiante, criando uma redoma em volta. Apenas direcionando o foco para outras coisas, o trabalho, o estudo, as amizades, ótimos para manter uma pessoa ajustada. Será na saída de um teatro, num show, no trânsito, sentado na poltrona ao lado no anfiteatro, assistindo àquele simpósio do qual, passados alguns anos, os amantes nem lembrarão o tema, mas sim da ocasião. E da roupa que o outro vestia, o sorriso, o olhar desconcertante mas acolhedor. Até das gafes. Não se surpreenda e não desanime. O olhar pode até já ter ocorrido, mas ocorrerá novamente. O que está reservado continuará à espera. Você me entende? Ou melhor, você acredita?

_ *ack*, pai.

_ então, filha, comece pelo fim. Termine o relacionamento. Você já chegou a essa conclusão, só está procrastinando porque é uma pessoa generosa. Lembre-se, a regra inquebrantável servirá para ele também. Ele irá encontrar a companheira de cadeira na varanda, e não será você. Você apenas enxergou primeiro. Faça esse favor a vocês dois. Não há tristeza nisso. A tormenta é só aparente, as nuvens se dissiparão em breve e o sol brilhará intensamente.

Ela deu um leve beijo no rosto do pai e propôs convidar Samara e Berlim para jantarem no restaurante japonês favorito deles para comemorar o êxito no processo do cliente mais antigo do escritório.

No hall, aguardando o elevador rumo às garagens do edifício, Paris mencionou:

_ outro *spoiler*. A Berlim não está tão familiarizada com sua subjetividade quanto eu. Confesso, na idade dela eu não pescava o quanto você parafraseava. Na idade dela eu era muito mais... digamos, intimidada que ela. Raramente te questionava ou te enfrentava. Seria bom ter esse tipo de conversa com ela de vez em quando.

_ *ack!* — Jober, já dentro do elevador, perguntou:

_ sua irmã reclamou ou disse algo recentemente que...

Ela o interrompeu:

_ melhor falar com ela.

Antes de chegarem ao subsolo, Jober esclareceu:

_ a propósito, "nunca decretar greve" significa "não incluir a abstinência sexual como um dos castigos para as coisas que dizemos sem pensar ou deixamos de fazer". É normal num relacionamento conjugal banalidades gerarem discussões. Quanto mais tempo de convivência, menor a paciência. Não é uma regra ou um padrão. Com sua mãe tem sido assim. Sei que a analogia é chula, mas, assim como um carro, quanto mais tempo rodando, o desgaste de peças torna-se inevitável, e o índice de quebra aumenta consideravelmente. A manutenção torna-se dispendiosa. Muitos optam por trocar por um novo. É aí que a analogia resta grosseira. Outros sopesam todos os fatores envolvidos numa relação a dois. A origem, os valores, as obrigações. Dá-se a falsa impressão, pensando assim, que só há fardo e responsabilidades, não é?

Jober observou que a filha olhava fixamente para ele. A porta do elevador se abriu e ambos ficaram estagnados. Ele segurou a porta para ela. Caminharam em direção ao veículo. Virou-se para ela e concluiu:

_ quando você busca a origem, onde tudo começou, percebe que o sorriso, o desenho dos lábios, o brilho dos olhos e o cheiro da pessoa amada continuam presentes. A pele, lisa como pêssego, o corpo jovem, firme e escultural, não existem mais. Ficaram no passado, na lembrança. Aquela paixão avassaladora deu lugar ao companheirismo, à segurança, ao bem-estar. Por tudo isso vale, vale muito se entusiasmar, curtir, ousar, inovar, contemporizar, aquietar a alma e viver intensamente o presente como se não houvesse o amanhã. Não tenho a pretensão de esgotar numa única conversa tema tão relevante, importante e complexo. É apenas a minha concepção acerca do relacionamento. Seria prudente ouvir a sua mãe e outras pessoas.

O silêncio imperou. Deixaram o edifício comercial para trás. Do veículo ele reservou mesa para quatro no restaurante. Antes de chegarem em casa, o Dr. Jober atualizou a Dra. Paris sobre as peculiaridades do processo de Solano. Compartilhariam a documentação já produzida e iniciariam os estudos em busca da luz capaz de tirar o cliente da escuridão.

XV

Stuart se dedicou exclusivamente aos estudos naquele biênio. Nenhum envolvimento afetuoso com garotas. Seus desejos sexuais eram abafados, literalmente, com a palma da mão. A excitação lhe atingia a mente como se transmitida através de fibras óticas subterrâneas. Bastava buscar Zora na memória. Seus esforços focados refletiram-se no seu histórico e em avaliações que superaram em muito os requisitos estipulados pela universidade, não mais a de direito, em Coimbra. A primeira experiência profissional, no laboratório de química, teve um propósito específico, Zora. Porém, acabou se apaixonando pela ciência que estuda a estrutura das substâncias. Decepcionando os pais e seguindo os passos de seu mentor, o holandês Hans, matriculou-se no curso de graduação em engenharia química no IPT, Instituto Politécnico de Tomar, na pequena e bucólica cidade de Tomar, pertencente ao distrito de Santarém, na província do Ribatejo, região do Centro, sub-região do Médio Tejo. Portugal o recebeu no início de fevereiro de 2005, após atingir a maioridade. Stuart estava radiante. Enfrentaria novos e auspiciosos desafios. Um homem novo em um novo país.

Diferentemente do que seus pais pretendiam lhe propiciar, Stuart optou por uma acomodação mais acanhada, compatível com a realidade que aprendera e observara no último ano nos Estados Unidos, período em que trabalhou e estudou. A recente estada na luxuosa casa dos pais, com empregados e motorista à disposição, agredia suas inacabadas e frívolas convicções. A pequena pensão abrigava somente homens. Era um sobrado, o terceiro de oito geminados perfilados na quadra ao lado da Igreja de Santa Maria dos Olivais, onde se encontravam os restos mortais de Gualdim Pais, mestre templário e fundador da cidade. Todos os sobrados, excepcionalmente, dispunham, no andar superior, de três quartos e dois pequenos banheiros. No térreo, uma sala copa, a minúscula cozinha, um banheiro menor ainda, adaptado para banhos, e dois quartos acanhados. Quem gerenciava era a proprietária, Dona Fátima, uma viúva gorducha, com uma barbicha de dar inveja a muitos gajos. Ocupava um dos quartos do andar superior e vivia o tempo todo com bóbis presos nos cabelos acinzentados. Stuart ocupou o único quarto disponível, pouco ventilado, nos fundos do térreo. A extraordinária vantagem, enaltecida pela velhota barbuda, era a saída para o quintal, um espaço de pouco mais de vinte e quatro metros quadrados de lajotas vermelhas, onde, além das tralhas, havia um pequeno tanque de lavar roupa e uma arara para secar.

Dentro do cômodo, à disposição, uma cama de solteiro com colchão de molas seminovo e um pequeno guarda-roupa praticamente tomado por cobertores cheirando a mofo para amenizar o frio e a umidade, potencializados naquele cubículo durante o inverno. O cabideiro de parede compensava a ausência de espaço para as roupas de grife de Stuart. Um espelho, uma cômoda de duas gavetas e uma cadeira com assento de palha completavam a modesta mobília. Compartilharia o banheiro adaptado com outro inquilino, Seu Padilha, um representante comercial que vivia viajando, e assim congestionaria o fétido sanitário poucas vezes.

Os demais inquilinos eram Keita, 23 anos, um africano oriundo de Guiné-Bissau, pele escura como petróleo, cabelo bem aparado, magro e alto. Seria ortopedista, e fazia residência no Centro Hospitalar do Médio Tejo, e trabalhava três noites por semana como legista assistente no Instituto Nacional de Medicina Legal e Ciências Forenses. O gigante africano ocupava o quarto imediatamente acima do de Stuart. O outro quarto do andar superior, o de frente, era ocupado pelo indiano Zafar, nascido em Mumbai há 21 anos, um gênio da informática. Pele parda, olhos e cabelos negros, estava um pouco acima do peso. Trabalhava no ESTA, Escola Superior de Tecnologia de Abrantes. Paralelamente, em home office, desenvolvia ferramentas de descriptografia. O empregador, ele não revelava. Além dos inquilinos, duas vezes por semana aparecia a pequenina Pilar, uma nativa rechonchuda, sem noção do perigo, interessadíssima, em escalar Keita.

Uma conta foi aberta no Banco Comercial Português, o Millennium BCP. Stuart fotografou o quarto e as instalações de uma fina pousada próxima à ferroviária e as enviou para o pai. Consequentemente lhe era creditado regularmente o montante para a onerosa acomodação fotografada, suficiente para bancar, além das mensalidades do IPT, meretrizes, álcool, maconha e outras excentricidades.

Stuart estava qualificado para sobressair-se numa das mais conceituadas universidades de direito do mundo; portanto, o IPT jamais o desafiou. Embora curta, sua experiência profissional ao lado do holandês Hans o projetou disparadamente como o melhor aluno. Tornara-se monitor nas aulas práticas. Galopante sucesso o fez ser assediado, mas seu eleitorado era outro, e não demorou muito para lingeries de prostitutas ocuparem o cabideiro do muquifo. Também não tardou para Dona Fátima franzir o cenho e escorraçar as raparigas. Ela proibiu veementemente o acesso de mulheres à pensão. Apontando o dedo gordo e entortado pela artrite para a porta pesada de madeira com uma pequena janelinha de vidro bisotê, a única entrada da pensão, ralhou:

_ por esta porta, que eu mesma batizei de "espelhamento da Sagrada Igreja de Santa Maria dos Olivais", só entra mulher para ajudar na limpeza da pensão. Fui clara?

Stuart, ainda sob efeito da ressaca, apenas acenou, concordando. Ele já tinha planos para o quintal dos fundos. Com passagem pela sociedade consumista americana, se surpreendera com o fato de nenhum dos vizinhos de quadra ter transformado seu quintal em garagem. Como resultado, um beco abandonado, escuro, margeando os muros de oito quintais, ligando uma rua à outra. O pesado portão de folhas duplas de latão, reforçado com barras de ferro, pintado de preto, franqueava a saída para o beco. Do lado oposto ao portão, os fundos de um cassino clandestino que ocupava aproximadamente um terço da quadra, ladeado por uma mercearia e uma casa de ferramentas. A sujeira depositada sobre a soleira denunciava, a última vez que aquele portão se abriu, imaginou ele, foi para receber os amigos templários de Gualdim Pais. As pantufas cinza não carregavam as pernas cambaias aquecidas por meias de tricô pretas que iam até as canelas da Dona Fátima para aquelas bandas de trás há séculos. Além do mais, o velho e enferrujado cadeado ficava no topo do portão, atando duas argolas, a pouco mais de dois metros do chão, assim Dona Fátima não percebeu quando Stuart o substituiu. A velhota percebeu apenas a chegada da planta, que aprovou imediatamente. Ele comprou *ficus benjamina,* da altura de um homem mediano, enterrada num vaso de cimento cru. O vaso foi acomodado sobre uma plataforma de madeira com rodinhas, parecendo um carrinho de rolimã. O conjunto, verde-oliva qual um cadete do exército, atingia altura suficiente para cobrir o cadeado novo.

As férias do meio do ano chegaram tão rápido como notícia ruim. Stuart escreveu aos pais. Disse que ainda não havia instalado um telefone privativo no quarto. Informou que não iria para o Brasil. Estava se destacando e fora designado monitor dos alunos em dependência. No rodapé, mentirosamente acrescentou: "saudades de vocês e de casa".

O verão castigava, e a sensação térmica dentro do quarto lembrava um forno de assar pão. Stuart negociou com a barbuda. Adicionaria vinte por cento ao aluguel em troca do uso privativo do quintal. Como a velhota aceitou sem pestanejar, ele puxou uma extensão e instalou uma geladeira abarrotada de cervejas. Comprou uma cadeira de jardim reclinável e uma mesa com pés grossos de imbuia e tampo redondo de pedra, com um orifício no centro por onde passava a haste do guarda-sol dobrável. Dona Fátima indagou do inevitável acréscimo na conta de luz. Renegociaram o adicional para trinta por cento, mais a promessa de a geladeira e demais apetrechos ficarem quando ele partisse. Assim como o telefone, a ser instalado em breve no quarto dele. Foi a primeira vez que testemunhou o sorriso postiço dela.

A lua cheia, com seu esplendor prateado, projetava a fícus na parede descascada da pensão. Quando uma brisa mais acentuada soprava do Tejo, a sombra balançava a fícus e a imagem do cadete do exército bailava lentamente, embalando os pensamentos de Stuart. Bebendo cerveja estupidamente gelada, em momentos de paz, decidiu: o próximo investimento seria custear a pintura daquela joça. Arrancaria mais sorrisos postiços. Levantou-se, deixou a long neck na mesa e foi até o quarto, a dois metros de distância. Do fundo da segunda gaveta da cômoda apanhou uma pequena lata de óleo lubrificante. Cuidadosamente untou as dobradiças do antigo pórtico dos Templários. Planejava, mais tarde, depois de a velha barbuda conceder descanso aos bóbis, mergulhar a dentadura no copo sobre a cabeceira, orar e começar a roncar feito um trator Massey Ferguson dos anos 50, trazer Carolina, uma aluna relapsa que se insinuara libidinosamente, almejando dicas para o exame final.

Stuart jamais tentou ficar totalmente nu frente à assanhada, muito menos copular plenamente. Impensável. Desejava fazer sexo oral nela. A intimidade foi decepcionante. A lampeira e espevitada moça, mal abaixou a calcinha, já cobrava dicas para o exame. O ímpeto desvaneceu. De positivo, o portão dos fundos não rangeu e mansamente se abriu. A fícus, como um exímio skatista, se deslocou lateralmente sobre as lajotas avermelhadas, franqueando-lhes sorrateira passagem. A aluna sapeca reprovaria, mas o oculto pórtico do abatedouro estava aprovado com louvor.

O outono trouxe a chuva e derrubou as temperaturas. O quintal ficou subutilizado. A porta da geladeira passava semanas inerte, diferentemente do portão de latão preto. Stuart, preso às sombras do passado recente, priorizava o sexo, a indiferença, em detrimento do relacionamento e da reciprocidade. As profissionais jamais ousariam tecer algum comentário pejorativo ou depreciativo — não seria inteligente para os negócios. Contra a baixa autoestima, nada melhor que um elogio, mesmo falso e oneroso. Assim, a fícus era deslizada apenas para a passagem das meretrizes.

Durante o café da manhã, Dona Fátima o surpreendeu dizendo que na noite anterior ouviu a porta da frente se abrir quando ele saiu, mas não o ouviu retornar. A partir daquele dia, nas noites dedicadas ao sexo tarifado ele sairia e retornaria pela passagem oculta.

A noite daquela sexta-feira no início de dezembro apresentava um vento frio, cortante, no entanto, incapaz de desencorajar os pecadores. O céu azul-escuro e estrelado como a capa de um mago iluminava a parte do beco que separava o cassino da pensão. Passava das 22 horas. O Massey Ferguson tardou a roncar. Stuart empurrava a fícus para a esquerda quando ouviu gritos. Uma confusão se estabeleceu na frente no cassino. Ele decidiu destravar o cadeado, mantendo o portão fechado até se certificar de que o tumulto abrandara. Uma breve pausa o encorajou a abrir o portão. Concomitantemente ouviu-se um vozeirão ameaçador do outro lado da rua, e um rapaz, aos trôpegos, entrou correndo pelo beco, dando de frente com Stuart.

_ por favor, me ajude, ele vai me matar! — suplicou o jovem, um pouco mais velho e mais baixo que Stuart.

Sem tempo para pensar, Stuart abriu o portão e afastou a fícus com mais força que de costume, fazendo-a encostar no muro lateral.

_ entre aqui. Esconda-se junto ao muro! — ordenou Stuart. Ele fechou o portão, travou a cadeado e se prostrou ao lado do desconhecido. Com o dedo indicador sobre os lábios, determinou silêncio. Segundos depois, passos apressados e pesados vindos da extremidade sul espalhavam o cascalho que cobria o beco. Imóveis, os jovens ouviam a respiração ofegante do perseguidor. Após forçar e constatar que o cadeado trancava o portão, arrastou seus pés até a extremidade norte do beco. Stuart, usando o tanque como escada, observou, um homem enorme e atarracado, de costas, com algo brilhante, prateado, em uma das mãos. Os cabelos da nuca dele se arrepiaram quando viu que o instrumento tinha a forma de um revólver. O parrudo homem dobrou a rua no final do beco. A luz do banheiro do quarto de Dona Fátima iluminou parcialmente o quintal, denunciando um trêmulo rapaz, de cócoras, próximo ao portão. Stuart desceu do tanque, reposicionou a fícus e sussurrou para o apavorado rapaz:

_ venha comigo.

Acomodados dentro do pequeno quarto, Stuart, com gestos, solicitou que o convidado aguardasse e permanecesse silente. Ele rapidamente vestiu o pijama e foi até a cozinha. Não demorou, veio Dona Fátima arrastando as pantufas, de roupão listrado, roxo e amarelo, sem bóbis, só o cabelo acinzentado e desgrenhado. Uma visagem. Com os olhos arregalados, atônita, perguntou:

_ ouviu a gritaria? Veio dos fundos!

_ ouvi. Acordei assustado — mentiu. _ o que será que aconteceu?

_ não sei se você sabe, mas tem uma casa de jogos do outro lado do beco. — A velhota erguia as grossas sobrancelhas e apontava para os fundos.

_ desconhecia esse fato — mentiu ele novamente.

_ é bom mesmo! Volta e meia há tumultos por lá. Certo dia houve troca de tiros. Uma barbaridade! Na frente de casa, Anjos; nos fundos, o Demônio. Minha Santíssima! — exclamou, fazendo o sinal da cruz.

_ bom, seja lá o que ocorreu, não nos diz respeito e já passou. — Outra mentira. _ boa noite.

_ também vou voltar para a cama antes que meus pés gelem. Boa noite.

Quando retornou para o quarto, ele encontrou o rapaz, ainda trêmulo, sentado na cadeira de palha. Sussurrando, estendeu a mão e se apresentou:

_ Stuart. Nem perguntarei "como vai" porque já presumo a resposta.

_ Zinédine Almar. Melhor me chamar de Almar.

Tinha um sotaque engraçado. Era argelino. Cabelos negros, olhos esverdeados, nariz aquilino e um bigodinho estiloso. Sempre sorridente, intitulava-se Clark Gable em miniatura. Mais tarde confessou que a referência artística passou do avô para o pai, que agora ele plagiava. Tinha quatro anos quando seus pais e mais quatro irmãos mudaram-se para o Marrocos. Moravam na periferia de Casablanca. Seu pai, também argelino, era motorista de ônibus. A mãe, portuguesa, costurava para senhoras abastadas. Com 14 anos, buscando uma vida melhor, mudou-se para a casa do tio, irmão da mãe, um alfaiate idoso e solitário. Residiam em Vila Nova da Barquinha, ao sul de Tomar.

_ o que você aprontou para deixar o brutamonte tão emputecido? — Stuart continuou sussurrando.

_ a história é longa. Para registro, o brutamonte se chama Jordão, segurança do cassino aos fundos. — Almar compreendeu que deveriam falar baixo.

_ você não viu, o cara estava armado!

_ por sorte ele não estava armado quando eu mandei ele enfiar as notas falsas no rabo. O tempo que ele demorou para apanhar o revólver foi o suficiente para eu sumir, com a sua ajuda, é claro. — Almar esboçou um sorriso, misto de alívio e gratidão.

_ na verdade foi instinto. Você não é um meliante, é? Bem, se for, tô fodido! — Stuart falou, convicto de que Almar era gente boa.

_ preciso esperar um tempo aqui antes de ir; posso?

_ se vai esperar, poderia começar a contar a história toda.

Stuart se deitou por cima da colcha na cama estreita, ajeitou o travesseiro, olhou para Almar sentado na cadeira à sua frente e sinalizou para ele desembuchar.

Almar contou que devia 500 euros no cassino por conta de uns cacifes que pegara fiado a fim de peitar uma aposta inverossímil de um coreano filho da puta de sortudo. "O cara cagou ases de todas as cores! Arregaçou a minha sequência!" Os 500, em dois meses, viraram 1000. Antes da sinistra magia do puto do dono da banca transformá-los em 2000, resolveu pagar utilizando notas falsas. Introduziu à narrativa o fato de "trabalhar" com um camarada russo chamado Boris, um competente e perfeccionista falsificador de todo tipo de documento, exceto dinheiro. Almar ainda confessou, o lance de falsificar notas de 50 euros, da primeira série, foi um pedido especial dele. Enfatizou que Boris não teve culpa pela merda no cassino. Ao final, agradeceu mais uma vez e se colocou à disposição, dizendo que lhe devia uma, e das grandes.

Stuart se levantou da cama e pediu-lhe que esperasse um minuto. Voltou com duas long necks de cerveja. Ofereceu uma ao visitante e se sentou na cama.

_ você nem sabe se eu bebo... — Almar, segurando a garrafa, falou num tom desdenhoso e um pouco mais alto.

Agitando a mão direita, Stuart sinalizou para que ele falasse baixo. Em seguida respondeu:

_ seria o primeiro cara sem grana, péssimo jogador de pôquer, que entra num cassino xexelento e manda um troglodita armado tomar no cu, e é abstêmio.

O argelino abafou a gargalhada e tocou sua garrafa contra a de Stuart, brindando. Bebericou, olhou para o anfitrião e disse:

_ você é parceiro. Gostei de você.

Depois de outra rodada de cervejas, combinaram de se encontrar à noite num barzinho à margem do Tejo. Stuart aconselhou ser mais prudente Almar sair pela porta da frente e apanhar um táxi, silenciosamente. Havia um ponto em frente à Igreja de Santa Maria dos Olivais. Ele prontamente seguiu o conselho do novo amigo. De Tomar a Vila Nova da Barquinha pela A13, aproximadamente 25 minutos, daria uns 40 euros. O taxista, um sovina, ficou radiante quando o simpático rapaz parecendo Clark Gable pagou com uma nota novíssima de 50 euros, abdicando do troco.

Entre umas e outras, quando a mesa já colecionava mais garrafas que pista de boliche, Almar, língua solta, confidenciou a Stuart seu modo de vida. O tio, o solitário alfaiate, morrera há dez meses. Como único parente, a irmã, mãe de Almar. Auxiliado pelo competente Boris, apresentou um testamento elaborado pelo falecido, conferindo ao querido e devotado sobrinho o direito ao usufruto vitalício do único bem digno de ser partilhado. Todos os equipamentos de costura seriam despachados em favor da irmã. Ninguém no Marrocos tomou conhecimento do fato de Almar, também com a ajuda do russo, ter resgatado uma poupança e um seguro, ambos não muito expressivos, mas que custearam bebedeiras e jogatinas até aquele momento. Acrescentou que estava engendrando uma grande jogada, algo que o tiraria do sufoco. Boris seria sócio.

Durante o porre, ou em decorrência dele, naquele sábado à noite Stuart emprestou, a fundo perdido, mil euros para Almar pagar a dívida no cassino e poder frequentar a pensão sem receio de ser alvejado por Jordão. Na contabilidade atual, restaram dois débitos a Almar em favor de Stuart, o dinheiro e a vida. Também foram dois os atos de Almar junto ao cassino, pagar e desculpar-se com o brutamonte. Quis um terceiro ato, reaver as notas de 50, mas Jordão, nem um pouco amistoso, o convenceu a esquecê-las definitivamente.

Injuriando a Rainha dos Bóbis, o quintal das lajotas avermelhadas passou a ser point da nova trupe. Experts em suas áreas, um postulante a engenheiro químico, um quase médico ortopedista, um gênio da informática e um exímio trambiqueiro, o único que não representava renda para Dona Fátima. O incógnito Padilha continuava viajando. Para não ser escorraçado, o articulado Almar, classificado pela velhota barbuda como intruso e responsável por desarticular o cortiço, sempre trazia uma surpresinha açucarada embrulhada num papel-manteiga. Para o deleite da injuriada de pantufas, no embrulho vinha Pastel de Belém ou Pingo de Tocha. Antes de a velha ralhar pela mesmice e falta de criatividade, o argelino descobriu um confeiteiro no caminho que fazia a melhor cornucópia da região. Farfalhava que mataria a Rainha dos Bóbis pelo diabetes.

Por telefone, Stuart comunicou aos pais sua intenção de botar uma mochila nas costas e seguir de trem até a França, testemunhando o Natal e o Ano Novo sob neve. Prometeu compensar a ausência na primeira folga estendida no campus. Antes de ouvir as lamentações, desligou.

Agregador, comprou cinco banquinhos de madeira. Mais e mais aquisições aumentavam o espólio a ser deixado para Miss Bóbis. Foram importantes também para contrapor às reclamações dela após descobrir que o portão dos fundos não estava inutilizado. Tarefa hercúlea tirar Zafar do quarto. Sabedor de que o indiano era aficionado por refrigerante, o estratagema para convencê-lo a frequentar Camelot e sentar-se à távola redonda (conforme denominou Almar assim que avistou a mesa com tampo redondo de pedra), foi franquear um espaço no refrigerador para ele acondicionar latas e latas de xaropes açucarados de frutas artificiais. Keita, quando havia passado a noite determinando a causa mortis de um corpo beijado pela morte, mais cochilava do que bebia. Da mesma panificadora que provia a cornucópia, vinham queijo e salame. O introvertido Padilha, finalmente de volta a Tomar e à pensão, após constranger-se com o repertório de piadas envolvendo gays encenadas pelo argelino, nunca mais deu as caras; talvez quisesse, na boa, ter dado para os caras. Assim, os quatro cavaleiros, em que nenhum era o Rei Arthur, muito menos Lancelot, quando as agendas pessoais não obstaculizavam as adorações extáticas, encontravam-se no boteco do Ari, um cantinho pitoresco, muito frequentado pelas profissionais, no caminho para Ferreira do Zêzere, ao norte de Tomar.

Numa dessas noitadas, Zafar não pôde comparecer. Keita foi se aliviar no mesmo instante que Almar. Dividindo o apertado e fétido banheiro com dois mictórios, desapercebidamente, o curioso argelino sapeou de esguelha o gigante africano se desvencilhar do fecho-éclair e retirar para fora, apontando em direção à patente amarelada, uma verdadeira jiboia negra. Impressionado e intimidado, o trambiqueiro deu o toque de recolher e voltou logo para a mesa.

Ventava forte. Oficialmente o inverno ainda não se apresentara, mas as águas gélidas do Tejo contribuíam para uma sensação térmica típica da mais odiada estação. A chegada de clientes era anunciada pelo vento que entrava pela porta surrada do boteco do Ari. Os três, sentados na primeira mesa, colada ao acesso, praguejavam a cada baforada do Tejo, até surgir a deslumbrante messalina Carol. Carol, na verdade Maria Carlota, um avião, plainava por instrumentos sobre a densa fumaça proveniente dos cigarros, cachimbos, rapé, narguilé e até fumo de rolo quando, avistando o olhar convidativo de Almar, duas enormes luzes de aproximação, decidiu aterrissar na cabeceira da pista da mesa 1.

Prontamente abastecida, não de querosene de aviação, deram-se início as tratativas comerciais. Carol, loira platinada, cílios longos, muito bem maquiada, incrivelmente harmonizada, trajava um vestido vermelho ultradecotado, exibindo dois melões unidos como gêmeos siameses espremidos no bojo do sutiã preto de renda. O belo corpo, firme, condizente com a juventude de Maria Carlota, 26 anos, estilo boazuda, beirava um metro e oitenta de altura, considerando o salto agulha do Jimmy Choo preto verniz, presente de um desembargador corrupto da Suprema Corte de Lisboa.

_ uma rápida no carro, 40 euros.

Almar fez o lance. Enrolou uma nota de 50 euros russos "borisenses" e, como bisturi, separou os gêmeos siameses. Sob olhares libidinosos, Carol, sensualmente, retirou o rolinho preso aos melões e analisou-o contra a fraca luminária junto à porta. Com os lábios carnudos pintados de vermelho, dirigiu-se ao pretendente:

_ só aceito da série Europa. — Delicadamente enrolou novamente a nota e a colocou dentro da calça do argelino, provocando-lhe súbita ereção.

Stuart pegou da carteira uma nota de 100 euros, outra de 50, ambas da série Europa, puxou a mão suave dela, não a que despertou o míssil argelino, e as entregou, dizendo:

_ ligue para duas amigas, preferencialmente do mesmo meloeiro... — ele indiscretamente mirava os fartos seios da moça _ ...e as convide para se juntarem a nós.

Inexplicavelmente, sem se dar ao trabalho de analisar as notas, a platinada olhou direta e profundamente para Stuart e propôs:

_ não muito distante daqui há uma espaçosa suíte, onde todos poderíamos desfrutar de uma big festa. — Pegou o dedo indicador da mão direita dele, posicionou-o diante dos lábios carnudos e vermelhos, e prosseguiu: _ não garanto que haverá bolo, mas assoprarei a velinha. — Assoprou a ponta do dedo da fonte pagadora.

Para a perplexidade de todos à mesa 1, Stuart, taciturno, bruscamente puxou a mão de volta, e, sem dizer uma palavra, levantou-se. Foi em direção ao banheiro. Devido ao mau tempo, o aeroporto fechou para pouso. Apenas Carol decolou, não sem antes, atendendo ao sinalizador Almar, deixar os 150 euros sobre a pista da mesa 1. Foi a única vez que Keita se manifestou:

_ que bicho mordeu ele?

Os companheiros já se conheciam o suficiente para prescindirem de esclarecimentos. Apenas uma cerveja, a denominada saideira, embora da mesma marca e tão gelada quanto, apresentava sabor amargo, intragável, diferentemente das anteriores. Os segredos de uma boa cerveja são qualidade, gelo e alto-astral. Keita e Stuart, calados, dividiram um táxi para a pensão. Almar ainda visitaria uma espelunca que aceitasse notas russas de 50 euros.

O episódio no boteco do Ari, ainda crepitando, recomendava tempo para as coisas se acomodarem. Almar deixou de frequentar a pensão por um período. Dona Fátima, mais satisfeita e menos pesada. Keita colocou-se à disposição de mais plantões e, por uns euros a mais, passou a integrar, em finais de semana alternados, a equipe socorrista da ambulância do serviço municipal de socorro às vítimas de acidentes automobilísticos. Stuart passou o Natal em Roma e o ano novo em Paris. Quando retornou, decidiu retomar com mais intensidade as atividades físicas. Nos Estados Unidos ele praticava natação, musculação, e às vezes vôlei. No campus do IPT, frequentava assiduamente a academia instalada no ginásio de esportes e dava braçadas na piscina pré-aquecida por um sistema inovador de captação da energia solar, orgulho dos alunos do quarto ano da turma de engenharia elétrica. Depois de presentear Miss Bóbis com uma peça de cristal produzida na ilha veneziana de Murano, obteve aprovação para instalar um toldo de recolher, relativamente grande, sobre o canto onde o tanque de lavar roupa morcegava. Havia espaço suficiente para abrigar uma bicicleta ergométrica e um armário de aço para servir de depósito para pesos, corda para ginástica, uma esteira e bosu. Na primeira chuva do inverno, percebeu o novo investimento não duraria. Mandou instalar um tablado, tipo deque de madeira itaúba para servir de base e proteger a bike e o armário da água da chuva que alagava o piso de lajotas vermelhas.

Pedalando sem sair do lugar num sábado de brisa fria mais ensolarado, prenunciando a primavera, e sem poder ouvir música, terminantemente vetado pela proprietária, de esguelho viu o indiano aproximar-se da geladeira. Tal qual uma raposa vermelha, sorrateira e ardilosa, sem produzir qualquer ruído, abriu, retirou uma lata de suco de pêssego e fechou a porta em segundos. Passados 53 minutos, Stuart, exausto, sedento por uma cerveja gelada, avistou o mesmo canídeo astuto de cor caramelada. Antes de Zafar, em retirada, se abrigar na toca de cima, Stuart o convidou para puxar um dos banquinhos de madeira e sentar-se em volta da mesa de tampo de pedra. Enquanto um dragava uma cerveja gelada pelo bico, o outro bebericava o segundo suco de pêssego. Stuart investiu:

_ não querendo ser inconveniente, mas em que você trabalha mesmo?

_ em algumas frentes. A remuneração regular vem do ESTA.

Evidentemente, Zafar não desejava falar sobre os trabalhos realizados no seu quarto. Stuart precisou gastar seu poder de persuasão. Como um jogo onde pela resposta tem-se a pergunta, ele lançou a primeira:

_ estou com dificuldade em obter informações que trafegam por e-mails de um grupo de antigos amigos. — Olhava, ora para o fundo da long neck, ora a reação do indiano.

Com certa indiferença, Zafar se inseriu no tema desejado por Stuart.

_ que meios você tem utilizado?

_ meio sem saber como? — Stuart se levantou e tirou do refrigerador outra ampola de cevada. Deixou o indiano pensativo.

_ você está me pedindo ajuda?

_ esse é um meio eficiente a ser utilizado.

_ não quero ser rude, mas meu tempo e meios custam. Tenho um propósito de vida e preciso de dinheiro para realizá-lo.

O olhar penetrante de Zafar transmitia determinação.

_ você e esse seu enigmático propósito. — Outrora o indiano havia revelado, *en passant,* nutrir inquebrantável objetivo na vida, e tudo o que fazia ou deixava de fazer era em função desse objetivo. _ espero um dia ter sua confiança e ouvi-lo revelar o propósito que te consome as entranhas.

_ você aparenta mais idade. É muito inteligente e perspicaz. Quem sabe um dia se revele confiável o suficiente. No momento, aceitaria um pouco do seu dinheiro.

_ o que faz você pensar que eu tenha posses?

_ retiro o *muito,* você é só inteligente. Vamos nos subestimar ou avançar nas negociações? — disse Zafar, implacável e astuto.

_ *touché!* Quanto você cobraria para me ensinar a... — Stuart balançou a cabeça, mordiscou o lábio e ergueu as mãos como se estivesse orando. Prosseguiu: _ ...invadir, vai, o e-mail de alguém? — Sentiu-se aliviado tal qual um carregador de piano ao final de cinco lances de escada que avista o destinatário no topo da escada.

_ agora, sim, objetividade! Preciso de mais informações. Providencie: nome do provedor, nome do usuário, localização; dependendo do tipo de comunicação, se discada ou não, marca do modem, essas coisas. Consegue?

_ preciso, também, de sua ajuda para obter as informações.

_ você há pouco disse que precisava da minha ajuda para obter as informações que trafegam entre e-mails, e agora está dizendo que não tem sequer os nomes dos usuários! É isso mesmo? — Zafar pareceu intrigado.

A fisionomia de Stuart respondia à pergunta do indiano. Zafar, coçando a negra cabeleira, ponderou:

_ vai te custar um pouco mais.

Stuart contou o que podia. Ainda se sentia aviltado e envergonhado. Poupou o amigo indiano dos detalhes mais íntimos. Zafar voltou-se para o teclado. Era incrível acompanhar a linha de raciocínio de um hacker. Uma verdadeira rede neural. Stuart já havia lido, em ciência da computação e campos relacionados, redes neurais artificiais são modelos computacionais, inspirados pelo sistema nervoso central de um animal, capazes de realizar o aprendizado de máquina bem como o reconhecimento de padrões. O animal à sua frente, da família dos canídeos, indubitavelmente materializava tal conceito. Em curtíssimo tempo o indiano fez jus ao investimento, que na verdade descapitalizou insignificantemente o patrocinador a milhares de quilômetros, de sotaque britânico, o pai de Stuart, que, sem se imiscuir, acreditava estar custeando mais uma especialização para o prodigioso filho. Stuart agora tinha um espaço exclusivo no HD do Macintosh instalado no quarto de frente no andar de cima.

Certa ocasião, o indiano, irritado com marcas de fundo de garrafa desleixadamente deixadas sobre o tampo da mesa de trabalho, ralhou com Stuart. Stuart analisava, demoradamente, na tela do monitor, os dados coletados e armazenados.

_ afinal, o que você tanto procura?

Com o dedo sobre a tecla PgDn, não tirava os olhos da tela:

_ você me conta seu propósito de vida e eu lhe conto o que procuro.

_ não somos tão íntimos assim. — Zafar limpou as marcas com a manga da blusa, e bruscamente virou a tela para si. Rapidamente os olhos da raposa identificaram tratar-se de troca de textos entre e-mails de um grupo de pessoas. _ porra, você vai envelhecer precocemente de tanto se expor à radiação ultravioleta e eletromagnética emitida pelo monitor. Apenas diga uma palavra-chave e eu desenvolvo um filtro para ti.

_ pode ser mais de uma palavra-chave?

_ quanto mais palavras-chaves, menos exposição para deteriorar essa sua cútis de boneca.

Definidas as chaves, Stuart finalmente avançou. Obteve informações preciosas, muitas, aliás, jocosas e felinas. As palavras-chaves operaram como peças de um quebra-cabeça, e o indiano agora deduzira o que atormentava o amigo. Stuart subestimara a possibilidade do renascimento de seu ódio avassalador. O ódio veio, e junto uma dor estomacal tão intensa, que no dia seguinte visitou Keita no Centro Hospitalar do Médio Tejo.

Medicado, comunicou ao IPT que se ausentaria por dois dias. O primeiro dia de convalescença foi suplantado devorando um ótimo livro de Ken Follett. No segundo, uma chuva contínua o manteve confinado no quarto abafado. O ilimitado aporte vindo do Brasil certamente poderia custear a instalação de um aparelho de ar-condicionado. O problema estava na limitação do quadro de distribuição com disjuntores arcaicos. Conformado, olhava para o ventilador de teto, zumbindo como um enxame de abelhas. O azoinar foi abafado pelo som seco, ritmado, vindo do andar de cima, parecendo um bate-estaca, que se misturava ao som similar do martelar de uma araponga.

A chuva cadenciada não só limitou as atividades de Stuart como também impossibilitou Pilar de executar alguns serviços externos, como estender lençóis e fronhas no varal do quintal. Não precisando retirar as roupas das camas, gozava de um precioso tempo de sobra. Dona Fátima invariavelmente aproveitava o dia que Pilar aparecia para se reunir com as demais integrantes da Pastoral e debater sobre as próximas celebrações eucarísticas. A fase da troca de olhares, bem como a das insinuações recíprocas, já havia sido superada. O desejo crescente encorajava subestimar os riscos. Tudo a favor. Ela pensou, a patroa ausente, os serviços em dia, não estava no período fértil, a calcinha da hora. Uma chuveirada-relâmpago, roupa atraente, porém discreta, resolveriam. Ele pensou, ninguém em casa e estou com um puta tesão, não custar tentar. Bastou cruzarem-se no topo da apertada escada para o gigante africano notar o shortinho branco e apertado da diarista e puxá-la sem resistências para o interior do quarto. À medida que a pequena Pilar cavalgava sobre o enorme membro de Keita, ela sufocava o grito, imitando araponga. A cabeça pensante do africano batia contra a cabeceira da cama junto à parede, provocando o som de bate-estaca.

Stuart, intrigado, subiu as escadas de dois em dois degraus. Chegou à porta do quarto do africano em segundos, no exato momento em que o gigante atingiu o orgasmo. Ele blaterava como um camelo, mas a araponga não mais estridulava. Desnorteado, sem concatenar pensamento e dedução plausível para identificar os sons provenientes do cômodo, Stuart, no afã de prestar socorro, escancarou a porta e os flagrou. Assustado, deixou o casal para trás e voltou para o quarto no térreo, estabelecendo um novo recorde para a modalidade "descer escada".

Na primavera de clima ameno e agradável, o sol laranja realçava o avermelhado das lajotas, revelando a enigmática cor magenta, tal qual um lago de conto infantil. A fícus, revigorada. O incansável e sorridente cadete batia continência a cada amanhecer e a cada entardecer. Contemplativo, Stuart sentia a fera interiorizada, que de tempos em tempos o atormentava, naquele momento, hibernava. Apaziguado, decidiu conclamar os parceiros para a nova temporada de lazer, de risos, de conversas desprovidas de conteúdo, de simplicidade, de amizade. Fazer algo sem esperar nada em troca e receber o que o dinheiro não poderia comprar.

Num final de tarde de uma quarta-feira de abril, algo raro. "Cinco agendas, como planetas, alinharam-se para desencadear acontecimentos sincrônicos em cinco vidas, tanto no nível prático, envolvendo relacionamentos e trabalho, quanto no nível pessoal profundo, envolvendo estados emocionais e mentais." Assim verberou o orador Almar entornando uma cerveja. Padilha, de volta à pensão depois de um longo período peregrinando por sua clientela, antes de o argelino divagar da astrologia para piadas homofóbicas, desculpou-se e se retirou. Não houve insistência para ele permanecer. Ocupados quatro banquinhos de madeira, e parcialmente ocupada a távola redonda com garrafas long neck e latinhas de suco, a prosa fluía descontraidamente até Pilar, novamente de shortinho branco, acentuando a calcinha fio dental, se prostrar diante do tanque, de costas para os observadores. Com os pés pequeninos inclinados sobre o tablado, tentando alcançar o fundo do tanque, distendendo os músculos dos glúteos, exibia a bundinha redonda e empinada, desconcentrando toda a trupe da távola.

Quando a pequenina araponga voltou para os afazeres internos, iniciaram os voluptuosos comentários:

_ parece um chaveirinho, mas que é tesudinha é! — instigou Almar.

_ ela só tem olhos para um, e não é você — atalhou Zafar.

Olhando apenas para a pele azul-petróleo do rosto de Keita, não era possível perceber seu desconforto, mas a inquietude dos olhos e a boca semicerrada o delataram.

_ nãoooo! — exclamou o argelino. Fitando o africano, buscava a confirmação: _ você?

Keita desviou os olhos na direção de Stuart, que esboçava um sorriso maroto nos lábios e fitava o lago magenta.

_ aquele dia eu não imaginava que você estava aqui — tagarelou o africano.

_ opa, opa! Do que vocês estão falando? Estou boiando aqui? — Almar soltou as algemas das impertinências.

_ o mesmo serve para mim. Também estou por fora — concluiu Zafar.

Depois de um silêncio condenado à morte, alvejado por tiros de balas de curiosidade, Keita, sem saída, como um crupiê, distribuiu cartas para o argelino e para o indiano, colocando-os no jogo.

_ pelo amor de Deus! Mantenham o que vou contar em segredo. Por favor! — Os dois novos jogadores balançaram as cabeças, concordando. Keita, depois de olhar para a porta dos fundos da pensão e não avistar a diarista, sussurrou: _ eu e a Pilar transamos outro dia.

_ tá maluco! — gritou Almar.

_ psiuuuu! — Keita franziu a testa para ele, demonstrando descontentamento e fúria. Ainda sussurrando, continuou: _ acabei de pedir discrição. Se essa história chegar aos ouvidos de Dona Fátima, a moça será escorraçada daqui. Numa cidade pequena como Tomar, sabe-se lá os efeitos que isso pode provocar na vida da Pilar. Tenham respeito. Respeito que infelizmente me faltou.

Keita refletia. As lembranças o penalizavam. Visivelmente arrependido e envergonhado, assassinou outro silêncio:

_ achávamos que aquela imprudência ficaria só entre nós, mas quando Stuart nos flagrou, a Pilar quase surtou. Ela não queria mais trabalhar para aqui, mas a mãe e a Dona Fátima são comadres, enfim, a coitada ficou perdida. Procurei acalmá-la. — Virando-se para Stuart, concluiu: _ disse a ela, o Stuart jamais fará qualquer comentário.

Outro silêncio. De forma sincronizada, todos bebericavam suas cervejas, já não tão geladas. Rapidamente o sol se pôs e uma lua cheia assumiu a missão de iluminar o quintal repaginado. O quintal do abate, o quintal da salvação, o quintal de Camelot, agora, o quintal confessionário. Vozes vindo da cozinha

anunciavam a chegada de Miss Bóbis e a partida da araponga, que agora trajava calça jeans. Dona Fatima cumprimentou os rapazes, acendeu a luz de fora e subiu calçar pantufas.

_ importante! Foi a primeira e última. — Keita olhava diretamente nos olhos dos parceiros. Arrematou de forma convincente e intimidadora: _ aquele que usar o que acabei de relatar como subterfúgio para assediar Pilar vai se haver comigo!

_ Keita, meu negão querido. — Almar havia tempos pedira permissão para chamar o africano de "negão", de um jeito sinceramente carinhoso. _ tudo que você contou, tudo que você pediu, pode apostar que, da minha parte, será cumprido. Mas, com o maior respeito, me permita perguntar. — Com uma das mãos espalmada e direcionada para a genitália de Keita, perguntou: _ como foi possível você, com essa jiboia africana, penetrar o chaveirinho?

Keita não aprovou a impertinência e estava prestes a explodir como dinamite. Stuart temeu pelo curso da conversa, temendo um surto. Zafar, incrédulo, era o único prestes a gargalhar. Almar rapidamente pôs panos quentes:

_ uma noite, no banheiro do Boteco do Ari, eu vi você tirar pra fora essa tua tromba disfarçada de pinto! Meu camarada, eu jamais toparia uma suruba contigo.

A gargalhada de Zafar eclodiu, apagando o pavio da dinamite africana, para alívio do Branquela. Almar, espirituoso e confiando no arrefecimento do africano, olhando, ora para Stuart, ora para Zafar, foi além:

_ companheiros! O negão aqui precisa ficar a dois metros de distância do mictório, senão ele entope o olho da pica dele com balas de naftalina.

Zafar quase caiu de tanto rir. Keita até achou graça. Stuart permaneceu sério. O argelino, empolgado, avançou:

_ sério! Eu vi! Ele precisou segurar com as duas mãos.

_ pare, estou com dor no abdômen de tanto rir! — implorava o indiano.

_ responda, Keita, como o chaveirinho suportou? A Pilar encontrou a sósia negra? — Almar definitivamente cruzou o sinal vermelho.

_ chega! — gritou Keita. Olhou para a porta dos fundos da pensão entreaberta, voltou-se para o inconveniente e sussurrou: _ não mencione o nome dela outra vez! — alertou Keita, enquanto Zafar rolava nas lajotas avermelhadas.

Stuart esteve perto de surtar, exatamente como ocorrera no final do ano no Boteco do Ari. O fantasma brincava com seus alertas.

XVI

Na manhã de terça-feira, Solano realizava exames no IML. Os arranhões no pulso direito deixaram de ser um segredo ocultado pela manga do moletom. Bastaria os resultados ficarem prontos para o delegado exercer sua autoridade e submetê-lo às segregações pertinentes aos autores de crimes brutais. Dr. Jober requereu e foi atendido para a coleta de amostra do cabelo e realização do exame baseado na queratina.

Na delegacia, no outro lado da cidade, o dia também era produtivo e agitado. O bartender estava sendo ouvido, e ainda pela manhã desfilariam pelo linóleo esverdeado Tuca e Seu Francisco, o zelador do edifício Aurora. A recepcionista-escrivã tentava contatar Gê para obter o nome e o número de celular do Anjo. Helena não conseguiu se desvencilhar dos compromissos profissionais, mas se comprometeu a comparecer perante o delegado Borges assim que possível.

Findaram as oitivas da manhã. Próximo do meio-dia o IML informou que disponibilizaria os resultados das necropsias e demais exames, incluindo os realizados no suspeito, provavelmente na tarde de sexta-feira. Borges ligou para o Dr. Jober adiando as declarações complementares de Solano para o início da semana seguinte. Acreditava que, de posse das provas técnicas e dos esclarecimentos colhidos no transcorrer da semana, poderia representar pela prisão temporária.

Por ordem do comissário, a concessionária de telefonia os registros de ligações do aparelho de Solano. Outra providência, no dia anterior, foi a designação da dupla de investigadores para colherem informações adicionais junto à vizinhança, incluindo imagens das câmeras instaladas próximas ao edifício Aurora. Como resultado, um idoso, viúvo, solitário, disciplinado reservista do exército brasileiro, morador do apartamento em frente, situado no segundo andar do pequeno prédio de apartamentos residenciais, edificado no lado oposto da rua, imediatamente de frente para a portaria do edifício onde ocorreu a maior barbaridade da vida dele, conforme ele mesmo enfatizou, foi profícuo.

O major da reserva esperou ansiosamente durante todo o final de semana e parte da manhã de segunda-feira para relatar aos investigadores da polícia o entrevero que o fez despertar. Assim como ocorreu no sábado e no domingo, naquela manhã, França, inacreditavelmente fardado e postado ao lado da porta de acesso do prédio onde reside, esperava uma viatura ou veículo de chapa branca que estacionasse nas proximidades à procura de respostas para perguntas atreladas àquela barbaridade.

O delegado almoçava cachorros-quentes e lia os termos narrados por França, anotados pelos investigadores. Sentia-se mais preparado e mais ansioso para interpelar os próximos a se sentarem na cadeira remendada. Lamentou o fato de inexistirem câmeras de segurança no prédio onde residia o major. Ressabiado, lamentou mais ainda o vandalismo que recentemente inutilizara as câmeras do edifício Aurora, conforme confirmou o zelador no depoimento.

Pontualmente, Anselmo Barbiroto, o Seu Anselmo, fiel escudeiro de Carlos Eduardo, chegou à delegacia para prestar esclarecimentos. Não informou ao patrão que iria à delegacia, mas sabia que Carlos Eduardo se apresentaria três horas mais tarde. Por esse motivo, deixou o veículo no estacionamento da holding e foi de táxi. A intenção era atender ao chamado do delegado e prestar os esclarecimentos de forma sucinta e

rápida, evitando um encontro desconcertante com o patrão no corredor. E alinhavou com o delegado, que nada diria a Carlos Eduardo.

Para o deleite de Borges, ele confirmou a expressão extraída do Termo de Declarações de Ana Paula. Diferentemente da justificativa dada a perante Aninha, Anselmo contou ao delegado o porquê de sua suspeita. Não omitiu absolutamente nada. A tarefa do delegado, de analisar o processo trabalhista para entender as desavenças entre Vivian e o antigo patrão, restou facilitada. Anselmo narrou os bastidores da fúria do patrão, detalhes que não constavam do processo. As declarações de Anselmo não se alongaram, e uma hora depois, aliviado e apressado, ele foi dispensado. Antes, porém, quando assinava o respectivo Termo de Declarações, passou ao delegado dados da empresa responsável pelo rastreamento, como também as características da Land Rover de Caco.

Antes da chegada de Carlos Eduardo, Borges determinou à recepcionista-escrivã redigir um ofício à empresa de rastreamento. À dupla de investigadores ordenou realizar a busca por imagens no posto de gasolina em que Anselmo afirmara ter estado com Caco na manhã da sexta-feira.

Acompanhado do advogado, Dr. Paranhos, o expoente e caro criminalista, Carlos Eduardo chegou com quase trinta minutos de atraso. Borges costumeiramente preparava uma surpresa para aqueles que não respeitavam os horários criteriosamente estabelecidos por ele. A sala literalmente parecia ter sido ocupada por Churchill. Infestada pela fumaça de charuto, lembrava o *fog* londrino. Diante das reclamações bramidas pelo advogado que acompanhava Carlos Eduardo, Borges atalhou, afirmando ser mais desrespeitoso o injustificado atraso. Ânimos serenados, deram-se início às declarações. Percival, o Vela, tudo anotava. Orientado, o depoente pouco acrescentou na primeira hora. Foi evasivo e repetitivo em relação aos fatos relacionados à festa, nada que Ana Paula já não houvesse dito.

Insatisfeito, o comissário passou a perguntar e a surpreender tanto o declarante como o advogado.

_ uma das vítimas, Vivian, trabalhou para as empresas que o senhor dirige, certo?

_ sim, a Vivian trabalhou na empresa de intercâmbios. Posso estar equivocado, mas acredito que foi para concluir o período de estágio. — Intentava convencer o delegado de que o relacionamento foi extremamente formal.

_ no período em que Vivian figurou no quadro de colaboradores, ocorreu algo que o desagradou?

Carlos Eduardo pressentiu que o homem que o interrogava detinha informações que ele não esperava. Procurou o caminho da ambivalência.

_ teria que consultar o histórico profissional junto ao RH da empresa. Normalmente esses assuntos...

Borges o interrompeu.

_ perguntei se Vivian agiu de forma a desapontá-lo pessoalmente.

Carlos Eduardo e o advogado se entreolharam. Entendeu que deveria responder, preferencialmente negando.

_ não. Nada de cunho pessoal. Em relação aos aspectos profissionais... — Borges o atalhou novamente.

_ o RH poderá informar. — Borges ajeitou os óculos e fitou Carlos Eduardo com determinação. _ senhor Carlos, poderemos jogar esse jogo até o raiar do sol, ou até quando a minha paciência permitir.

O advogado contemporizou:

_ Dr. Borges, com o devido respeito, meu cliente não está jogando; ao contrário, há mais de uma hora tem colaborado, esclarecendo os fatos de que se recorda. Infelizmente, na noite em que os crimes foram cometidos, meu cliente encontrava-se alcoolizado e pouco tem a contribuir sobre os fatos que antecederam as trágicas mortes. Não entendo a pertinência da sua pergunta.

Antes que o Dr. Paranhos assumisse o controle e ditasse o ritmo dos esclarecimentos, Borges sinalizou com as mãos em riste para o advogado aguardar, enquanto retirava, da pilha de documentos intencionalmente deixada sobre a mesa, transcrições de partes importantes de um processo trabalhista movido por Rúbia Regina Podolski.

_ Dr. Paranhos, sei que sua especialidade não é direito trabalhista, mas estou certo de que não encontrará dificuldades para entender a pertinência da pergunta que fiz. Farei um breve relato do que o senhor encontrará nestas transcrições.

Passou o conjunto de folhas impressas ao advogado. À medida que o delegado nutria a dupla finamente vestida, sentada desconfortavelmente, com as peculiaridades do processo trabalhista, enfatizando o testemunho de Vivian, Paranhos passou a ouvi-lo mais atentamente. Carlos Eduardo, sabedor do que se tratava, desconectou-se da narrativa e passou a concatenar os próximos argumentos. Ao final, Borges perguntou novamente:

_ o desfecho desse processo lhe causou desapontamento na esfera pessoal?

_ absolutamente não! Obviamente, em se tratando de uma testemunha arrolada pela empresa, as falácias apontadas surpreenderam até mesmo o nosso advogado trabalhista. — Colocou-se na defensiva, mas deixou brecha para a astúcia do delegado.

_ percebo que o senhor revela ainda profunda mágoa devido ao comportamento da testemunha, agora assassinada Vivian? — Borges recebeu um olhar fulminante do Dr. Paranhos.

_ esse problema já foi superado pela empresa e o prejuízo já foi contabilizado.

_ mas o senhor continua afirmando que foi vítima de "falácias"; isso não o incomodou, ou, melhor pontuando: isso ainda o incomoda? Não como empresário, mas como pessoa. O senhor foi tachado de assediador!

Carlos Eduardo preferiu o silêncio. Apenas Percival se beneficiou. Dr. Paranhos buscava nas transcrições tudo relacionado a assédio. Borges investiu contundentemente:

_ receberei nesta semana a Sra. Helena, sua ex-esposa. Penso que ela irá apontar o desfecho deste processo trabalhista como causa principal da separação, estou certo?

Transtornado, Carlos Eduardo atingiu o *animus* desejado pelo delegado. Ameaçando se levantar da cadeira, vociferou:

_ mas o que está ocorrendo aqui? O tratamento dispensado a mim é o mesmo que para um criminoso? Estou aqui apenas para prestar esclarecimentos. — Virou-se para o Dr. Paranhos: _ você irá permitir essa arbitrariedade?

Surpreendido, Dr. Paranhos pegou Carlos Eduardo pelo braço e comedidamente o fez sentar-se. Orientou-o:

_ Carlos Eduardo, não tire conclusões precipitadas. O delegado lhe fez uma pergunta capciosa, utilizando-se das prerrogativas que lhe competem. Procure responder com a maior objetividade possível.

Enquanto Carlos Eduardo e o Dr. Paranhos cochichavam, externando descontentamento com o rumo do depoimento, Borges olhava o monitor e percebia estagnação nos assentamentos de Percival. O delegado extraiu, do cochicho, que o advogado tinha conhecimento de que o autor do duplo homicídio já havia sido identificado. Churchill, tentando botar fogo no Vela, voltou-se para o advogado:

_ o doutor sabe tanto quanto eu que não podemos dar crédito à imprensa sensacionalista. Apontam os holofotes na direção daquilo que mais causa perplexidade.

Carlos Eduardo, contrariando orientações prévias do advogado, balbuciou:

_ hoje, só falta me incriminarem!

_ à vista desse seu comentário, peço que reflita comigo. — Borges cruzou as mãos apoiadas na mesa, e calmamente continuou: _ o principal suspeito, até o momento, é o jovem companheiro de uma das vítimas, que se encontrava no local do crime. Assim como o senhor, quando ouvimos o rapaz, ele inexplicavelmente não se recordava dos fatos ocorridos entre a festa e a tarde do dia seguinte. Precisaremos trabalhar duro para desvendar os mistérios que giram em torno dos homicídios. Daí a importância dos seus esclarecimentos.

Carlos Eduardo ameaçou interromper o delegado, mas foi contido pelo Dr. Paranhos. Borges chegou ao ponto que desejava:

_ o senhor afirmou no início... —voltou-se para a tela do monitor e leu: _ "em decorrência da ingestão exagerada de bebida alcoólica, estacionei o carro e dormi profundamente até ser acordado pelo funcionário Anselmo"; pois bem, onde exatamente o senhor estacionou o seu veículo?

_ esse é o problema, não consigo me recordar onde. Depois que acordei, fui para casa ainda entorpecido devido à ressaca. Acredito que estacionei bem próximo de casa.

_ o veículo possui rastreador?

Visivelmente atabalhoado, Carlos Eduardo, olhando para o advogado, respondeu vacilante:

_ no momento, não. Deixei de renovar esse serviço.

O delegado solicitou, e Carlos Eduardo, acatastático, ditou a Percival os dados do veículo e da empresa de rastreamento. Borges aproveitou o prodigioso momento:

_ o local onde o senhor pernoitou permanece uma incógnita. Avancemos. A senhorita Ana Paula esclareceu que as vítimas, o companheiro de Nardine e o senhor saíram do local da festa no seu carro, dirigido por um voluntário, intitulado "Anjo do Trânsito", para as respectivas residências. O senhor foi enfático ao dizer que não se recorda dos fatos ocorridos entre o final da festa e a tarde seguinte. Meus investigadores ouviram de um vizinho, morador em frente ao edifício Aurora, local dos crimes, que teria ocorrido um entrevero na portaria. A testemunha afirmou ter visto um senhor calvo, de estatura mediana, aproximadamente 50 anos... — Borges pausou e enfatizou: _ nas palavras dele, "...aparentando obesidade mórbida...". — Carlos Eduardo enrubesceu, mas se manteve silente. Borges continuou: _ "...sem dúvida o mais briguento, que discutia com os outros, e tomou da mão do rapaz que um trajava colete chamativo as chaves do veículo, sentou-se ao volante e saiu em disparada". Diante do trecho do testemunho que acabo de ler, suas recordações afloraram?

Imperou o silêncio. Carlos Eduardo, sob os olhares do advogado, do delegado e de Percival, parecia refletir, cabisbaixo. Acionou o módulo de autodefesa e se manteve pouco contributivo:

_ reitero, não me recordo de absolutamente nada que tenha ocorrido entre a festa e ser despertado pelo meu funcionário. — Insolente, ousou: _ permita-me uma importante observação que lhe passou despercebida, delegado. O testemunho que o senhor acabou de ler é taxativo em me excluir da cena do crime.

Dr. Paranhos, mesmo experiente, empalideceu e quase caiu da cadeira. O delegado estava inclinado a desmascarar Carlos Eduardo e pôr fim àquela empáfia, mas optou por dar mais corda ao petulante.

_ asseguro-lhe que anos à frente desta Delegacia de Homicídios me calejaram o suficiente para não deixar de observar detalhes como esse que o senhor acaba de ressaltar. A propósito, como deixaria de observar um outro aspecto: como o seu funcionário o localizou? Ou melhor, como ele localizou o seu veículo?

Carlos Eduardo se levantou da cadeira, ameaçando deixar a sala. Foi prontamente contido pelo advogado. Dr. Paranhos solicitou um pequeno intervalo. Borges decretou pausa de quinze minutos. Ele e Percival foram até o pequeno refeitório na edícula nos fundos da delegacia. Cliente e advogado gozaram de privacidade para reorganizar as ideias e tentar minimizar os estragos.

Findada a pausa, Percival foi quem mais trabalhou. Carlos Eduardo retificou vários pontos dos esclarecimentos. Os cavilosos pedidos de desculpas, endossados rebuscadamente pelo advogado, não sensibilizaram Borges. Como resultado, um profícuo Termo de Declarações. Confessadamente ele se colocou próximo ao local onde os crimes foram cometidos, provavelmente no mesmo momento. Borges, intimamente, acrescentaria em desfavor do petulante empresário: motivação, ao menos em relação a uma das vítimas. Carlos Eduardo, assim como Solano, passou a ser suspeito. O delegado ponderou ao Dr. Paranhos enquanto o cliente assinava o termo:

_ sua tarefa é mais do que simplesmente acompanhar um Termo de Declarações. Lembro-lhe, seu cliente não poderá se ausentar sem autorização expressa.

Dr. Jober, após discorrer sobre o episódio ocorrido durante o velório, solicitou à filha, Dra. Paris, apurar o endereço e tentar uma visita para obter informações de uma das amigas das vítimas, chamada Gabriela, ou simplesmente Gabi. O próprio Dr. Jober, após ler pormenorizadamente o Termo de Declarações de Ana Paula, agendou visitá-la no trabalho dela. O encontro ocorreu naquela mesma terça-feira, no final da tarde.

Havia muito mais que um acordo de cavalheiros entre o advogado Jober e o delegado Borges. Jober apresentaria Solano sempre que o delegado solicitasse, e este não embaçaria acesso às peças do inquérito. Buscavam uma troca de experiências. Todo termo produzido seria repassado a Jober, e este, sempre que vislumbrasse, mesmo tenuamente, uma linha alternativa de investigação, participaria ao comissário. Ambos, talvez pelo fato de se sentirem realizados em suas carreiras, de serem pais, cidadãos honrados, nacionalistas, estavam comprometidos com a verdade real. O duplo homicídio, inesperadamente, reuniu suas astúcias calcificadas pelo poder de polícia, bem como as consolidadas nas defesas técnicas. Veladamente, esses profissionais exitosos em suas carreiras, sem aperto de mão, direcionaram-se a um propósito desvinculado de recompensa e visibilidade.

Sem conchavos, delegado e advogado confrontariam tacitamente suas diretrizes a partir do Termo de Declarações assinado por Ana Paula. O delegado fez os primeiros movimentos. Partiu da premissa de que Solano era o autor. Como resultante, terminou a oitiva ampliando o leque de suspeitos. Solano passou a dividir atenções com o petulante Carlos Eduardo. Desconhecendo as ocultações e contradições de Solano e, primordialmente, à míngua dos laudos e das provas técnicas, Borges, no momento, apostava algumas fichas em Carlos Eduardo. Será que o causídico ratificaria as conclusões do comissário? O final do expediente se aproximava quando Jober sentou-se à frente da articulada Aninha.

Não se tratava de uma reunião de negócios, assim, o tempo dispensado por Jober e Ana Paula media-se considerando a gravidade dos fatos. Mais serena, sem pressão, sentindo-se segura em um ambiente mais acolhedor, limpo, cheiroso, muito mais agradável, Aninha acompanhava o ritmo determinado por Jober. Certamente não guardando a mesma literalidade digitada por Percival, o bloco de anotações do advogado ratificou o momento crucial relacionado à presepada de Anselmo. Outros registros foram decorrentes das inconveniências recorrentes de Carlos Eduardo. A animosidade havida entre o empresário assediador e a ex-funcionária Vivian foram destacados. O que Jober enxergaria além dos olhos do Churchill? A sua premissa era diametralmente diferente. Partia de que Solano não cometera os crimes. Quem poderia ter estrangulado e asfixiado as amigas? Como tudo na vida, uma dose de sorte é bem-vinda. O autor estaria próximo? Estaria na festa?

Doutor Jober, ao longo de suas atuações em casos envolvendo homicídios dolosos, tentados ou consumados, acreditava que os criminosos que premeditavam os atos reuniam determinadas peculiaridades e determinados comportamentos, e agiam respeitando padrões e prerrogativas, permitindo traçar um mapa de estereótipos homicidas. Obviamente esse mapeamento acomodava um número expressivo de combinações e máximas, porém não era e não tinha a pretensão de ser cartesiano, categórico, com apontamentos sólidos e assertivas absolutas. Mas o advogado se provocava, exercitando a mente para acomodar um número cada vez maior de possibilidades. Ele almejava o improvável, mas se contentava com os fatos supostamente inimagináveis que surgiam no meio do caminho. Sua mente nunca se satisfazia facilmente. A inquietude, o inconformismo projetavam seu raciocínio para o sombrio, maquiavélico e insano universo homicida. Sabia que a execução de um crime complexo e de vestígio requer planejamento, treinamento, astúcia, habilidades, profissionalismo, estudo, cautela, tecnologia, ferramentas, simulações, dinheiro, entre outros. Mas o mais importante, é realizado por um ser humano, mortal. O executor dedica tempo para preparar e aperfeiçoar o vil propósito. Quanto menor esse tempo, maiores as chances de cometer erros. Precisaria de sorte. Talvez erros se revelassem nas atitudes, comportamentos, reações emocionais, perceptíveis a delicados sensores, à mercê de observações sutis, seletivas e criteriosas. É o que ele buscava aferir.

Indagou Aninha acerca das reações e comportamentos das pessoas durante a festa. Ela intimamente classificava o advogado como um divagador eloquente, repleto de perguntas estapafúrdias. Observava o senhor à sua frente, extremamente concentrado em ouvi-la, vagueando entre as linhas do bloco de anotações, com inexplicável admiração. Alheio à análise da entrevistada, Jober rabiscou no bloco:

> *"Solano ficou distante de Nardine quase toda a noite, e depois, sempre embriagado e enjoado";*

> *"a sala de eventos foi cedida pelo empresário Carlos Eduardo";*
>
> *"Carlos Eduardo mostrava-se inconveniente/ saliente";*
>
> *"as bebidas preparadas por bartender";*
>
> *"Vivian, quando Carlos Eduardo chegou, iria embora e decidiu ficar (foi quando começou a beber — não era do estilo dela)";*
>
> *"o namorado/ficante Gê ofereceu o serviço Anjos do Trânsito";*
>
> *"o Anjo, não identificado e extremamente educado e prestativo, levou os embriagados para as suas casas no carro de Carlos Eduardo".*

Estando na holding, tentou a sorte grande. Ana Paula perguntou a Anselmo sobre a possibilidade de receber o Dr. Jober. Mas este não se sentiu desapontado com a negativa, já esperada. A secretária Dirce lhe informou que o empresário e proprietário da holding continuava ausente. Em vinte e quatro horas o delegado lhe entregaria os Termos de Declarações naquela tarde.

Do outro lado da cidade, Cleusa servia um chá de hibisco para a advogada Paris. Gabi, orientada pela doméstica, despia-se do agasalho cinza sem graça para vestir um look casual, carinhosamente deixado sobre a cama. Dra. Paris estranhava a ausência dos pais e das irmãs. Delírios e alucinações decorrentes da depressão psicótica, agravada por uma forma de psicose, paulatinamente os afastaram, num ciclo vicioso que conspirava contra a recuperação. As crises constrangem as pessoas próximas, afastando-as. Deixam a solidão corroer as sobras, e nada resta contra a depressão.

Cleusa, ainda na pré-adolescência, deu à luz uma menina, fruto de abuso do padrasto. A mãe, de 25 anos, uma mulher inculta, enciumada com o amásio de 49 e indignada com a incompreendida "permissividade" da filha de apenas 12 anos, decidiu, sem prestar satisfações a ninguém, e persuadida por estranhos da igreja que frequentava, a entregar a recém-nascida a um casal de estrangeiros. A jovem Cleusa sequer olhou, tocou ou cheirou seu bebê. Sem lembranças e sem amparo, viu-se justificadamente em meio à tristeza profunda e duradoura. Jamais lhe proporcionaram assistência médica, nem mesmo nas filas de espera dos caóticos centros de saúde pública. Sabe-se lá de onde, pessoas simples, como Cleusa, conseguem superar as agruras, verdadeiras provações. O tratamento, trabalhar diuturnamente como doméstica em sua própria casa, sem remuneração, sem perspectivas, tal qual Cinderela — exceto pela inexistência de sapatinhos de cristal.

A fada-madrinha, uma professora de literatura ocidental que, a caminho da universidade para ministrar uma palestra, distraída, se atrapalhou ao dirigir e bebericar seu café para viagem, deixando cair o líquido preto sobre a parte de cima de seu tailleur bege. Avistou um pequeno mercadinho num dos bairros afastados, habitados por pessoas pobres. Indiferente aos riscos, estacionou o carro junto à guia na frente do estabelecimento e desceu para procurar algo para limpar a mancha. Diferentemente da fábula de Perrault, não havia carruagem. No comércio simples não havia nem carrinho de compras. Atônita, olhando as prateleiras de produtos desordenados, era observada por uma jovem maltrapilha que não tirava os olhos da mancha escura no tecido bege. A culta professora, quase suplicando, indagou a observadora acerca de uma possível magia de última hora capaz de remover a mancha.

A jovem Cleusa, solícita como as pessoas humildes são, ofereceu ajuda. Tomaria uma hora do tempo da professora e representaria um descanso para a escrava precoce. Sozinha no casebre, a jovem Cleusa virou adulta. Serviu café. Sem o blazer, sentada num modesto sofá de napa, a docente repassava os tópicos da sua apresentação, enquanto a mocinha prendada, aplicando seu conhecimento popular, ajeitava o blazer. Enquanto preparava o milagre, narrava a Valquíria sua saga diária para transformar aquele simples casebre num lugar limpo, cheiroso, ordenado. Em sinal de gratidão, a professora Valquíria voltou uma semana depois e ofereceu emprego e ajuda a Cleusa. Para a sorte de Cleusa, a mãe, mais ajustada à personagem Tremaine, a madrasta da fábula, sopesou trocar a eficiente doméstica pela fidelidade do amásio. Aceitou viver na bagunça da casa e a liberou.

Na casa da família de Valquíria, Cleusa ganhou dignidade e se encontrou com o seu destino, ajudar a criar uma menina de apenas onze meses. A pequena Gabi supriu a enorme lacuna que tanto a castigara por quatro longos anos.

Passadas quase três décadas, Cleusa, a única a se manter ao lado da adoentada e atormentada Gabi, servia do bule de porcelana branca um pouco mais de chá para a visita. Gabi demorou para aparecer. Não gostava de se vestir formalmente como outrora, e encontrava enorme dificuldade para dialogar com estranhos. O agendamento só foi possível mediante o esforço hercúleo da empregada. Após as amabilidades e cortesias de praxe, Cleusa, após comentar sobre a doença que castigava Gabi, que era quase como sua filha, indagou:

_ sua visita se deve ao episódio ocorrido durante o velório da moça assassinada?

Dra. Paris deixou a xícara sobre uma mesinha de centro à sua frente e respondeu:

_ seguindo a linha da objetividade estabelecida por você, a resposta é sim. Meu pai, o Dr. Jober, e eu, representamos Solano, suspeito do duplo homicídio. Durante o velório, a reação da Gabi não passou despercebida por muitos que estavam presentes. Meu pai foi um deles.

_ você terá que ter paciência e sutileza para extrair alguma informação da Gabi.

_ enquanto ela não vem, você teria algo para me dizer?

_ eu? A doutora estaria interessada na minha opinião?

_ vamos deixar a doutora de lado; apenas Paris. Por que a estranheza? Parece-me claro que Gabi só confia em você. Se há algo perturbando ou agravando o estado emocional dela, estou inclinada a acreditar que ela partilhou isso com você. Estou certa?

_ como lhe havia dito, há aproximadamente um ano Gabi foi vítima de uma coisa assombrosa, nem sei nominar ao certo. Os pais, muito distintos, não souberam lidar com a situação. Ela foi prejulgada por todos, sabe? Eles não disseram taxativamente "nossa filha errou", mas agiram como se ela fosse a única culpada. Estão esperando por um milagre. Um dia, quem sabe, a filha acordará sorrindo e retomará sua vida. Nesta casa é proibido tocar no assunto. Apenas as consultas com o psicólogo foram mantidas; no mais, nada é feito para resgatar a pobre menina do buraco.

Reflexiva, fez uma pequena pausa. Paris ainda esperava pela resposta. Cleusa se serviu também de uma xícara de chá e sentou-se na outra extremidade do sofá, onde Paris já se sentara. Bebericou e continuou:

_ saímos do velório. A caminho de casa, Gabi, chorosa e muito nervosa, repetidamente dizia "o cheiro é dele, o cheiro é dele". Procurei acalmá-la como pude, mas aquela noite foi difícil. Só depois de medicada ela conseguiu dormir. Fiquei ao lado dela e observei o quanto ela, mesmo assim, estava agitada. De lá pra cá, ela dificilmente quebrou o silêncio. Apenas ontem, após o banho, enquanto secava e penteava os cabelos, ela tocou no assunto do "cheiro" novamente. Devo confessar para a doutora... desculpe, pra você: percebi uma ligeira melhora nela. Pela primeira vez depois do ocorrido a Gabi se mostrou pensativa sobre o que teria ocorrido. Tive a nítida impressão de que ela começava a concatenar as ideias, sabe?, tentando puxar pela memória respostas para as perguntas que tanto a atormentam. Eu não a interrompi. Deixei ela exercitar a mente, pensar a respeito. Ela pediu para eu sair do quarto e deixá-la dormir sem me dar explicações. Coincidentemente seu escritório ligou agendando este encontro. Achei oportuno. Os pais e as irmãs estão no litoral, portanto eles não sabem sobre a sua visita. Confesso que, se eles estivessem aqui, não permitiriam sua vinda.

Nesse instante Gabi adentrou a sala, trajando impecavelmente a roupa deixada sobre a cama. Para perplexidade de Cleusa, estava maquiada e esboçava um leve sorriso. Gesticulou para que as duas permanecessem sentadas. Cumprimentou a advogada. Sentou-se na poltrona à direita do sofá. Esticou-se até a bandeja e se serviu. Fez um comentário elogioso sobre o chá de hibisco e o figurino da advogada. Quando se entreolharam, Cleusa, atônita e feliz, se adiantou:

_ Gabi, eu falava com a doutora, a Paris, ela prefere ser chamada assim, sobre...

Gabi a interrompeu educadamente.

_ Cleusa, não se esqueça, eu fui, na verdade sou, advogada também. Sei como são maçantes os rodeios numa conversação quando se buscam informações relevantes. — Virando-se para Paris, perscrutou: _ estou certa, colega?

Paris, de cara, gostou de Gabi.

_ certíssima, colega.

_ então, o que a trouxe aqui?

_ não sei se você sabe, nosso escritório representa um antigo colega seu desde o colegial, o Solano. Ele é o principal suspeito pela autoria dos homicídios das suas colegas de sala, Nardine e Vivian. Sinceramente, de advogada para advogada, estamos cavando em todas as direções para encontrar indícios que responsabilizem outra, ou outras, pessoas.

Diante do silêncio de Gabi, prosseguiu:

_ não temos muito até o momento, exceto que entre as vítimas, nosso cliente e você mesma há algo em comum, o passado escolar. Somado a isso, me perdoe relembrar, durante o velório você externou uma repulsa repentina quando foi apresentada a um rapaz que acompanhava outra ex-colega, a Ana Paula.

_ graças a Deus não estou na sua pele! A área criminal nunca me despertou interesse. Mas não vejo qualquer liame entre a minha reação e o lamentável ocorrido.

_ certamente, acredito que não haja. Mesmo assim, se possível, gostaria que você falasse sobre a época do colégio. Não estamos apostando apenas na inocência do nosso cliente; ao contrário, buscamos entender o que teria ocorrido naquele apartamento após aquela festa. À medida que você julgar conveniente, poderá tecer algum comentário sobre o episódio envolvendo o acompanhante da Ana Paula.

Cleusa precisou preparar mais chá enquanto Gabi relembrava da época do colégio. Tal qual o pai, Paris anotava tudo em um bloquinho. Restou registrada, inclusive, a existência de um grupo de meninas denominado C8. No momento em que Gabi mencionava as reuniões, Cleusa contribuiu informando que muitas haviam sido realizadas naquela mesma sala. Quando Paris perguntou as razões do esvaziamento das reuniões até o definitivo encerramento, Gabi deixou nas entrelinhas que cada integrante seguiu caminhos distintos, embora o firmamento dum pacto, dum segredo, as mantivesse ligadas para sempre. Dra. Paris circundou essa informação.

Colocando um ponto final no tema "amizade" entre os personagens da fatalidade, Gabi decidiu conversar sobre a crise que tivera durante o velório. Pediu para a advogada deixar de lado o bloco de anotações. Antes de confirmar o que Cleusa já havia antecipado sobre ela identificar no ficante da Aninha o mesmo cheiro que ficara em seu corpo após ser violentada, ela confidenciou tudo de que recordava, com todos os aspectos anteriores e posteriores referentes ao estupro. O cheiro era o mesmo, mas a descrição física do agressor destoava em praticamente todos os aspectos do rapaz no velório.

Uma terça-feira profícua, classificou o Dr. Jober após deliberar com a Dra. Paris no escritório. Extenuados e mais esperançosos, atacavam sushi e sashimi com seus hashis, sentados nas banquetas em frente ao pequeno bar do escritório.

Estabeleceram as estratégias de curto prazo. Jober analisaria os Termos de Declarações de Anselmo e Carlos Eduardo pela manhã, bem como as demais peças eventualmente juntadas ao inquérito. No mesmo período, Paris procuraria desmistificar Gê e encontrar meios para desvendar o pacto estabelecido entre as integrantes do denominado C8. Almoçariam em casa para compensar o sumiço dos últimos dias. Se nada mais relevante surgisse, ele iria até o edifício Aurora à tarde. Ela miraria o C8.

Jantavam sorridentes e falantes como não ocorrera no último ano. Cleusa, comemorativamente à recuperação de Gabi, preparou estrogonofe de carne, um dos pratos prediletos da jovem. Queriam apenas curtir o momento. Decidiram não adiantar nada aos familiares ausentes. Ambas sabiam que a depressão não pode ser subestimada. A silenciosa doença fica plainando e esperando um descuido para atacar novamente. Traçaram os próximos passos. A princípio, nenhum movimento no sentido de buscar explicações para o ocorrido um ano antes. Dra. Gabriela, com sua inscrição na Ordem dos Advogados do Paraná ativa, começaria a articular o retorno à advocacia. Estava decidida. Uma vez remunerada de forma condizente, procuraria um pequeno apartamento e se mudaria. Cleusa, após um muxoxo, recebeu com entusiasmo o inesperado convite para acompanhá-la. Gabi incentivaria Cleusa a estudar e se qualificar. A dúvida atravessaria a noite, mas, ao amanhecer a certeza, o alto-astral do renascimento iluminaria seus semblantes como a alvorada.

XVII

Destoando do ritmo bucólico da cidade de Tomar, os anos para Stuart voavam. Suas metas pessoais e profissionais caminhavam satisfatoriamente. Ele encorpou e ganhou músculos. A pequena academia instalada no quintal dos fundos da pensão de tempos em tempos ganhava novos equipamentos. Dona Fátima não se cansava de lembrar Stuart: "quando você partir, essa tralha fica". O IPT já havia sinalizado, integraria Stuart em seu corpo docente imediatamente após a formatura. O instituto já o tinha em seleta reserva e ficou ainda mais impressionado e disposto a mantê-lo próximo depois que Stuart obteve desempenho absolutamente notável na especialização em farmacologia concluída recentemente.

A personalidade de Stuart podia bem ser comparada à paleta de nuances de cores acinzentadas. Ele não se permitia o branco, pois a enegrecida rusga cavada na adolescência e o alaranjado fogo de seu ódio dormente salpicavam a cristalinidade de sua alma; uma alma terna, quase imaculada, de bondade nata, azul celestial, que resiste à encampação plena da escuridão do mal. Deus é uma opção do homem. O Senhor sempre o acolherá, basta se decidir. O homem recalcitrante dá ao Diabo oportunidades.

O amor juvenil. A paixonite na adolescência o guiou inconscientemente para o conhecimento avançado em química. Foi pensando em Zora, desejando-a fervorosamente, que Stuart ingressou no laboratório de química onde ela trabalhava. A ponte entre Washington e Tomar foi edificada sob os conselhos de seu mentor Hans. Stuart ainda mantinha contato com o PhD holandês. Não raramente, trocavam experiências. Hans participou de dois seminários no IPT. No primeiro, convidou Stuart como ajudante. No segundo, Hans e Stuart dividiram o púlpito, embasbacando a plateia. A temática defendida por ambos foi publicada na sessão "Ineditismo" da revista de química editada anualmente pela University of the District of Columbia. Se Stuart marcava presença eloquentemente diante de plateias locais impressionadas e editando textos direcionados a leitores ávidos por conhecimentos revolucionários além-mar. Em relação a Zora, a paixão que sentia, guardou-a lacrada no peito, condenou-a ao ostracismo. Jamais tomou a iniciativa de escrever para ela; apenas respondia às cartas perguntando pelo bem-estar da família. Passados aproximadamente cinco anos, o correio minguou e se resumia a cartões natalinos.

Stuart considerou perfeita a sua estratégia. Cruzando os corredores e dividindo espaços com Zora no laboratório, compartilhando idas e vindas para o trabalho, inevitavelmente surgiriam as oportunidades que ambos buscavam para satisfazer suas paixões.

Zora e Bellman, e a privacidade do relacionamento alijaram todos, incluindo Stuart, de partilhar do desejo mais cobiçado, mais íntimo, mais sério e mais complexo de suas vidas. Um sonho recalcitrante. Para torná-lo real dependia-se penosamente de terceiros, alguns estranhos e necessariamente incógnitos. Sem previsibilidade, a angústia poderia inesperadamente findar ou jamais acontecer.

Zora, desesperançada, seguia sua vida. Viu-se aturdida e desejosa, envolta em uma aventura iminente com um jovem intercambista que ela e o esposo haviam acolhido em casa. Um movimento periclitante, inaceitável e fatal. Dar um passo à frente representava o último em direção ao abismo. Ninguém perdoaria. Ninguém entenderia. Suas fraquezas, sequelas e traumas passados não justificariam tamanho despautério. Martelava-se: por que um simples desejo poderia causar-lhe tanta dúvida? Como poderia ser tão fraca e fútil? Penitenciava-se só de pensar nas possibilidades. Quando a razoabilidade se apequena frente à tentação, o melhor é orar. Zora rezou muito. "Oh Deus, ajude-me, quando me sentir fraca, dê-me forças." Ela suplicava para manter-se digna. Digna do esposo, das famílias que enviavam os filhos para um segundo lar, dos amigos, da comunidade e, principalmente, digna da sua consciência.

A neve castigava toda a região leste, impondo extrema dificuldade para aqueles que insistiam em se locomover. O veículo dirigido por Zora era um entre dezenas que comboiavam um pesado maquinário que abria espaço entre a neve acumulada. Com o anoitecer prematuro, as luzes dos automóveis enfileirados atrás do fumacento trator davam a impressão de que uma enorme serpente oriental se alimentava vorazmente de toneladas de flocos brancos. O calor interno produzido pelo desembaçador causava desconforto em Zora, que não se desvencilhou da jaqueta de couro, forrada de pele. Stuart, sentado ao lado, pôde tirar a roupa pesada, jogando-a no banco traseiro. Era apenas o terceiro dia da semana em que Stuart iniciara seu estágio no laboratório, e a primeira vez que compartilhavam o retorno para casa. Zora, receosa de ceder às investidas do estagiário, ocupou-se além do horário nos dois primeiros dias, desobrigando-se de oferecer-lhe carona. Como elo da serpente, nem o veículo, nem muito menos Zora gozavam de caminhos alternativos. Assim como na Bíblia, a serpente ofereceu a maçã:

_ finalmente estamos tendo o tão aguardado momento a sós. — Stuart olhava para Zora. Com o veículo se movimentando lentamente, quase parado, Zora pôde, rapidamente, se virar e encarar o olhar de ansiedade e desejo de Stuart. Voltando a atenção para as lanternas avermelhadas do veículo da frente, ela ponderou:

_ nunca tive a oportunidade de me manifestar acerca da sua ousadia. Conseguir um estágio no local onde eu trabalho foi... — Zora buscava a expressão que representasse esperteza, imprudência e certo desrespeito. _ ...surpreendentemente insano, individualista!

_ insano! Individualista! Criei um mundo para nós dois. Um palco onde só nós podemos representar e atuar. Nossa felicidade poderá ser vivenciada sem machucar ou ofender ninguém!

_ você está prestando atenção ao que está falando? Um mundo só para nós dois? É o meu local de trabalho! Lá estão muitas das pessoas do meu convívio social! Meu e do meu marido!

_ já conversamos sobre isso. Se tomarmos todas as cautelas, ninguém saberá! Nossas vidas são dramas. Muitos atos para representarmos. Temos que dar muitas satisfações. Você mais ainda. Agora dispomos de um palco, só nosso, onde podemos encenar um ato desprovido de obrigações, de regras, de amarras; só prazer em sua plenitude.

_ ouvindo você falar, seus argumentos, às vezes penso que você é um homem num corpo de moleque. Não podemos colocar numa redoma um relacionamento.

_ já estivemos nesse impasse. Minha insanidade, como você mencionou há pouco, abriu perspectivas. Temos tempo para pensar, nos preparar. Só te peço para não sacrificar nossa felicidade. Você verá, não será preciso abrir mão de nada! Sua vida permanecerá no mesmo rumo. A minha também.

O comboio parou e Zora pôde ser mais enfática. Olhando no fundo dos olhos esverdeados de Stuart, disparou:

_ você consegue perceber o quanto se revela egoísta? — Stuart esboçou interromper, mas foi contido. Elevando um pouco o tom da voz, Zora se insurgiu: _ eu não abriria mão de nada? Meus valores! Meu caráter! Minha dignidade!

A juventude explicava a falta de tato de Stuart. Inteligente e destemido, sim, porém imaturo. Pragmatismo inadequado. Ele inconscientemente ofereceu a Zora a tábua de salvação para enfrentar o mar revolto que lançava intermitentes, gigantescas e tentadoras ondas de desejos proibidos. Fez-se um silêncio quase absoluto. Apenas o som do limpador de para-brisa restou perceptível. Os veículos voltaram a serpentar pela autoestrada, e a saída de volta para casa surgiu salvadora. A via de acesso para o subúrbio onde residiam já estava transitável. Ambos teriam muito que pensar.

Se a tábua de salvação não era flutuável o suficiente para conduzir Zora ao porto seguro, o imprevisível, o tão sonhado e cobiçado desejo era. O Senhor atendeu às preces.

Bellman pediu pizza de pepperoni da trattoria do bairro, a predileta de Stuart. A temperatura externa congelante, certamente, por melhor que fosse acondicionada, e por menor que fosse a distância, esfriaria a pizza. Decidiu preaquecer o forno. O bombeiro não se continha de tanta ansiedade e alegria, de tanta notícia boa ao mesmo tempo. Segundo a segundo, olhava com impaciência através da janela da sala à espera das luzes do veículo da esposa se projetarem sobre o vidro embaçado. Zora e Stuart chegaram praticamente junto com o entregador de pizzas.

Bellman pagou o entregador e incondicionalmente determinou que a esposa não fizesse perguntas, tomasse uma ducha, se vestisse apropriadamente para jantar no restaurante preferido dela, também muito benquisto por ele, que, por sorte, situava-se a poucas quadras de casa. As vias já haviam sido desobstruídas. Disse a ela que confiasse piamente na decisão do marido de celebrarem os últimos acontecimentos. Zora acreditava, conhecia Bellman, mas nunca tinha presenciado brilho igual e tão intenso em seus olhos. Indecifrável e extraordinariamente convincentes e vívidos. Como uma adolescente reprimida, obedientemente subiu as escadas em direção à suíte do casal.

Nesse ínterim, notou Stuart, uma pizza de pepperoni estava no forno, e ele decidiria a hora de devorá-la sozinho, uma vez que o casal jantaria fora naquela noite.

Quarenta e oito minutos mais tarde, acomodados no restaurante de gastronomia tipicamente grega, Zora, demonstrando deliciosa impaciência, como uma criança à espera da abertura dos presentes natalinos, observou o comedido bombeiro pedir ao maître a carta de vinhos. Não se conteve e atalhou Bellman:

_ se vamos comemorar, preciso saber o motivo para me decidir entre frutos do mar e cordeiro, que irá interferir na escolha do vinho.

_ certamente, querida. Estou tão exultante, nem sei por onde começo.

_ você está me enlouquecendo!

_ calma, calma!

O experiente maître se aproximava. Deixou a carta de vinhos sobre a mesa, olhou para Bellman, e garbosamente decidiu se afastar e deixá-los à vontade para se decidirem. Bellman decidiu revelar, primeiramente, a ótima notícia:

_ senhora Zora, você está diante do mais novo chefe encarregado do departamento contra incêndio do condado! — Bellman esperou pela reação da esposa.

_ que maravilha, meu bem! Só eu sei o quanto você trabalhou e o quanto merece essa promoção! — Zora se levantou e deu um carinhoso e levemente constrangedor beijo nos lábios no envergonhado esposo. Sentou-se. _ então vou de cordeiro, e o vinho... Bellman a interrompeu.

_ calma, querida! Quero informá-la, a promoção e o acréscimo nos rendimentos chegam em boa hora. Iremos precisar mais do que nunca.

O suspense deixou Zora atônita e apreensiva. Ela se aprumou e se agarrou à cadeira, prevendo algo bombástico. Bellman se empertigou. Deixara a notícia espetacular por último.

_ estamos no topo da lista. Só depende de nós, graças a Deus, aceitarmos adotar um bebê, uma menininha...

Bellman não se conteve. Emocionado, soluçava, mordia os lábios e lutava em vão para conter o choro. Zora processava a notícia em câmera lenta. Quando a ficha caiu, ela se levantou e se ajoelhou ao lado do marido. Bellman se ajoelhou também. Abraçados, choravam copiosamente. O restaurante não estava lotado, mas todos os presentes, sem exceção, acreditavam tratar-se de um pedido de casamento e começaram a aplaudir. Mais contidos e um pouco encabulados, Bellman e Zora sentaram-se em seus lugares, miraram-se por detrás das lágrimas e sorriram como crianças. Bellman, o introvertido bombeiro, não se aguentou, levantou novamente e falou quase aos gritos: _ somos casados, há tempos! Estamos comemorando a chegada do nosso bebê! Obrigado a todos! — Sentou-se, depositou a mão forte sobre a delicada mão de Zora, encarou-a e perguntou com um sorriso nos lábios: _ quer saber dos detalhes?

No café da manhã do dia seguinte, diferentemente dos outros dias, Bellman, que sempre saía mais cedo, juntou-se a Zora e Stuart na ilha ao centro da cozinha. Serviu-se do café e partilhou ao intercambista a novidade. O inteligente Stuart concluíra antes mesmo de fitar Zora; esvaíra-se definitivamente a possibilidade de ele desfrutar aquele corpo jovem cheio de desejos e incertezas. Mas foi a alma generosa de Stuart, alma de cinza mais claro possível, que o fez relevar uma perda ainda não concretizada em prol de algo divino, humano, corajoso, muito mais ousado e muito mais santificado. Stuart externou tamanha felicidade sincera que surpreendeu Zora.

O inverno findaria e mudanças significativas aportariam à residência dos Bellman. Ele passaria a usar gravata. Ela se licenciaria por seis meses. Stuart iria e voltaria do trabalho utilizando transporte público. O quarto vagado após a despedida de Kimmy não seria ocupado por outro intercambista. Seria reformado, pintado com cores infantis, e acomodaria um berço, móbiles e todo tipo de penduricalhos coloridos e sonoros. Tudo seria providenciado em tempo para que a adoção fosse formalizada e sacramentada. Quando Zora arguiu em favor do nome grego Heláne, a princípio Bellman torceu o nariz. Ele advogava em causa própria, preferindo Alexia. Porém Zora pacientemente informou-lhe de que *heláne* significa "tocha", e que o termo *hélê* quer dizer "raio de sol", fazendo com que o significado seja "reluzente, resplandecente". Bellman foi cativado prontamente. Em poucos dias, Bellman, orgulhoso, dizia aos comandados do departamento: "Heláne é a tocha que jamais se apaga".

Não era um raio de sol, muito menos uma tocha, prenunciando a chegada da primavera. A chama do ódio resistia e, beligerante, se renovava. O gênio indiano Zafar municiara Stuart com artilharia pesada. Zafar desenvolveu uma armadilha poderosa. Bastava o alvo se interessar num texto intitulado "Emagreça sem esforço", clicar e *voilà!* Qual garota na faixa dos vinte anos não seria capturada? Até as magras! O sorrateiro programa que tudo monitorava e armazenava fazia jus ao nome vírus. A virulenta alma de Stuart enegrecia a cada e-mail selecionado. Stuart, reiteradamente humilhado, namorava a Besta. O ódio subia-lhe aos borbotões, sufocando-o, tal qual o Diabo gosta.

Em uma tarde chuvosa, entocados no quarto do indiano, Stuart e Zafar, muito mais este, aprontavam nova versão do programa que direcionava para o site que não emagreceria os curiosos, mas certamente revelaria suas confissões. Desconsiderando o exitoso sucesso da versão anterior, Stuart mostrou-se cético em relação à repetição da armadilha:

_ Zafar, você acredita mesmo que o alvo se interessará novamente por essa ladainha de 'emagrecer sem esforço'? Não irá se lembrar, clicando em "Saiba mais", que nada acontece?

_ depois você me conta. A curiosidade e a vaidade da mulher nunca acabam.

Zafar se viu sorrindo e deixou escapar:

_ Aruna sempre aprovou minha barriguinha cheia de refrigerantes.

_ Aruna! Quem é Aruna? — Stuart perscrutou de sobressalto.

Zafar enrubesceu. Desconcertado, tentou inutilmente se esquivar.

_ coisa minha. Alguém do passado.

_ Zafar, acho que eu e você já podemos confiar um no outro. Inteligente como você é, meu segredo você já desvendou há tempos. Elegante e educadamente, você jamais teceu qualquer comentário, e muito menos me julgou. Aliás, isso me faz gostar mais ainda de você, meu amigo.

Zafar se manteve silente e reservado. Stuart prosseguiu:

_ quando o amigo desejar colocar para fora essa angústia que o consome, saiba que pode contar com a minha ajuda e discrição.

Stuart arrumava e empilhava algumas folhas espalhadas sobre a escrivaninha do indiano. Zafar, enigmático, murmurou:

_ talvez você tenha razão. O ser humano precisa botar pra fora o que o atormenta. É pra isso que servem os amigos, certo?

Stuart sorriu, deixou as folhas onde estavam e sugeriu:

_ que tal uma cerveja no Boteco do Ari? Eu pago.

O nome Aruna surge a partir do sânscrito e significa "castanho-avermelhado", "aurora", "o nascer do dia", "o começo", "esperança". Aruna acreditava que seu nome homenageava a mãe, Mahara, uma linda e jovem mulher de cabelos longos castanho-avermelhados que brilhavam à luz do sol. Mahara não resistiu ao parto e morreu no crepúsculo, mal assistida, negligenciada, no interior de um quarto fétido, refugiando-se da incompreensão, da intolerância e da ignorância. O pai, um fracassado comerciante de quinquilharias, viciado em *rummy*, o Jogo de Três Cartas, pouca atenção deu à existência de Aruna. Aruna foi criada pela avó materna, agravando a miséria numa favela na região norte de Mumbai. Contrariando as expectativas, ou melhor, a falta delas, Aruna, autodidata, venceu o analfabetismo, tornou-se uma moça vistosa, asseada, prendada e, para seu infortúnio, cobiçada.

A cerveja chegou à mesa concomitantemente com a necessidade de Zafar de descarregar o fardo das costas.

_ vejamos, meu amigo Stuart, quanta atenção você reservará para mim.

_ espero que o Toni tenha um bom estoque de cerveja! — brincou Stuart.

Zafar molhou a boca com um prolongado gole de cerveja, deixando um restolho do líquido amarelado no copo perna de moça. Com os dedos deslizando sobre a borda do corpo, fitando-o como se falasse ao confessionário, prendeu a atenção do amigo.

_ eu tinha completado dezessete anos na semana mais quente de Mumbai. Não sei se isso restou registrado, mas a impressão é que seríamos dizimados pelo sol escaldante. A população inteira se refrescava no Ganges. Eu tinha assumido a execução de um trabalho escolar para uns camaradas abonados que estudavam na minha classe. Meus pais penavam para me manter naquela escola, um instituto voltado para a classe média. Eu tinha que me virar e ajudar. Precisei ir até a biblioteca da Asiatic Society of Mumbai. Depois de ultimar minhas pesquisas, olho para uma mesa ao fundo e vejo a garota mais espetacular, mais linda e graciosa que os olhos podem avistar. Ela tinha, e espero que ainda tenha, o costume de ler e pronunciar as palavras ao mesmo tempo. Eu me apaixonei só de ver aquela princesa mexendo a boca ao ler. Atabalhoadamente derrubei livros e apontamentos no chão. Chamei para mim a atenção de todos, inclusive, para minha sorte, da encantadora garota, que sorria graciosamente e me olhava de soslaio. Devolvi os livros, encorajei-me e fui me sentar à mesa onde ela estava.

Zafar tirou os dedos e os olhos do copo e olhou para um Stuart atento.

_ sabe quando o destino age e determina como serão seus próximos dias na vida?

Stuart aproveitou, preencheu o copo praticamente vazio à frente do indiano, depois o seu e, sem hesitação, respondeu:

_ sinceramente, não!

Zafar bebericou e continuou:

_ se aquela garota me pedisse para eu me afastar, eu teria obedecido. Mas ela, sem nada dizer, olhou para mim com uma expressão meiga nos olhos, tão serena e acolhedora, que eu quase levantei para abraçá-la. Contive-me e me apresentei. "Aruna. Muito prazer, Zafar", disse-me ela, estendendo a mão delicada, quase angelical. Sempre que penso em Aruna me lembro do jeito como ela pronunciou o nome dela. O nome entoado por aqueles lábios finos parecia um cântico; avassaladoramente se cravou na minha alma como tatuagem.

Os olhos de Zafar lacrimejavam e um sorriso nos lábios surgiu. Continuou:

_ nossos costumes veem a tatuagem como uma heresia. Eu zoava Aruna, dizendo que havia tatuado o nome dela, e ela veria só depois que se cassasse comigo.

Zafar parecia estar distante. Mantinha o sorriso nos lábios. Bebericou e prosseguiu:

_ ela tinha ido à biblioteca ver o manuscrito Mahabharata e decidira ler um pouco de outro clássico indiano menos famoso e mais contemporâneo, conforme ela me confessou. Eu não conseguia prestar atenção ao que ela dizia, e por isso até hoje não sei o que ela estava lendo. Só sei que da biblioteca decidimos caminhar pelo parque Horniman Circle Garden. Ela tirou as sandálias. Me forcei a ficar descalço também. A diferença era, os pezinhos dela, de tão graciosos, pareciam flutuar sobre a grama queimada pelo tempo seco; diferentemente dos meus, ainda por cima com as unhas por cortar. Aruna, embora tivesse quinze anos, parecia mais segura, altiva, esplendorosa. Ela falava e eu ouvia. Eu a observava. Eu a admirava. Minha primeira impressão foi de que ela era de uma família estabelecida. Mais atentamente, percebi, Aruna trajava roupas muito simples, porém alinhadas e limpas. Só depois, frequentando a casa dela, eu soube: ela costurava as próprias roupas. Também foi quando pude aferir a precariedade, a pobreza e a determinação dela para dar colorido à vida que a cercava, não importando o quão penoso se apresentasse. Todo o tempo que convivi com Aruna, jamais a vi reclamando ou se lamentando. Quando uma dificuldade se apresentava, ela buscava objetivamente abrandar a situação, e invariavelmente encontrava uma solução. Até mesmo para a fome e a falta de medicamentos para a avó.

Subitamente, Zafar mostrou-se taciturno e seus olhos irradiavam um ódio visceral. Stuart interveio:

_ tudo bem, amigo?

Zafar cerrou o punho da mão direita e batia contra a testa. Passados alguns segundos silenciosos, ele olhou profundamente para Stuart e suplicou:

_ a partir de agora você conhecerá meu lado sombrio! Por favor, me perdoe!

Stuart se socorreu da segunda garrafa, e serviu seus copos. Manteve-se silente.

_ o filho da puta do pai da Aruna, Seu Ravi, um merda, viciado em jogo de azar, um camarada que nunca se prestou a ajudar a filha, e muito menos a sogra, prometeu Aruna para um escroto, um agiota chamado Akshay. Ravi devia grana para ele. Sem recursos, usou a filha como moeda. Do nada, sem comunicar e sem explicações, Ravi e Akshay irromperam pela porta do casebre onde Aruna e a avó moravam. O pai perguntou: "Minha filha Aruna é ou não uma beldade?" Imagine só! Aqueles filhos da puta!

Zafar deu um gole, zerando o copo, e prostrou a perna de moça com violência, quase o quebrando.

_ vou te poupar dos sórdidos detalhes. Mas, no dia seguinte, quando visitei Aruna — eu havia pedido à avó permissão para frequentar a casa e namorá-la — ela, aos prantos, me contou o despropério do pai. Pior! Haviam definido que em uma semana Akshay levaria Aruna para morar com ele. Fiquei ensandecido! Minha princesa, que com graça e gentileza tudo resolvia, estava apavorada. Importante te posicionar, eu já tinha algum jeito como hacker. No período da tarde, enquanto meus amigos praticavam Kalari ou jogavam críquete, eu voluntariamente estagiava; melhor dizendo, mais bisbilhotava nos computadores de uma empresa de desenvolvimento de software corporativo. Uns caras mais velhos, digo, beirando os vinte; uns fodas na informática, certo dia, haviam deixado escapar que sapeavam contas de empresários, de médicos, advogados, principalmente pessoas com condições de ser extorquidas. Uns aloprados, ultrainteligentes, mas de línguas soltas. Bem, na iminência de perder Aruna, não pensei duas vezes. Joguei pesado. Dei sorte também. Inventei para os tagarelas que conhecia um bundão, um crápula, que tinha muito dinheiro ilícito guardado, proveniente de falcatruas. Perguntei se estariam interessados em bancar Robin Hood. Três dias depois, mediante um cenário desesperador, a sorte me sorriu. O computador pessoal de Akshay era um livro aberto. O cara era realmente um tremendo de um traíra. Fodia todo mundo, incluindo amigos. Para azar dele, um velho conhecido, parça do pai de um dos tagarelas, era um dos traídos. Era um daqueles camaradas que você reza para não ser seu inimigo. Bem, o remédio se mostrou amargo demais. Passada uma semana, Akshay não apareceu para levar Aruna. No caderno policial do domingo apareceu estampada a foto do cadáver dele. Como prêmio, fui "convidado" a sumir por uns tempos. Prêmio maior ganhou Ravi; com a morte de Akshay, as dívidas dele foram sepultadas junto com o filho da puta. Vim para Portugal trabalhar numa espécie de braço da empresa de desenvolvimento de software lá da Índia.

Zafar pausou. Visivelmente mais leve, sugeriu:

_ estou faminto, vamos pedir uns bolinhos de bacalhau? Eu pago.

Stuart, beirando a perplexidade, assentiu com a cabeça sem externar qualquer comentário. Zafar concluiu:

_ resumindo. Estou me esforçando e acumulando o máximo de grana que puder para trazer Aruna e a avó para cá, antes que o desgraçado do Ravi assuma novas dívidas de jogo. Há três meses enviei por carta considerável quantia para Aruna "emprestar" boa parte ao pai e informá-lo sobre a origem do dinheiro. Ravi, agora, sabe que deve a mim. Não quero que o crápula ofereça a mão da filha para mais ninguém. Quero me casar e ter muito filhos com a mulher mais linda e maravilhosa de toda a Índia. Olha que somos muitos! — Zafar deu uma gargalhada.

Stuart ergueu o copo:

_ amém, amigo. Vocês merecem!

Alimentados e animados, Zafar, falante, tomou a iniciativa e falou ao amigo o que deduzira acerca dos problemas que assombravam Stuart, que consentiu e preferiu não pormenorizar suas inquietudes. Restou tacitamente pactuada a troca de confissões, que selariam uma eterna amizade. Antes de acertarem a conta, Stuart ponderou:

_ não é só de grana que vocês precisarão. Será uma longa batalha conseguir vistos permanentes para você, Aruna e a avó. Pelas vias convencionais e legais, pode demorar! O tempo, convenhamos, no caso de vocês é inimigo.

A inteligência de ambos abreviava e poupava delongas. Zafar encarou Stuart:

_ Almar?

_ na verdade? Boris.

O final do ano de 2008 se aproximava e a formatura também. O IPT e a Universidade de Colúmbia ferrenhamente disputavam o engenheiro químico Stuart, que, agradecido, formalmente comunicou a ambos seu firme desiderato de retornar ao Brasil. Se as propostas não seduziram o mais novo engenheiro, serviram para orgulhar os pais, que decidiram prestigiar o cerimonial.

Para manter o engodo que extraiu muitos euros do pai, Stuart inventou que precisou entregar as chaves do suntuoso quarto ocupado na fina pousada próxima à ferroviária onde, supostamente, residira todos aqueles anos em Tomar, exatamente uma semana antes de os pais desembarcarem em Portugal. Stuart reservou dois quartos no melhor hotel da cidade para acomodar a si e aos pais, bem como uma sala de eventos para uma comemoração privativa.

Os amigos Almar, Zafar e Keita, muito bem orientados para não falar nada a respeito da pensão de Dona Fátima, prestigiaram a seleta comemoração. Hans conciliou projetos junto ao IPT e também compareceu. Os últimos instantes na pensão de Miss Bóbis foram chorosos. Pilar se emocionou quando recebeu um belo presente de Stuart. Nem bem devolvera as chaves, incluindo a do cadeado que trancava o pórtico dos templários, a Rainha das Pantufas, entusiasmada, já oferecia o melhor quarto da pensão, com direito a uma pequena academia particular, para um nerd canadense que estudaria mecânica no IPT e mostrou-se disposto a pagar um pouco mais pelo diferencial. Almar e Zafar estavam muito mais próximos. Agora ambos eram cúmplices de Boris. Keita havia se formado no meio do ano e foi contratado definitivamente no Centro Hospitalar do Médio Tejo. O africano, para o desapontamento de Pilar, antes do Natal, trocaria a pensão por um pequeno apartamento mais próximo do trabalho, que estava sendo reformado.

Depois de levar apenas roupas e objetos de higiene pessoal para o hotel, Stuart, um dia antes da chegada dos pais a Tomar, patrocinou a melhor noitada já vista no Boteco do Ari. Embora a cerveja rolasse às bicas, aumentando o volume das impertinências e potencializando as vozes estridentes das mulheres de cabelos com cores artificiais, Stuart pôde se dirigir, carinhosamente, a cada companheiro e amigo. Restou a certeza, tratava-se de um até logo um pouco mais complicado. Stuart, sinceramente, nutria grande amizade e confiança nos parças. A reciprocidade, inquestionável. O único que revelou planos num futuro próximo foi Zafar. O indiano confessou, se casaria com Aruna assim que Boris aprontasse os documentos dela e da avó e as duas chegassem a Portugal. Stuart foi convidado para apadrinhar a união.

XVIII

A quarta-feira amanheceu com a cara de Curitiba. Um desapropriado friozinho. Dr. Jober inteirou-se das novidades do inquérito. As informações colhidas e juntadas, em especial as fornecidas por Anselmo, Carlos Eduardo e França, mostravam-se importantes e reveladoras. Jober percebia o leque de alternativas e investigações que se abriam. Conforme definido com a filha, deixaria Borges agir na frente em relação às pessoas que o delegado julgava alinhadas à tese para incriminar Solano. Antes do almoço em família, decidiu apanhar a caçula no colégio. Manteria o plano de ir ao edifício Aurora no período da tarde. Pretendia ouvir o zelador Francisco, e depois, atravessaria a rua para conhecer o major França.

Estacionado em frente à porta de saída do colégio onde Berlim estudava, Jober relia o inquérito. Ele desenvolveu o hábito de ler várias vezes as peças produzidas no inquérito, caçando imperfeições, lacunas, tudo que produzisse dúvidas. Invariavelmente o Dr. Jober, na área criminal, representava clientes que haviam cometido crime, e seu papel, quando os crimes atentavam contra a vida, era explorar o benefício da dúvida. Imperfeição e lacuna são irmãs da incerteza, e essa sempre foi a melhor tese para uma sentença menos dolorosa para criminosos.

Pessoas alheias ao direito têm por costume julgar os advogados que defendem criminosos. Há inúmeras histórias, todas elas jocosas, execrando a profissão. Impera a simplicidade: "se matou, merece morrer"; ou, "se cometeu o crime, tem que apodrecer na cadeia". E o pior, a derivação: "quem defende bandido, bandido é"; "Queria ver se fosse o filho do advogado que tivesse sido esfaqueado."

Nada é simples. Não é simples abstrair da dor que envolve as atrocidades cometidas, e o grau de sofrimento é muito diferente de um caso para outro. Exemplificando, para um cidadão da classe média alta, não há a mesma sofreguidão que para a jovem estudante vítima de furto do celular, ou, digamos, o operário vítima do punguista no coletivo que lhe surrupiou dois mil reais. Há imensurável angústia e consequências decorrentes desses "pequenos delitos". Para a jovem estudante sem o aparelho celular, materialização de todo um planejamento financeiro familiar, todo o esforço de um ano inteiro para seus pais, todas as coisas que deixaram de ser feitas para juntar o montante correspondente à entrada do aparelho. Para atormentar, como punhaladas mensais, as parcelas que impetuosamente sangrarão a parca renda familiar.

O mesmo ocorrerá com o operário que viu se esvair, ou pior, nem viu desaparecer o salário de todo um mês de trabalho a caminho de casa, cansado e espremido no coletivo. Antes de engolir o prato de comida, coberto com um pano de prato, deixado pela esposa sobre o fogão a lenha, o operário, tirando o pesado casaco, perceberá a tragédia que lhe ocorreu. Imaginar como desdobramento a desconfiança da esposa, que laborou como doméstica o dia inteiro, em relação à destinação do dinheiro. Aprimorando a imaginação, a desconfiança da esposa desencadeia discussão acalorada entre uma pessoa supostamente traída e um trabalhador aviltado em todos os sentidos, resultando em agressões físicas e, inesperadamente, culminando na morte de um deles. Neste último exemplo, a atrocidade não pode ser confundida com a consequência imaginada, e sim, graduá-la de acordo com o conceito e valoração que um operário tem em relação ao furto praticado no interior do coletivo. É extremamente complexo conceituar níveis de sofrimento, como também é espinhoso identificar quando e como a banalidade atinge o status de atrocidade.

Dr. Jober ainda à espera da filha caçula, avaliava esses cenários em cada detalhe inserido no inquérito, e que ele tinha o costume de ressaltar com caneta marca-texto amarela. Ele se lembrou do caso do operário que matou o filho de um ano e dois meses com um soco no tórax. Ele e a esposa, apavorados após constatarem a morte do filho, jogaram o corpo em um córrego. O corpo da criança nunca foi encontrado. Jober era aluno do quinto ano e integrou a equipe responsável pela defesa técnica. O pai foi condenado à maior pena possível para homicídio doloso triplamente qualificado. Ele e a esposa foram também condenados por ocultar o cadáver. Foi profícua a experiência. O caso lhe deu a conhecer a possibilidade de que qualquer cidadão pode cometer uma atrocidade. A saber, no caso mencionado, à época da tragédia, o pai, com 21 anos, trabalhava como operário em uma siderúrgica há cinco anos. A esposa, há pouco meses atingira a maioridade. Uma semana antes da tragédia, em vista da proximidade do Natal, foram a uma loja popular e adquiriram na promoção um sofá e duas poltronas. A primeira parcela só para o início do ano seguinte. Fora quatro cadeiras da cozinha, não havia na casa alugada outro modo para uma visita se sentar. A euforia do jovem casal ao ver a pequena sala parcialmente mobiliada foi imensa. Após colocarem o filho para dormir no berço emprestado, fizeram sexo no sofá de napa bege. Mais tarde, a presidiária e ainda jovem mãe descobriria, naquele dia a irmãzinha da vítima foi concebida. No dia do brutal soco desferido contra o tórax do filho, o pai havia sido injustificadamente demitido sob a alegação de contenção de despesas. Foi, inclusive, excluído da lista de empregados com direito ao recebimento da cesta natalina. Entrando em casa, o pai, desempregado, viu o rostinho pequeno do seu amado, do seu orgulho, passar um semblante que o pai já havia decodificado: "aprontou algo". Aproximando-se, avistou uma caneta presa à pequena mãozinha. Mais um passo, rabiscos e desenhos disformes destacavam-se sobre a superfície bege do sofá.

Qualquer cidadão está sujeito. Sempre que esse tema polêmico surgia durante uma consulta com um provável novo cliente, Dr. Jober provocava:

_ imagine você, que está falando comigo pela primeira vez, que daqui a uns trinta minutos, após deliberarmos por quase duas horas, encerramos e resolvemos descer juntos, e pegamos o elevador. No elevador há dois adolescentes. Você e ele descem no térreo rumo à portaria. Eu desço até o subsolo para apanhar meu carro na garagem. Os adolescentes criam um alvoroço junto ao porteiro, acusando um senhor de terno, que estava presente no elevador, de ter furtado o celular de um deles. Pergunto: você, que mal me conhece, acreditaria na possibilidade de eu ser ladrão? É só um pequeno exercício de probabilidades. Paremos por aí. Posso estar enganado, mas acredito piamente que passo uma impressão de serenidade, de responsabilidade, equilíbrio, digamos no popular, "boa praça", "gente boa", incapaz de furtar celulares por aí. Incapaz de cometer um crime insignificante na avaliação do cidadão comum, com punição ínfima. Porém, daqui você vai para casa, já como meu cliente. Sentado no sofá da sala, assistindo ao noticiário da noite, de repente minha foto estampada na tela e uma frase sensacionalista *in bottom line:* advogado da capital mata a esposa a tiros. Se tiver alguém na sala com você, você irá dizer: não acredito, o meu advogado acabou de matar a esposa. Ou seja, eu não seria capaz de furtar um celular, um crime teoricamente inexpressivo, mas assassinar minha esposa, sim. Você, sem uma descrença imediata, admitiria ser eu capaz de cometer uma brutalidade.

Jober sempre se cobrava pela decisão de representar determinados clientes na esfera criminal. Anjos e demônios orbitavam sobre a cabeça dele a cada caso. Ele esperava e contava sempre com a vitória do time de branco. Jober encontrava a quietude vislumbrando a máxima "sou advogado e não parte". As partes debatem, se digladiam, obstinadamente puxam a brasa para suas sardinhas. A parte sofre, se irrita, se decepciona, ou fica exultante, se alegra, comemora; cabe aos advogados que as representam obter o melhor resultado possível. Para o advogado, no aspecto profissional, o caso termina com o denominado trânsito em julgado. Já para as partes, dificilmente o resultado significa o fim, principalmente para a parte sucumbente.

Jober interrompeu seus pensamentos quando avistou a filha Berlim, próxima ao portão, conversando com um rapaz. Ele desceu do carro e se prostrou ao lado, na calçada. A filha, entretida, demorou para avistar o pai a dezenas de metros dela. Enrubescida, prontamente se despediu da companhia com um beijo no rosto e caminhou em direção ao pai. Jober sorriu, Berlim não.

_ ué, o que você está fazendo aqui? — Berlim demonstrava surpresa e um certo desconforto.

_ resolvi facilitar as coisas para você, meu bem.

Normalmente Berlim voltava para casa de ônibus. Raramente apanhava transporte via aplicativo. Os amigos, em geral, não gozavam de idade para dirigir e oferecer carona.

_ poderia ter avisado. — Berlim dispunha de um aparelho celular de ponta.

_ da última vez que fiz isso, você ralhou dizendo que pagou um mico durante a aula.

_ também, você ligou para mim em plena aula! Já te falei, é para enviar mensagem.

_ você já reclamou disso também, lembra?

_ deixa pra lá, esqueça!

Berlim entrou no carro, ocupou a posição de passageiro no banco da frente e fechou a porta com certa violência. O pai sentou-se ao volante. O humor mudou, o tom de voz também:

_ quando você tiver seu carro e puder mantê-lo, aí você poderá bater as portas, chutar a lateral, tudo que sua idiotice permitir.

_ vai começar com seus acessos de loucura? — Com certo desdém, Berlim desafiava a curta paciência.

Jober, descendente de italianos, sempre argumentou, amenizando seu defeito: elevar a voz, assim como gesticular, é genético, os italianos são assim.

_ quieta, Berlim! — gritou Jober.

_ esse é seu melhor argumento!

_ cala a sua boca! — gritou ainda mais alto.

_ você parece louco!

_ cala a boca, *catzo!*

Agora já era histeria pura.

Berlim, amedrontada e certamente decepcionada, olhava para a frente e se calou. Pai e filha não trocaram palavra ou olhares até chegar em casa. No caminho, Jober, dirigindo afoitamente, se insurgira contra meia dúzia de motoristas em oportunidades distintas; na sua avaliação, todos "manés". Na garagem do edifício onde residiam, esperando o elevador, Jober quebrou o silêncio:

_ achei que tinha criado uma ótima oportunidade para colocarmos a conversa em dia.

Berlim se manteve quieta. Seu semblante era de indignação. Adentrando o apartamento, Samara, que havia providenciado uma arrumação da mesa tal qual nos dias celebráveis, observando os semblantes sisudos, questionou:

_ já se desentenderam novamente?

O almoço em família não saiu como projetara Jober na noite anterior. Paris, depois de passar alguns minutos improdutivos com Solano, chegou a tempo de ouvir a irmã dizer que almoçaria mais tarde, enquanto marchava pesadamente em direção ao quarto.

Mais cedo que o esperado, Jober chegou ao edifício Aurora. O zelador Francisco o recebeu no pequeno hall de entrada do prédio. Jober inteirou-se dos procedimentos de entrada e saída, de pessoas e dos veículos. O acesso dos condôminos e dos visitantes se dava por um único acesso. Cada condômino tinha uma tag que desbloqueava o portão fechado magneticamente. Visitantes, para entrarem nos períodos sem porteiro ou zelador, dependiam da autorização e do acionamento mediante o interfone. Foi confirmada a ausência de porteiro ou de qualquer outro funcionário no período das 19 às 8 horas. A nova câmera de vigilância estava sendo orçada. Sem imagens e sem testemunhas, Jober indagou Francisco sobre o momento em que a câmera de vigilância foi vandalizada. Pôde deduzir que, se os assassinatos foram premeditados, o responsável pela autoria daria cabo da câmera de vigilância. O faz-tudo do prédio, Seu Francisco, mostrava-se incomodado com as perguntas feitas pelo advogado:

_ doutor, tudo isso eu já disse para o delegado.

_ permita-me uma última. Há tags extras na portaria?

_ não! — respondeu taxativamente Francisco.

_ e se um condômino perde a tag, como ele faz para entrar se não tiver ninguém no apartamento no período sem porteiro?

Sarcasticamente o zelador respondeu:

_ não era a última pergunta!

Francisco fez um muxoxo, e sob o olhar inquisitivo de Jober, viu-se pressionado a responder.

_ até que seja entregue uma nova tag pela administradora, um condômino de outro apartamento terá que liberar. Por isso, muitos condôminos têm tag reserva. Estou liberado agora?

_ por favor, apenas para complementar essa questão. Quem informa à administradora que um condômino precisa de uma nova tag?

_ eu. Há um livro de ocorrências. Tudo é registrado nele. Cada tag custa vinte e cinco reais.

Dr. Jober abriu os braços e olhou simpaticamente para o injuriado zelador:

_ teria como o senhor dar uma olhadela no Livro de Ocorrências e verificar quando foi solicitada uma tag extra?

_ não é preciso. Isso não ocorre com frequência. Essa turma aqui já reclama um monte do valor do condomínio, se acrescentar vinte e cinco "pila" pela tag extra, eles surtam. Foi o que aconteceu recentemente. A Jovita, empregada da Dona Neide, foi assaltada no bairro dela. Levaram a bolsa com a tag, celular, dinheiro, documentos, cartão do ônibus, coitada. Para piorar, Dona Neide descontou os vinte e cinco do salário dela.

_ será que essa Jovita está no prédio agora? Gostaria de trocar umas palavrinhas com ela.

_ posso verificar, se o senhor prometer que não irá me perguntar mais nada.

_ prometo.

Jovita tinha ido ao supermercado próximo e voltaria em breve, informou Dona Neide, uma condômina enxerida, mas que se mostrou solícita. Jober informou que retornaria dentro de aproximadamente duas horas. Atravessou a rua. O major França já o esperava com o café. Dispondo do telefone informado no inquérito, Jober ligou no período da manhã, agendando. França não acrescentou nada além do relatado aos investigadores dois dias antes. Jober perscrutou sobre o condômino que entrou no prédio pouco tempo depois do entrevero:

_ o senhor disse aos investigadores que observou a chegada de um condômino aproximadamente uns vinte minutos depois que as jovens assassinadas subiram?

_ o doutor tomou conhecimento. Eu observava da minha janela a SUV preta dar voltas e voltas pela quadra. Daí deixou de aparecer. Eu já estava querendo ir dormir quando eu vi o sujeito entrando no prédio aí da frente.

_ o senhor relatou que se tratava de um condômino. O senhor o conhece?

_ ficou registrado assim, é?

_ por quê? Como deveria ser?

_ eu acho que era um condômino! Minha audição é perfeita. Sempre que uma visita chega no prédio da frente, principalmente à noite, quase sem barulho de automóveis, eu escuto o barulho do interfone chamando. Naquela madrugada de sexta-feira, não ouvi o barulho do interfone. O sujeito usou a chavinha para abrir o portão. Deduzi, só pode ser um morador, para ter a chavinha de acesso, estou certo?

_ então o senhor não sabe se era ou não um vizinho da frente?

_ sinceramente, nunca tinha visto o camarada.

_ o senhor o reconheceria se o visse novamente?

_ talvez pelo porte físico. Ele usava uma jaqueta com capuz. Carregava uma mochila. Não, francamente, eu não conseguiria reconhecê-lo.

Dr. Jober agradeceu a cortesia do major e voltou ao edifício Aurora. Jovita, ao lado de Dona Neide, que segurava uma Shih Tzu branca e caramelo no colo, todas as três empertigadas no sofá da sala de estar, o aguardavam. Jober dispensaria outro café, mas aceitou para acompanhar a generosa fatia de torta banoffee oferecida.

_ serei breve, acredito. — Antes de concluir, Dona Neide, a enxerida, atalhou:

_ sua visita está relacionada à morte das garotas no quarto andar, estou certa?

_ sim. A senhora está certa.

Jober aproveitou a interrupção e bebericou do café antes que esfriasse. Dona Neide olhava para a atordoada Jovita como quem diz: “Eu não te falei?” Jober prosseguiu, dirigindo-se a Jovita:

_ Seu Francisco, o zelador, me contou sobre o incidente de que você foi vítima recentemente. Você poderia me dar mais detalhes sobre o ocorrido?

Dona Neide, contrariada, colocou a cadelinha no chão e interrompeu novamente:

_ mas o que o assalto sofrido pela Jovita tem a ver com os assassinatos?!

_ Senhora Neide, se acalme. Com os assassinatos, diretamente, não guarda qualquer relação. — Jober, agora com a cadelinha cheirando seu sapato, voltou-se para Jovita. _ não precisa se preocupar. Eu apenas gostaria de saber como foi o incidente. O agressor estava armado? Como foi a abordagem?

Jovita, tranquilizada pelo tom de voz do interrogador, descreveu pormenorizadamente o assalto. A fisionomia do agressor não passava de um borrão indescritível. Não soube precisar se, de fato, o meliante portava arma de fogo; tudo indicava que sim, e ela não arriscaria a vida para descobrir. Jober elogiou a prudência da doméstica enquanto traçava um pedaço da banoffee. A informação mais crucial foi a impressão revelada por Jovita de que o assaltante provavelmente já esperava por ela naquele local ermo. Quando estava se despedindo, Jober se compadeceu do infortúnio vivenciado pela doméstica. Disse-lhe quanto é penoso, além da perda dos objetos pessoais, do dinheiro, ter que enfrentar a burocracia para obter novos documentos de identidade, entre outras inconveniências, quando a sorte lhe sorriu:

_ ela não precisou de nada disso! — interveio a xereta da Dona Neide. _ eu sempre disse pra essa aí — a enxerida apontava para Jovita _ seu anjo da guarda é forte! Antes mesmo de ir à delegacia registrar a ocorrência, ligaram informando que a bolsa, o celular, documentos, exceto o dinheiro, havia sido deixado na panificadora ao lado da casa dela. Foram os funcionários da padaria que reconheceram, pela foto na carteira de trabalho, que eram os pertences da vizinha.

_ literalmente tudo que estava na bolsa foi devolvido? — Jober ficou apreensivo.

Novamente a enxerida não se conteve:

_ tudo, tudo exatamente, não. A chavinha de acesso do portão aqui embaixo desapareceu. Acho que os padeiros ou o assaltante gostaram do chaveiro. Era uma pequena Torre Eiffel que minha filha trouxe da França. Tive que descontar o valor da chavinha de acesso aqui do prédio do salário dela. Sabe, não é pelo valor, é mais para incutir na cabecinha dela ter apreço pelas coisas.

Dra. Paris despachou com outro advogado, Dr. Telles, associado e colega de escritório, acerca de uma fusão societária delicada e muito rentável. O Dr. Telles formou-se dois anos antes de Paris, e sempre se mostrou competente e responsável, mas ela ficava apreensiva de deixá-lo sozinho na reunião do meio da tarde. Afastou o pequeno desconforto percebendo a importância de delegar atribuições estratégicas, confiando nos integrantes do time. Também se tranquilizava sabendo que um tema daquela magnitude seria objeto das reuniões avaliativas costumeiramente realizadas às sextas-feiras entre todos os associados. Essa prática permitia eventuais correções de percurso. Quando Dr. Telles deixou a sala, Paris olhou o relógio. Estava na hora de seguir para se encontrar com Ana Paula e o namorado.

No Café do Ponto, poucos clientes. Era um estabelecimento próximo à holding onde Aninha trabalhava, colado ao bistrô Tempero Saudável. Gê demonstrava desconforto. Foi pego de surpresa. Ele e Aninha almoçavam minifeijoada, uma adaptação para atender descompromissados e escolados com alimentação saudável, idealizada pela proprietária do pequeno bistrô, colega de ioga de Aninha, quando ela o comunicou. Normalmente teria se esquivado, mas o premente convite, quase uma intimação, deixou Gê sem ação. Aninha havia marcado às 15 horas com a Dra. Paris. Justificou ao namorado, deixamos para tomar o cafezinho aqui ao lado, e aproveitarei para te apresentar o melhor mil-folhas da cidade.

Embora tivessem programado o almoço mais tarde que o convencional, Aninha e Gê chegaram dez minutos antes do combinado. Escolheram uma mesa para quatro pessoas próxima à janela. Gê estava carrancudo e extremamente chato. Tão logo se sentaram, Dra. Paris estacionava o carro na vaga bem em frente ao Café do Ponto. Eles não se conheciam, mas a foto do WhatsApp, meio utilizado para confirmarem o encontro, facilitou o reconhecimento quando a jovem advogada se postou junto à porta, observando a clientela. Aninha acenou e foi correspondida. A advogada se sentou de frente para Ana Paula, que estava ao lado de Gê.

_ primeiramente, quero agradecer a vocês dois por dedicarem um tempinho para mim. — Dra. Paris olhou primeiro para Ana Paula e depois para Gê.

Gê, taciturno e pouco comunicativo, inexplicavelmente abriu um sorriso jamais contemplado pela namorada e companheira, e falou:

_ iríamos pedir café e dividir um mil-folhas. Ana diz que é imperdível! — Aninha estranhou a repentina alteração de humor do namorado, mas aprovou.

_ quem sabe numa outra oportunidade? Vou de chá, obrigado.

Gê solicitou a presença da mocinha que tirava os pedidos. Comandas efetuadas, Dra. Paris, objetiva como sempre, lançou a primeira pergunta:

_ preciso saber das disponibilidades de vocês. Temos tempo?

_ bem, eu preciso voltar para a holding antes das 16 horas — externou Aninha.

_ eu estou com a tarde livre! — atalhou Gê, entusiasticamente. Ana Paula lhe dirigiu um olhar censurador.

_ preparei umas perguntas para ambos. Então começarei por você, Ana Paula, para que possa voltar ao trabalho. Você me disse que é aqui perto, certo?

_ sim. Talvez eu consiga voltar a tempo para mais um mil-folhas.

_ na verdade, Ana, meu pai, o Dr. Jober, já colheu todas as suas informações, pertinentes à festa e em relação às outras questões.

Dra. Paris lançou-lhe um olhar que ambas sabiam de que se tratava. Gê deduziu que "outras questões" estavam associadas à presepada do Seu Anselmo, que Aninha lhe havia contado.

Gê estava encantado com a advogada sentada à sua diagonal. Observava atentamente os movimentos dos lábios, a covinha que se formava no queixo, as maçãs do delicado rosto, a pele clara lembrando pêssegos. Olhos da cor de mel realçados por sobrancelhas naturalmente afinadas. Cabelos dourados, ondulados, que pendiam alinhados sobre a ombreira do casaco preto do impecável tailleur Chanel. E o perfume! Deliciava-se em devaneios. Perdeu parte da conversa. Apenas o introito.

_ gostaria de explorar o passado. Retornar à época do colégio.

_ não entendo a importância que isso representa para defender Solano.

_ te confesso, eu e meu pai também não. Mas estamos abrindo todas as perspectivas. As vítimas de homicídio, a violência sobre Gabi, a brutalidade do passado vitimando Isadora, todas da mesma classe, convenhamos, isso pode nos dar uma direção!

_ puxa, nem lembrava que Isinha se chamava Isadora. Coitadinha... — Depois de viajar no tempo, Aninha voltou à mesa do Café do Ponto.

_ não tinha pensado por esse viés. Ai, agora senti um arrepio na nuca. Você acredita que há algo do passado que possa ter motivado todas essas barbaridades?

_ essa é a razão de estarmos aqui, exceto pelo mil-folhas. — Dra. Paris sorriu delicadamente, procurando amenizar a conversa com Aninha. Gê processava a linha de raciocínio da advogada sem abdicar do prazer que o sorriso dela lhe proporcionava.

_ a que exatamente a doutora se refere?

_ havia um pacto, um segredo, compartilhado apenas pelas garotas do C8. Um grupo reduzido a cinco. Gabi encontra-se em tratamento. — Dra. Paris, intencionalmente, omitiu a conversa que tivera com Gabi no dia anterior. As perguntas que preparara para Gê estavam umbilicalmente associadas àquela conversa. _ a pessoa que integrava o C8 mais próxima, no momento, é você. Não pretendo forçá-la a quebrar um pacto, a revelar um antigo segredo, mas talvez você possa nos dar algo.

_ quem lhe contou que havia um pacto entre nós? — Aninha se empertigou na cadeira. Gê disfarçou, mas preparou os ouvidos e sensores para captar palavras e expressões da encantadora advogada.

_ nosso cliente, Solano — respondeu taxativamente Dra. Paris. — Ele sabe da existência, mas não o segredo, obviamente.

_ posso lhe assegurar, nosso segredo não guarda qualquer relação com tudo o que ocorreu. — Aninha olhou para o relógio. _ acho que retornarei para a empresa; dependendo, volto para me juntar a vocês, combinado?

_ combinado — respondeu Dra. Paris, levantando-se. Aninha beijou Gê nos lábios de forma inusitada. Sempre que estavam em público, jamais trocavam carícias. Gê entendeu o recado, contrariado. Paris, indiferente, sequer fazia ideia. Após Aninha deixar o recinto, Gê mudou de lugar. Sentou-se de frente para Paris.

_ mais um chá?

_ satisfeita, obrigada.

_ tem certeza de que irá dispensar o mil-folhas?

_ obrigada. Estou relutando. — Paris retirou um bloco de anotações da bolsa.

_ você nunca descansa?

_ estou respeitando seu tempo disponível, e, convenhamos, meu cliente está em maus-lençóis.

_ espero nunca precisar, mas já sei quem eu contrataria para minha advogada. — Gê lançou um olhar provocativo, que deu em água.

_ agradeço a confiança.

Tirou os olhos do caminho do olhar de Gê que a fulminava e os direcionou para o bloco de anotações que colocara à sua frente. Dra. Paris percebera, dividia a mesa com uma pessoa disposta a trair a confiança da namorada. O beijo demasiadamente prolongado para uma despedida casual pode ter sido um alerta. Alertada estava.

_ Gê é Getúlio, Geraldo...?

_ Gê. Todos que me conhecem dirigem-se a mim apenas por Gê. Talvez eu não goste do meu nome. Essa pergunta você extraiu do bloquinho? — Gê sorria e apontava.

_ não. Em absoluto. — Dra. Paris devolveu-lhe o sorriso. Gê não se conteve.

_ com a devida vênia, como dizem vocês operadores do direito: seu sorriso, sua beleza, seu perfume fazem de você uma mulher encantadora. — Percebendo o constrangimento que provocara, Gê amenizou: _ por favor, longe de lhe faltar com respeito. São apenas elogios. Elogios mais do que sinceros e verdadeiros.

_ agradeço a gentileza. — Dra. Paris quis completar a frase com "esperou sua namorada sair para se sentir seguro", mas procurou manter-se focada. Deu-lhe um pouco de corda. _ posso te chamar de você?

_ adoraria.

Dra. Paris indelevelmente contraiu os lábios, relevou e prosseguiu:

_ foi você quem chamou pelo serviço Anjos do Trânsito, certo? Inclusive, você conhece o profissional destacado para atender aqueles que abusam do álcool na festa.

_ sim. Já havia utilizado os serviços deles, em especial do José Coutinho.

_ esse é o nome do voluntário que atendeu naquela madrugada?

Gê contou como conheceu José Coutinho. Dra. Paris registrou um resumo em seu bloco de anotações. José Coutinho e Gê se conheceram durante um voo internacional. Gê vinha de Barcelona, com escala em Lisboa. Em Lisboa, embarcou José Coutinho, um português nascido em Lisboa. Como eram da mesma idade, a conversa entre eles fez a travessia sobre o Atlântico parecer uma simples ponte aérea. José Coutinho, de tempos em tempos, precisava regressar em virtude de seu visto temporário. Exercia como voluntário a atividade de motorista do aplicativo Anjos do Trânsito, mas procurava ocupação na área jurídica. Era graduado em direito pela Universidade de Coimbra. Gê buscava junto aos seus contatos algo que se encaixasse nos planos do português.

Depois da narrativa que fez surgir o personagem José Coutinho, Gê ponderou:

_ o português está famoso. Hoje recebi a ligação de uma escrivã da delegacia de homicídios solicitando o telefone do Anjo que atendeu os bebuns no dia da festa organizada pela Aninha.

_ você forneceu o número para eles?

_ fiz mais. Eu mesmo contatei o José e disse para ele ligar para a escrivã e agendar uma data para ser ouvido. Achei melhor assim. Ele confiou a mim o número e eu não pretendo repassar a ninguém a menos que ele autorize.

Gê passou o recado antes que a Dra. Paris solicitasse o telefone de José Coutinho. Passados uns segundos, depois de bebericar a segunda xícara de cappuccino, complementou:
_ José passou uma mensagem há pouco, informando que irá amanhã no final da tarde à delegacia.

_ bem, essa era a primeira questão que eu gostaria de esclarecer contigo. — Dra. Paris franziu seu narizinho perfeito, potencializando o encanto do interlocutor. _ podemos avançar para a segunda questão. É um tanto delicada!

_ esse seu jeitinho de pedir as coisas convenceria o demônio a se confessar ao padre. Mas antes vou pedir outro chá para você. Não me sinto confortável bebendo algo sem companhia. — Sem aguardar a manifestação da advogada, Gê avistou a atendente e estalou os dedos. Chá a caminho.

_ o que é tão delicado, e que você está ansiosa para registrar nesse seu bloquinho?

_ você é sempre direto e confiante? — Depois que saiu a pergunta, Dra. Paris ficou mortificada consigo mesma.

_ interessante você concluir isso. Na verdade, poucas pessoas conseguem extrair o meu melhor. Diria, ninguém que eu conheça atualmente. Quero dizer, exceto você, doutora.

Gê projetou seu olhar incisivo. Gê podia ser tachado de taciturno, enigmático, antissocial, mas era indiscutivelmente um homem bonito, musculoso sem ser troglodita, ultrainteligente e extremamente culto.

Dra. Paris, nas frações de segundo que se esvaíam à medida que o atraente observador disparava flechas venenosas de sedução, pensava nos riscos que suas fraquezas como mulher solitária, ainda inexperiente em relacionamentos, beirando a insegurança, representavam para o trabalho e a vida pessoal. Precisava urgentemente retomar as rédeas da conversação:

_ o Dr. Jober...

Gê a interrompeu:

_ ...seu pai.

Dra. Paris prosseguiu:

_ exatamente. Meu pai, no dia do velório, testemunhou o momento "delicado" quando Gabi, presente ao velório da amiga assassinada, se descontrolou ao se aproximar de você. Eu disse que o assunto era delicado.

Gê, percebendo a aproximação da atendente trazendo o chá numa pequena bandeja, aproveitou para ganhar tempo antes de responder.

_ agora tenho companhia! Veja se não está muito quente. Muito bem, em relação ao episódio envolvendo aquela moça, a Gabi, é isso...?

Gê buscou a confirmação e aproveitou para observar outra vez os lindos olhos da advogada. Ela assentiu com o olhar. Ele continuou:

_ então, muito estranho, pra lá de constrangedor. Eu fiquei sem ação na hora. Perguntei para a Aninha do que se tratava. Aninha me contou que Gabi enfrentava um problema sério de depressão. Decorrente de um...

Gê hesitou, não sabia o nível de informação que a advogada detinha acerca do estupro sofrido por Gabi. Comedidamente prosseguiu:

_ de um problema seríssimo. Maiores detalhes você poderá obter por intermédio da Aninha. O fato é, segundo concluiu a própria Aninha, Gabi não pode ser tocada por um homem, que ela surta. Eu não fazia a menor ideia quando estendi a mão para cumprimentá-la.

Percebendo o som de mensagem em seu celular, Gê voltou-se para o aparelho.

_ é a Aninha. Disse que se juntará a nós em minutos.

_ ótimo, porém vou aguardar a chegada dela e me retirar. O dever me chama.

_ espero sinceramente vê-la novamente. Você, além de linda e perfumada, é transparente, autêntica. Sou um bom observador. Por favor, não me julgue. É cedo para isso. Quem sabe um dia, se você me der a oportunidade de me apresentar a você, me conhecendo melhor, o julgamento se tornará mais justo.

Malditas flechas venenosas e pontiagudas. Penetram a carne, tudo rasgam e ferem. Preciso proteger o coração. Dra. Paris caminhava num terreno novo e periclitante. Pensou, como o sucesso em vários processos, êxito em tantas reuniões, a iludiam a ponto de se achar pronta para tudo? Aquela era a constatação de que precisava mais da experiência e dos conselhos do pai. Nova tentativa de retomada:

_ parece verdadeiro. — Gê empertigou-se. Dra. Paris enfim retomou as rédeas, e prosseguiu: _ é sua segunda menção ao perfume que estou usando. Você de fato gostou. O seu é ótimo e eu desconheço.

A presunção é um risco. Pode-se estar preparado para uma missão. Não é uma certeza absoluta. Somente num cenário em que cem por cento das variantes surgem, em que todas as incógnitas são desvendadas, arranha-se a certeza. A complexidade da missão determinará quais estratégias, simulações, treinamentos, expertises serão necessárias. Assim como a talentosa advogada não estava preparada para todas as circunstâncias, Gê também não. Ele não percebeu aonde ela queria chegar:

_ a doutora é daquelas pessoas que usam o mesmo perfume até esgotar o frasco, e daí vai lá e compra do mesmo?

_ sinceramente, não. A fase agora é Carolina Herrera 212. E o seu?

_ Invictus, Paco Rabanne. Desde que lançaram.

Conforme havia adiantado, quando Aninha chegou, Dra. Paris permaneceu mais alguns minutinhos. Gê foi à toalete, oportunidade para Paris obter uma última informação:

_ tenho um primo por parte da minha mãe que chamamos carinhosamente por Gê, mas o nome é Geraldo. O Gê de seu namorado é Geraldo também?

_ nem toque nesse assunto perto dele! Ele detesta falar disso. Para eu arrancar que ele se chama Gervásio foi um parto.

Quando Gê retornou, Dra. Paris ofereceu-se para pagar a conta, algo prontamente rejeitado, e se despediu. Deixou para trás um clima pouco amistoso. Gê não mais sorria, e Aninha estava saciada de mil-folhas. Antes de dar a partida, Dra. Paris rabiscou no bloquinho "Invictus, P. Rabanne", e na linha de baixo, "Gervásio".

Já no escritório, Paris foi até a sala do pai. Jober havia acabado de chegar. Ambos trocaram olhares exultantes. Trocaram informações. O pai gostou tanto das novidades relatadas pela filha, como a filha das narradas pelo pai. Jober concluiu:

_ no começo da carreira de advogado, sempre que me deparava com um caso perdido a princípio, eu trocava ideias com a sua mãe. À medida que ela começava a acreditar nas minhas teses, era sinal de que eu avançava na direção certa. Sinto o mesmo agora.

Paris percebeu, por trás daquela euforia momentânea: seu pai, além do cansaço, revelava traços de preocupação.

_ o que está pegando? Alguma inhaca no inquérito?

_ sua irmã. Bati de frente com ela novamente.

_ percebi no almoço. Pai, você precisa destinar um tempo para ouvi-la.

_ foi o que eu fiz. Fui buscá-la no colégio para ter um momento para diálogo. Ela não dá espaço!

_ não é encaixar o tempo da Berlim entre os seus afazeres. Você precisa estar cem por cento ouvidos.

_ você tem razão. Essa minha maneira de ver as coisas com pragmatismo. Estou abrindo espaço na minha agenda profissional para cuidar daquilo que eu mais amo, a minha família. Deveria ser o contrário.

Paris meneou a cabeça, concordando. Entrelaçou seu braço direito no esquerdo no pai e concluiu:

_ não precisa se punir tanto. Você encontrará um jeito. Vamos para casa.

XIX

Borges ligaria para Jober. Sobre a mesa, açúcar de confeiteiro se juntava ao pó. O delegado passou pela panificadora situada na mesma quadra da delegacia e arrematou os minissonhos. Ansiava ter a conversa com o causídico. Depois de meia hora confrontando experiências, pareceu desolado ao desligar. Por que o advogado do principal suspeito descartava a possibilidade de ter sido Carlos Eduardo o autor do duplo homicídio? O que de tão evidente havia escapado do seu faro? Sentiu-se abobado por ter aventado, sem ele mesmo acreditar, a descabida hipótese de ter sido ao menos partícipe. Tamborilava seus dedos gorduchos quando pensou: "ele sabe, foi o cliente dele. Aquelas duas horas no apartamento que o rapaz omitiu". Em seguida, empertigado em sua poltrona, concluiu: "acorda, Borges, ele tem informações que criam uma terceira hipótese". Limpou a sujeira com a manga do paletó e puxou uma folha A4 para anotar um resumo da conversa. Pontos com que ambos concordavam. Sacou um lápis com ponta boa da caneca do Timão e escreveu: "*uso de substância química — provavelmente autor homem — ao menos uma das vítimas era alvo*". Ficou um bom tempo sem escrever um quarto item na sua precária lista, até bravejar:

_ esse puto tá me zoando!

Percival vinha pelo corredor de linóleo e ouviu o grito. Entrou apressado na sala do delegado e o viu com a testa sobre a mesa. Momentos assim exigiam cautela e silêncio. O Vela sentou-se à sua mesa tão delicadamente como se estivesse num confessionário. Não trocaram uma palavra sequer na primeira hora, nem bom dia. Borges finalmente escreveu: "Com quem ele andou falando?" Olhou para o lado e notou a presença de Percival. Ofereceu-lhe um último e murcho minissonho e perguntou:

_ quem iremos ouvir hoje?

_ um tal de Coutinho. O Anjo que dirigiu naquela noite — respondeu o Vela, depois de abocanhar a última bolinha. E completou: _ mas é só no final da tarde.

_ apanhe para mim o pendrive com as imagens apuradas junto ao posto de gasolina e o relatório da empresa de rastreamento.

Percival, que já seguia pelo corredor, ouviu Churchill berrar:

_ quero todos os investigadores na minha sala em cinco minutos!

Dr. Jober, tão logo encerrou sua conversa com Borges pressionando o dedo sobre o gancho, teclou a opção invocando a secretária. Atualizado acerca do dia a dia do escritório, estabeleceu a ordem do dia. Procurou resolver as questões inadiáveis antes do meio-dia. A tarde inteira seria destinada a enfrentar o problema que o afligia. Durante o almoço ele colocou em xeque quão inteirado estava das atividades e gostos da filha caçula. Olhando para ela, perguntou:

_ Berlim, sua aula de violão é às cinco, certo? O que você acha de treinar um pouquinho dirigindo meu carro até o parque, dar uma caminhada e tomar um suco de maracujá? Depois você dirige até o estúdio de música.

Embasbacada, Berlim antecipou a engolida e respondeu:

_ acho ótimo! — Olhou para Samara e contraiu o rosto, demonstrando estranheza.

_ perfeito! Não esqueça seu violão. Terminamos de almoçar, troco a roupa e vamos.

Berlim já estava quase apta para enfrentar o exame no departamento de trânsito, mas lhe faltava confiança para dar marcha a ré por dezenas de metros paralelamente ao meio-fio.

_ mas por que isso, pai?

_ porque autoescola nenhuma ensina isso para os aprendizes. E depois eu quero que você movimente o carro cinco centímetros para trás e cinco para a frente. Desenvolve destreza e dá confiança. Vai por mim.

Estacionaram o carro várias e várias vezes. Jober percebeu, ensinar Berlim a dirigir não era o objetivo do dia.

_ está ótimo, filha, vamos caminhar.

Era uma tarde imaculada. O sol sorria sem castigar. Não havia vento, e sim brisa. O parque Barigui é um dos cartões-postais de Curitiba. A pista circundava um lago que espelhava o azul celestial, o verde e o amarelo das árvores que se revigoravam com o ápice da primavera. Há trechos onde macacos, em famílias, desafiam os curiosos e se postam para fotos antes de se embrenhar nos galhos e folhas entrelaçados de pitangueiras, araucárias, ervas-mates, vassourões-brancos, guabirotubas e guabirobas. Pai e filha, contemplativos, cada qual preparava-se à sua maneira para o introito. Ela, um pouco mais despreocupada, afinal não partiu dela o convite para estarem ali, mordiscava os lábios com apreensão. Ele praticamente meditava: "Não posso me acomodar na genética italiana. Sem gritos. Haja o que for."

_ filha, prática ao volante à parte, o lance da caminhada, o suco de maracujá, são motes para conversarmos sobre nossa relação; sabe disso, não?

_ nãoooooo! Às vezes eu acho que você me subestima!

_ pretendo, se possível, colocar todos os pingos nos is. Darei ênfase: *jamais* te subestimei ou irei te subestimar. Ao contrário, sempre admirei sua astúcia, perspicácia e inteligência. Como eu sei que você me ama, qual a razão para batermos de frente tão costumeiramente?

_ assim, na lata? Sei lá os motivos! Você é muito estressado, vive gritando.

_ a pessoa, embora nasça gritando, só grita depois de injuriada, a menos que esteja louca. Acredito que não esteja louco ainda. Alguma coisa você, ou sua irmã, ou sua mãe, fez para me tirar do sério. É duro conviver entre vocês, mulheres. Cada dia uma apresenta uma variação emocional. Não é fácil.

_ as mulheres só querem carinho, atenção, cordialidade; nada de gritaria ou destempero.

_ não vamos por aí. Eu falo, falo e repito, algo precede os meus ataques, e vocês nunca pararam para analisar se de fato fizeram ou deixaram de fazer algo que me contraria, mas deixa pra lá. Você. Você que eu quero ouvir. Não quero te pressionar e te bombardear com perguntas tipo, o que eu faço que te incomoda tanto? Você sabe que estou sempre disponível para vocês. Sempre dedicarei o tempo que for necessário para ouvi-las, como amigo, como homem, como pai. Não há nada que eu possa ouvir e tentar ajudar. Nada, absolutamente nada.

_ eu sei, pai, mas não é bem assim.

_ o que, por exemplo? Desculpa, eu e minhas perguntas. Darei o tempo que você precisar. Quero apenas te dizer que estou aqui para te ouvir.

Caminharam até o ponto do exibicionismo dos primatas. Como era dia de semana, poucos frequentadores posicionavam seus celulares para enviar fotos com textinhos desprovidos de acentuação, recheados de abreviações. As famílias de macaquinhos não deram o ar da graça, apenas a sombra produzida pelos fraternos abraços entre as árvores mais antigas e imponentes. Aquele pit stop refrescava e revigorava para o restante da caminhada a céu aberto, em que predominavam gramados e pradarias.

Berlim enfim sentiu-se à vontade para erradicar uma inquietude que a açoitava em noites de tormenta.

_ por mais que te pareça estranho, surreal, você seria totalmente sincero para responder a uma pergunta espinhosa?

_ claro que sim!

_ você respondeu rápido demais. Não quer pensar um pouco?

_ você e sua perspicácia. Vai doer?

_ não se trata de uma queixa propriamente dita, apenas uma constatação que tenho e que me incomoda.

_ antes de responder, absolutamente sincero, é possível você rever sua constatação?

_ você não sabe as minhas cartas e já acha que pode ganhar?

_ não se trata de ganhar ou perder. Se fiz algo que te preocupa e te entristece eu já perdi. Apenas, alimento a esperança de ter sido um mal-entendido. Sou o craque nisso. Meu problema de comunicação agride e machuca sem ser minha intenção. Às vezes coloco minha opinião ou tomo uma decisão sem explicar claramente aonde pretendo chegar, ou atingir, ou mesmo ajudar. Apenas prometa: a conversa que teremos poderá modificar tanto as minhas como as suas convicções, ou constatações. Uma questão de semântica.

_ pai, você não está num júri. *Easy!* Relaxe. Pode falar errado, abreviado, descontraidamente, eu entenderei. Talvez comece por aí seu problema de comunicação.

_ *done!*

_ gostei!

Berlim sabia que a bola estava com ela. Contar ou não contar, eis a questão. Intimamente ela não desprezava a possibilidade de ser um problema pequeno, um probleminha, mas por que isso veio à tona justamente quando seu pai abriu um tremendo espaço em sua agenda apertada para ouvi-la? Será que haveria outra inquietude mais escabrosa? De repente a adolescente se viu uma sortuda. Não tinha problemas de fato. Será que a ausência de problemas realmente sérios potencializava aqueles de somenos importância? Bom, essa autorreflexão já valeu o dia. Pensou: essa águia esperta caminhando ao meu lado como um turista no Central Park, sem ter ouvido o que eu tenho pra dizer, já vislumbrou a possibilidade de isso ser psicossomático. Vejamos:

_ paaaii!

Berlim foi tão enfática que Jober pareceu ter-se assustado e voltado para a terra. Riram do inesperado sobressalto. Berlim expôs com objetividade o seu dilema.

_ você ama mais a Paris do que a mim?

_ se eu respondo "obviamente, não", você certamente concluirá que todo pai diz que ama seus filhos igualmente. E o problema persistirá. Então vamos por partes. Levo sua pergunta e sua "constatação" muito a sério. De onde ou desde quando vem essa sua inquietude?

_ ah, em tudo, você dá sempre o primeiro pedaço para a Paris. Quero dizer, nem tudo, mas as coisas mais significativas.

Como o pai só a observava, Berlim prosseguiu:

_ sei que no aspecto profissional, você e ela, tendo a mesma formação, trabalhando juntos dia a dia, se aproximam mais. Os assuntos e desafios em comum entre vocês são bem mais interessantes. O problema está no que sobra para mim, depois de ficar outra parcela significativa com a mãe.

_ disse lá no começo e vou repetir, colocarei todos os pingos nos is. Primeiro, sim, eu e sua irmã temos muitos assuntos em comum, mas não são mais ou menos interessantes que os seus assuntos. Talvez os seus não cheguem ao meu conhecimento por você acreditar de antemão que eu não vá me interessar ou te apoiar. Então, por esse aspecto, sim, amo tanto você quanto sua irmã, porque dou a mesma importância e relevância para seus assuntos pessoais.

_ mas, pai... — Berlim quis participar, mas o pai, com um gesto, a impediu.

_ um agravante para meus problemas de comunicação é quando me interrompem e eu perco o fio da meada. Deixe-me concluir. Muito bem. Segundo, não se trata de sobra, e sim de ocasião e oportunidade. Sua irmã, quase dez anos mais experiente que você, já passou pela fase de prejulgar minhas considerações. Explico. Ela também achava, quando tinha a sua idade, que eu não iria entendê-la, que era muito severo, muito pilhado, e aí deixava de me trazer os problemas que a afligiam, tal qual você agora. Vai aqui um marketing pessoal: eu não sou retrógado; ao contrário, sou bem escolado para a média dos pais. Procuro aprender, tirar tudo de onde tem e até de onde não tem para estar atualizado. Vocês acham que leio um caminhão de livros, sou fã de filmes baseados em fatos reais, me exponho em conversas de toda ordem e me exibo em argumentar em temas que não domino, tudo isso para nada? A cada frase bem escrita, cada cena bem interpretada, cada emoção compartilhada, eu procuro me aculturar para servir, para compreender vocês. Então, sua irmã já assimilou isso, sua mãe também — embora esteja perdendo a confiança, mas isso é outra questão. Concluindo, não é sobra, elas é que sabem como explorar meu tempo. Estou longe de ser perfeito, mas longe de ser um ogro. O que você queria dizer?

_ agora nem sei mais, você fala muito... Ah, lembrei! Você perguntou de onde ou desde quando eu tirei essa? Não foi bem com essas palavras, mas não seria você. Muito bem. Para mim, "constatação"... — Berlim fez sinal com os dedos para dar ênfase _ quando eu voltei do intercâmbio, você tinha acabado de comprar o apartamento em Balneário Camboriú, lembra?

_ claro, fizemos uma ceninha contigo, uma surpresinha!

_ pois é. Nesse dia vivenciei dois cenários bem antagônicos. A felicidade de constatar nossa família evoluindo, sendo abençoada com a possibilidade de termos duas moradias, esse luxo todo, enfim. A outra, a tristeza, quase uma revolta, quando você, sem qualquer cerimônia, já foi dizendo que o quarto de vista para o mar seria da Paris e o de vista para a rua, o meu.

Jober quis tecer um comentário, mas foi a vez de Berlim impedir com um gesto.

_ me desculpa, mas quer prova mais inequívoca de que você tem predileção pela Paris?

_ como você teria decidido?

_ sei lá, um ano cada uma, ou quando apenas uma de nós estiver no apartamento, usa-se o quarto com vista; algo dessa ordem.

_ muito bem. Lembre-se, cada uma escolheu a cor da mobília, detalhes decorativos, opinou na iluminação, disposição dos móveis, entre outras coisas, ou seja, deram personalidade ao espaço. Isso não seria possível se ela não fosse a dona do pedaço. O importante é você ouvir o meu fundamento para a tomada de decisão. Porque eu teria que decidir, certo? Pois bem. Primogênito. A Paris, por ser a mais velha, ficou com o quarto com vista para o mar. Simples assim. Não porque ame mais sua irmã. Caso eu venha a trocar o apartamento e a situação em relação à vista dos quartos se repita, eu já tenho a minha decisão. Aquele com vista será o seu; por quê? Porque privilegiei sua irmã agora, e farei o mesmo com você, eventualmente, no futuro. Simples assim. E pode ter certeza: sua irmã irá questionar da mesma forma que você agora. Só espero que ela não internalize, sofra desnecessariamente nem demore para me trazer a "constatação". — Foi a vez de o pai enfatizar com os dedos. _ ah, em tempo! Compartilhar ou não o quarto é um problema entre vocês. Não quero nem estar perto — complementou Jober.

Aproximavam-se do fim da volta pelo parque. Junto ao estacionamento, uma lanchonete que prepara o melhor suco natural de frutas. Pediram dois de maracujá. Ao de Jober se adiciona leite condensado.

_ gostei da nossa conversa. Poderíamos repetir outras vezes.

_ repetiremos sempre que você desejar.

Depois de a filha zoar o suco tipo vitamina do pai, confidenciou:

_ sabe aquele rapaz que você viu no colégio aquele dia em que foi me buscar sem avisar?

_ o loirinho tipo Brad Pitt?

_ ele mesmo, mas acho ele mais bonito que o Brad. Ele quer algo mais comigo.

_ o que significa "algo mais"? Só ficar, namorar, o quê, afinal?

_ lá vem você! Quer um relacionamento tipo exclusividade, ué!

_ tipo "exclusividade"! Cacete, manda o mané ir lá em casa pedir autorização para mim e sua mãe.

_ você tá louco!

_ no meu tempo era assim. O cabra tinha que ser macho a esse ponto. Brincadeira à parte, os tempos são outros. Valorize-se, filha. Você é quem dá o tom do respeito que os homens devem ter contigo. Homem é educado para ser predador, é cultural. Cabe à mulher ditar as regras e impor limites. Caso o candidato a Brad Pitt apareça em casa para atacar meu freezer de cerveja, será bem-vindo. Mantenha sua mãe atualizada em relação aos avanços.

_ credo, pai!

_ veja meu conselho pelo lado positivo. Sua mãe é culta, inteligente, atualizada, e, mais importante, te ama e é sua amiga. Tem mais, nada do que venha a rolar, ela não tem conhecimento a respeito. Aliás, espero que a experiência tenha sido adquirida comigo! — Jober riu.

_ o que é isso?! Tá que tá, hein?

_ às vezes eu acho que você e sua irmã pensam que eu e sua mãe tivemos que quebrar a casca para vir ao mundo!

Bebericaram dos sucos, um azedo e saudável, o outro deliciosamente adoçado. O pai concluiu:

_ amo tanto e com a mesma intensidade minhas filhas que até dói.

Berlim tocou a mão do pai com a mesma delicadeza de seu rosto afinado. Mirou com seus olhos escuros, lindos como os da mãe, simetricamente protegidos por sobrancelhas naturalmente perfeitas, parecendo terem sido esculpidas por um gênio. Emoldurou e arqueou seus finos e marcantes lábios para externar um som angelical:

_ acabo de constatar isso. Também te amo muito. Obrigada.

José Coutinho chamava a atenção de todos, da escrivã-secretária ao delegado. Bem vestido, todo de preto, barba, bigode e cabelo impecavelmente aparados, sentou-se à frente de Borges e recusou o café oferecido. Churchill não alimentava expectativas para o depoimento do Anjo. Passou boa parte da manhã e praticamente a tarde toda em meio às imagens colhidas e anotações produzidas pela turma de investigadores da delegacia. A sorte não cooperava. Carlos Eduardo, a princípio, dormiu no interior do veículo e não retornara ao edifício Aurora depois do entrevero junto à portaria. O fato de Dr. Jober ter descartado Caco como suspeito estaria respaldado nas mesmas convicções que adquiriu após o exaustivo trabalho naquele dia, e não numa suposta confissão de Solano. Aguardou o sujeito tipo celebridade à sua frente ditar as informações pessoais para Percival, o Vela, digitar, qualificando-o, e atalhou:

_ ouvi você dizer que é português e está aqui temporariamente, certo?

_ isso mesmo, estou como turista. Terei que voltar em breve para Portugal. — José Coutinho falou, com o sotaque lusitano e sua fonética característica.

_ mas você não está trabalhando como motorista?

_ voluntariamente. Informalmente. Não obtive visto para exercer uma profissão aqui. Pretendo, um dia. Sou formado em direito.

Borges pensou: "mais um!". Continuou:

_ conte-me detalhadamente como funciona esse aplicativo Anjos do Trânsito, e o que transcorreu no caminho entre a empresa onde ocorreu a festa da última sexta-feira e o edifício Aurora. Ah, importante! Quero os pormenores da discussão havida na entrada do edifício.

Ao final dos esclarecimentos, Churchill e Vela brigavam contra o sono. A voz poética pronunciando palavras conhecidas, mas com fonética estranha, embalava-os tal qual um fado choroso. Borges precisou alertar um absorto Percival para registrar que "Carlos Eduardo tomou as chaves das mãos do depoente e, em seguida, decidiu seguir sozinho para casa". Nenhum esclarecimento prestado foi revelador. Borges intuía, daquele mato não sairia cachorro. Para ele, tremenda perda de tempo, enquanto a linha privativa das investigações parecia mais adiantada. A irrelevância do meloso e sonolento esclarecimento do Anjo português foi tanta, que o comissário sequer determinou a Percival atualizar o inquérito com as informações colhidas. Deixaria a tarefa para a próxima semana. Inquieto, Borges voltou a ligar para o Instituto Médico Legal cobrando agilidade na conclusão dos laudos cadavéricos, toxicológicos e de DNA. Para sua decepção, alterou-se a previsão dos resultados para a tarde de segunda-feira. A concessionária de telefonia disponibilizaria as informações pertinentes ao aparelho de Solano na terça-feira.

Outra providência foi ligar para a Sra. Helena. Decidiu poupá-la do desfile pelo linóleo verde. A motivação que ele buscava ratificar com os esclarecimentos dela perderam força. Para não perder a pose, por telefone mesmo, esmiuçou aspectos atrelados ao processo trabalhista com derivação para assédio no trabalho e, assim, não poupou a promotora de inconveniências. O delegado dedicaria a sexta-feira a equivaler-se em relação às informações obtidas na esfera privativa, buscando recolocar a pública outra vez em vantagem. Churchill desejava estar no lugar mais alto diante dos holofotes midiáticos.

Dr. Jober não se surpreendeu quando sua secretária anunciou que o delegado Borges estava escarrapachado em um dos suntuosos sofás de couro preto da sala de espera do escritório e já havia aceitado cappuccino e pãozinho de queijo. O advogado determinou à secretária que contatasse a Dra. Paris, informando para não ir à sala do pai até o delegado deixar o escritório. Futuramente, para não abalar sua credibilidade junto ao comissário, eventuais descobertas não repassadas, conforme acordado entre eles, justificariam tratarem-se de esforço solitário da Dra. Paris que ela decidira não compartilhar nem mesmo com o pai.

A conversa com o comissário nada acrescentou à acusação e muito menos à defesa, com exceção do repasse, ao Churchill, da informação sobre um assalto não registrado, mas que ofereceu ao mundo uma tag capaz de abrir o portão da portaria do edifício Aurora.

_ você realmente não acredita que esse troço, a tal da tag, abre espaço para conjecturarmos um terceiro suspeito, acredita? — Borges falava com a boca cheia de pão de queijo.

Jober se utilizou do guardanapo servido junto ao copo d'água para limpar farelos da especiaria mineira projetados da boca do esfomeado, e respondeu:

_ esse fato, isoladamente, talvez não. Mas se eu lhe disser que a vítima do assalto, inesperadamente, recebeu tudo de volta, inclusive o celular, à exceção do quê...? A tag!

Como o delegado havia enfiado outro pão de queijo na boca, Jober continuou:

_ isso, somado ao vandalismo da câmera de vigilância dias, ou melhor, horas antes, abraça a ideia, não de três, e sim, dois suspeitos. Já concordamos que Carlos Eduardo é só um escroto arrogante, assediador, mas não um assassino.

Espanando com as mãos os farelos do paletó para o tapete sobre o piso amadeirado da sala, Borges atalhou:

_ por isso o doutor estava empavesado ao telefone ontem.

_ comecei com nada uma semana atrás, e hoje vejo uma pequena luz no fim do túnel. Mas é cedo para entusiasmo. Pensei em dividir essa informação com o senhor para, quem sabe, num golpe de sorte, seus investigadores não pudessem apurar na panificadora onde foram deixados os pertences da vítima, alguma informação relevante sobre esse assaltante? Talvez uma imagem do sujeito?!

_ farei isso. Mas seria muita sorte esse fato estar associado ao duplo homicídio!

_ quando, em nossas profissões, pudemos abdicar da sorte, companheiro?

_ é verdade.

Com o estoque zerado de pães de queijo, Borges se despediu e prometeu agir. Jober entendeu proveitosa a prosa. Conseguiu convencer o funcionalismo público a trabalhar além da mesmice.

Minutos depois, entra na sala a Dra. Paris.

_ que sujeira é essa no tapete?

_ nunca vi um camarada tão aficionado por pão de queijo. E aí, o que anda aprontando?

_ perdi um tempão atrás de um perfume e não encontrei. Se eu pedir pela internet será que demora?

_ você tem tantos, por que a urgência?

_ trata-se de um perfume masculino, você vai gostar!

_ oba! Presente pra mim? O que fiz para merecê-lo? Já passou o dia dos pais, o meu aniversário, e o Natal está longe.

_ digamos, o presente não é bem o frasco em si, e sim o que a fragrância pode nos render...

_ vai, desembucha, o que você tem pra me falar?

_ você estava exausto e pensativo por causa da Berlim e não está ligando os pontos. Fiz-lhe um resumo do meu dia, das minhas descobertas, e hoje saí atrás do perfume que Gê, o namorado da Aninha, usa. Vai que é o mesmo cheiro que abalou Gabi no velório?

_ claro, me desculpa. Não quero dissuadi-la, longe disso, mas essa evidência carecerá de muitas outras atreladas.

_ epa, epa, opa! Cadê o meu guru otimista?

_ desculpa novamente. — Jober deu um muxoxo.

_ pai, se abra, o que tá pegando?

O pai se levantou da cadeira e sentou-se ao lado da filha.

_ depois que falei com a Berlim — aliás, tremenda bola dentro dedicar um tempo para a sua irmã — eu tenho refletido: se eu andava negligenciando a filha caçula, o que dizer da minha esposa?

_ vocês estão em crise?

_ na pior fase. Da negação, ou, da protelação.

_ sou toda-ouvidos.

_ esse é o problema. Consigo falar pra você, talvez para um amigo, mas não consigo conversar com a sua mãe.

O pai não esperava que a filha dissesse algo, como de fato ela não disse. Continuou:

_ há muito tempo, de fato, tenho a impressão de que sua mãe sempre começa as conversas com perguntas. Por que eu isso, por que eu aquilo, geralmente acusatórias, invariavelmente reclamações. Eu levanto para dez e encerro a conversa.

_ quem sabe se você considerasse a pertinência das reclamações? Ninguém gosta de ser bombardeado com críticas, mas quem reclama, se há amor, certamente intenta mudanças, evolução. Pense como deve ser cansativo reclamar e reclamar, sem observar avanços.

_ e o meu lado, o que me afeta, ninguém vê?

_ para isso o diálogo. Você fez um relato, moderadamente, sem gritaria, do que te afeta?

Com o pai nas cordas, acusando o golpe, a filha ousou:

_ você disse que encerra a conversa assim que surgem as perguntas da mamãe. Talvez você esteja colocando um ponto final antes que sua esposa diga o que a afeta, e de abrir espaço para o senhor dizer o que o afeta.

Já abriam contagem para o nocauteado Jober:

_ você faz isso tão maravilhosamente bem num júri! Ouve tudo o que é em desfavor do seu cliente para depois contra-atacar com tudo o que é a favor. Tente o mesmo com sua esposa. Ouça tudo o que ela tem para dizer e depois diga o que você tem para dizer. Se vocês se amam, e tudo me diz que sim, ao final vocês se sentirão leves e renovados.

Jober tocou a mão da filha:

_ poucos dias atrás você me pedia conselhos.

_ todo mundo, em determinados períodos, sente-se fragilizado. O importante é ter alguém próximo para jogar a boia.

O pai beijou a mão da filha.

_ vamos para casa. Hoje é sexta-feira e o dia não é da cerveja, é do diálogo. Obrigado, filha, por estar próxima.

XX

Aproximadamente três décadas marcadas pelo distanciamento familiar, efêmeras paixões e relacionamentos. À margem de uma vida inteira marcada pela indiferença, a amizade nutrida com o indiano Zafar. Permaneciam os negócios entre eles, novas versões das armadilhas vinham sendo desenvolvidas, e a participação de Stuart tornara-se significativa. Depois de apadrinhar o casamento de Zafar com Aruna, Stuart retornou uma única vez a Portugal, quando nasceu Hari, há pouco mais de quatro anos. Aruna, com seu sorriso pacificador e olhos amendoados, facilmente convenceu Zafar de que preferia Kabir, "o grande"; Hari significava "eliminar o sofrimento".

Prostrado na saída do desembarque de passageiros do Aeroporto Internacional de Lisboa, Zafar estava alegre por contatar visualmente o amigo Stuart, mas impossibilitado de exibir o sorriso que sempre o distinguiu. Abraçaram-se apertadamente. Zafar parecia não querer se desvencilhar dos braços musculosos de Stuart, que sentiu umedecer a camisa na parte onde o rosto do amigo se acomodava. Stuart, emocionado, conseguiu conter as lágrimas. Quem presenciou a cena indubitavelmente deduziu tratar-se de lágrimas derramadas pela saudade extinta com a chegada de um deles. Zafar, cabisbaixo, não reunia forças. A tristeza o empurrava em direção ao chão profundo, escuro, abismal. Stuart tocou o queixo do amigo, e lágrimas escorregaram pelos seus dedos. Delicadamente posicionou a cabeça de Zafar para que os olhos se conectassem. Nada foi dito até secarem as lágrimas de Zafar.

O que representam quase cinco dias para confortar quase cinco anos de amor? Quanto é necessário chorar para escoar toda a tristeza que permeia o coração? Zafar não saberia responder.

Zafar estava em uma promissora reunião profissional quando vieram chamá-lo. Estava quente e úmido naquela segunda-feira em Lisboa. Aruna e o filho Hari perambulavam pelas calçadas arborizadas da Avenida Liberdade. Muitas coisas se faziam necessárias para equipar o pequeno apartamento alugado na zona tranquila à beira do Tejo. Há dois meses Zafar foi promovido e transferido para Lisboa. Belém era uma região paradisíaca. Da estreita janela da minúscula área de serviço podia-se ver parte da Torre de Belém, do século XVI. Mesmo sendo no segundo andar, Aruna, como primeira providência, grampeou na janela uma tela para proteger o filho duma eventual queda. Hari, um menino esperto, ativo, carismático, tinha o jeito meigo da mãe, e herdara dela a cor dos olhos, o rosto afilado, a tez, a beleza. Do pai, a espiritualidade, a concentração, a facilidade para aprender, além dos cabelos negros como penas de corvo. Hari apontava o dedinho, delicado como os da mãe, para a parte da Torre que se erguia como o sol das manhãs e especulava:

_ que é Belém, *mamadi?*

Hari não falava hindi. Zafar prometeu ao filho ensinar-lhe quando completasse cinco anos.

Aruna não queria gastar todo o dinheiro dado por Zafar com escorredor de louça, roupa de cama, toalhas felpudas, luxos ainda não assimilados por ela, mas que inundavam seu coração de alegria. Deixou para trás um país extremamente arraigado a culturas e valores que, em determinadas circunstâncias, pareciam cultuar a pobreza, a arbitrariedade machista e a indiferença em relação à mulher como ordenamentos divinos. Não pretendia ver o pai outra vez. Bastou a última, quando Ravi extraiu muito dinheiro de Zafar para silenciá-lo perante as autoridades da emigração. Penitenciava-se por não poder nunca mais depositar flores no túmulo de *nani*. A querida avó morreu de câncer pouco depois de Aruna enviar os documentos dela para Zafar providenciar os passaportes. Boris cobrou mesmo assim, dissera Almar.

A brisa do Tejo espalhou o aroma morno dos Pastéis de Belém que ainda dormiam nas formas recém-tiradas do forno da padaria ao lado da agência do Banco BNP Paribas. Hari, inquieto, ensaiava um dengo para convencer a mãe a abandonar aquela ideia de procurar pelo mais em conta. Aruna, puxando Hari pela mãozinha rechonchuda, sem sacola alguma, deixou a loja de artigos de cama e mesa. Mãe e filho pareciam flutuar sobre aquele aroma, dirigindo-se sentido à padaria. Aruna sentiu a mãozinha de Hari gélida. Ela não gostou do pressentimento que teve. Procurou afastar aquele mau presságio. Certamente, depois de dois pastéis, Hari se tornaria um aquietado companheiro de peregrinação de loja em loja pela Avenida Liberdade.

Andorinhas, habitantes casuais dos plátanos e lódãos perfilados na avenida, se juntaram às pombas, que se refestelavam disputando bico a bico migalhas acumuladas junto à calçada em frente à padaria, numa frenética revoada, assustadas com o estampido metálico. Permaneceram os mortais à mercê do trágico que vagueia a escolha do infeliz. Desesperado, desafortunado, um homem que não vislumbrava outra alternativa para erradicar sua desesperança, com uma pistola em riste, saía aos trôpegos pela porta giratória da instituição bancária. O precário plano naufragou com o alarme disparado. Entre os vigilantes que o perseguiam e a eminente patrulha que surgiria, obstaculizando a fuga, sem pensar, decidiu se proteger sob as asas do indefeso. Com os olhos petrificados pelo pavor, o fugitivo tomou Aruna pelo braço, que instintivamente, pela mão, trouxe Hari para junto do perigo. Às costas dos três, uma ATM. Na base do dispensador de dinheiro, um pequeno espaço abrigou as costas do homem em pânico. Trêmulos e fortes braços mantinham mãe e filho de cócoras. A pistola negra camuflava-se no moletom azul-marinho do menino. Corpos felizes, cheios de vida e esperança, tomados de escudo para proteger uma vida miserável.

Sirenes, gritos, passos agitados sobre os paralelepípedos, vozes de comando, o caos, abafavam as súplicas de Aruna e o choro inocente de Hari. A negociação se estendia. O sol se despediu junto com a chegada paulatina das luzes de iluminação amareladas da Avenida Liberdade. *"Liberdade!"*, vociferava o homem, expelindo cuspe a cada grito, desalinhando os cabelos sedosos de Aruna. Para a consumação da tragédia, um somatório de fatores. Difícil exauri-los, quantificá-los. Certamente a decisão tomada pelo atirador de elite foi um fator crucial. Pela manhã o *sniper* havia apanhado os resultados dos exames complementares realizados em sua esposa. CEA, antígeno carcinoembrionário, ela não merecia isso. Autorizado estava. Num milésimo de segundo o alvo se apresentou cristalino. A mesma boca que gritava surgiu absoluta na mira telescópica. Valoração de vidas. No cochilo dos anjos, o dedo pressionou no exato momento em que Hari, sentindo as perninhas dormentes, se ergueu, ocupando a mira esquadrinhada. Naquele milésimo de segundo mais um, a face do menino. Eliminar o sofrimento. O mortal e potente projétil transfixou a inocência e se alojou no desespero.

Zafar não mais ensinaria hindi ao filho.

Stuart, beligerante desde a adolescência e insensível por vocação, nada sabia sobre consolar. De volta ao modesto apartamento após o sepultamento, Stuart permanecia calado, sentado numa poltrona próxima ao casal afundado no novo e pequeno sofá. Havia brinquedos de Hari espalhados pelo chão. Denotando uma força inimaginável, Aruna, com seus olhos amendoados, porém inchados, quebrou o silêncio:

_ como estão as coisas para você no Brasil?

Stuart demorou um pouco para responder. Pensou como uma mãe que acaba de sepultar o único e precioso filho externa interesse na vida de uma pessoa distante do seu dia a dia.

_ tudo em paz, obrigado — resumiu Stuart.

_ irei preparar um *chai* para nós. Diferentemente do chá que vocês tomam normalmente, o nosso demanda um tempinho maior no preparo. Deixarei vocês à vontade para você confessar essa "paz" para meu esposo.

Aruna levantou-se, catou os brinquedos espalhados, guardou-os numa caixa de papelão e foi para a cozinha, fechando a porta.

_ minha esposa e a mania de pressentir problemas... — Zafar olhava para a caixa de papelão.

_ não sei o que dizer para amenizar a dor de vocês.

Zafar virou-se para o amigo:

_ não precisa dizer nada. Sua presença, seu calor humano, seu compadecimento nos conforta. Aruna e eu somos muito agradecidos por sua vinda.

_ é o mínimo, gostaria de poder mais.

Zafar se contorceu e retirou um bonequinho do Homem-Aranha que estava enfiado entre a almofada e o braço do sofá. Olhava para o pequeno super-herói em sua mão e comentou:

_ Aruna deu o nome para o nosso filho. Hari significa "eliminar o sofrimento". Esse poder, meu filho tinha. Aruna sentia-se só quando chegou a Portugal. A perda de *nani,* a avó, muito recente. Aruna a chamava de *matapita,* ela foi mãe e pai para Aruna. Não falava o idioma. Eu, atarefado, passava pouco tempo com ela, embora quisesse muito, mas os encargos da vida a dois dobraram. Eu precisei me desdobrar para pagar as contas. O crápula do pai dela, Ravi, sugou minhas economias. Começamos a duvidar dos nossos sonhos. Surgiram as primeiras desavenças. — Zafar encarou Stuart emocionado:

_ aí, Aruna me contou que estava grávida. No ventre um ser com poderes. — Zafar fitou novamente o brinquedo em sua mão. _ nunca mais nos desentendemos. Nestes últimos cincos anos vivemos maravilhosamente bem sob o poder mágico de Hari.

_ desculpa minha impertinência, amigo, mas vocês temem que esse estado de graça se acabe?

_ Aruna diz, Hari permanecerá entre nós como anjo. Não haverá mais sofrimento entre nós. Essa é a missão de Hari. Recalcitrei, porque sou fraco. Amo a minha mulher. Amava o meu filho. Sobreviveremos dia a dia. Que o Anjo nos guie.

Aruna apareceu segurando uma bandeja de prata e finas xícaras de porcelana, presentes de casamento de Stuart. Ofereceu primeiramente a este, e depois ao esposo. Serviu-se também e sentou-se ao lado do marido. Stuart demonstrava certa timidez diante de Aruna. Ela parecia desnudar seus pensamentos, seus segredos. Procurou se esquivar:

_ delícia esse *chai*. Qual o segredo?

_ a bandeja, as xícaras. — Aruna provocou sorrisos. De repente, como encanto, a atmosfera se abrandou como o alvorecer. Aruna complementou: _ a pimenta-do-reino e o gengibre são daqui, mas o cardamomo, o cravo e a canela vêm da Índia. O patrão do meu esposo faz esse favor sempre que vem a Portugal.

Os olhos amendoados de Aruna não davam trégua a Stuart:

_ meu esposo externou nossa gratidão por você ter vindo de tão longe para nos aquecer?

_ vocês são como irmãos para mim.

_ como irmã, você permitiria um conselho?

Stuart empertigou-se na poltrona. Seus sensores o alertavam: cautela, caminho tortuoso.

_ como irmão eu vos digo, ocupai-vos com vossos sofrimentos, os meus são transitórios.

_ meus irmãos não creem no poder de Hari? Não haverá sofrimento nesta casa. Meu coração e, brevemente, o coração de meu esposo, se encherão de alegria novamente. Você, meu irmão distante, é quem precisa de ajuda para afastar essa mágoa que o corrói.

Diante do silêncio de Stuart, Aruna avançou:

_ Hari nos proporcionou tanta alegria, nós temos muito a agradecer. Sim, a existência dele foi abreviada. Lamentar significaria desconsiderar o legado de Hari. Há muitas pessoas se debatendo há décadas e nunca vivenciaram uma parcela da felicidade que tivemos.

_ me desculpe, admiro a filosofia de vida de vocês, mas eu me revoltaria contra tudo e contra todos, principalmente o responsável pelo disparo.

Os olhos de Aruna e também os de Zafar fuzilaram Stuart.

_ meu amigo, quando você olha apenas para a tristeza, o único sentimento que aflora é o ódio. — Aruna quis interceder, mas Zafar tocou no braço da esposa, sinalizando para ela aguardar. Zafar sentou-se mais à frente, aproximando-se de Stuart: _ eu e Aruna temos uma pergunta para o amigo. Permita-nos?

Stuart tirou os olhos de Zafar, encontrando os de Aruna, implacáveis. Stuart tinha duas opções, manter-se isolado na escuridão como sempre, ou aceitar o convite para algo novo, iluminado. Inexplicavelmente ele olhou para o boneco do Homem-Aranha preso à mão de Zafar. Ele estava cansado de sofrimento. Aceitaria eliminá-lo. Pediu para Zafar lhe passar o brinquedo, apertou-o entre as mãos e pensou: "eliminar o sofrimento". Respondeu:

_ permito, podem perguntar.

Zafar olhou para a esposa, delegando-lhe a tarefa:

_ querido irmão, você sabe amar, ou melhor, você alguma vez amou de verdade?

Stuart não respondeu de plano. Ele já tinha a resposta, mas, estranhamente, sentiu vergonha. Procurou esconder-se atrás da cortina da subjetividade. Inconclusivo, disse:

_ não me apareceu a pessoa certa ainda. — Esboçou um sorriso e bebericou o *chai*.

_ se o seu coração não estiver aberto! É como um restaurante, precisa estar aberto para que as pessoas entrem — simplificou Aruna.

_ estou disponível! Onde estará a minha Aruna? — Stuart virou-se para Zafar. _ quem sabe uma viagem à Índia resolveria? — Stuart ria desconcertadamente.

_ alguns restaurantes mantêm as portas abertas, outros não, e uma tabuleta dependurada informa à clientela se está ou não aberto. Seu olhar é a tabuleta — parafraseou Aruna.

_ o que diz nele?

Aruna, angelicalmente, inclinou a cabeça.

_ meu irmãozinho, pergunta retórica? Seus olhos já responderam instantes atrás. Você está procrastinando viver. Zafar me disse, e eu acredito, você é muito bom e determinado em tudo o que faz. Será no amor também. O problema é que sua determinação está voltada para o ódio. Ocupe-se em viver ou ocupe-se em morrer.

_ realmente tenho estado muito ocupado. Em breve estarei livre. Virarei a tabuleta.

_ engana-se, meu irmão. O ódio selou um pacto com a escuridão. Sem luz ninguém perceberá a tabuleta.

Stuart percebeu, mantinha o super-herói preso às mãos.

_ precisaria encontrar meu Hari e acabar com as minhas angústias.

_ você poderia estar no Brasil, mas decidiu vir. As coisas não acontecem por acaso. — Aruna suavemente colocou sua mão sobre a de Zafar. _ Hari, nosso filho querido, desde a concepção agiu por nós. Agora, como Anjo, guiará você se você o aceitar.

Stuart passou o bonequinho para as mãos de Aruna e concluiu:

_ em toda a minha vida abdiquei da proteção divina. Acredito que seja tarde demais. Meus atos não poderão ser desfeitos. Você diz "ocupar-se para viver ou para morrer". Eu complementaria, ocupar-se para cobrar e depois pagar.

_ engana-se, irmãozinho. Não se trata de um caminho alternativo — é apenas uma variante que leva à morte. Morre a capacidade de amar e de ser amado. Importante, nunca, nunca é tarde! Uma vida inteira na escuridão! Imagine uma pessoa cega, que nunca enxergou e, milagrosamente, passa a enxergar no final da existência. Apenas alguns dias. Você acredita que essa pessoa se sentirá abençoada por poder contemplar as cores, os pássaros, o mar, o céu, o rosto das pessoas que sempre estiveram ao seu lado, ou passará os últimos dias rancorosa, se lamentando?

Stuart se manteve quieto. Aruna, sem permissão, prosseguiu:

_ nada, absolutamente nada o fez demover da ideia de viver exclusivamente para vingar-se de quem o agrediu um dia? Os Anjos não desistem da gente. A toda hora eles mandam sinais de luz.

Stuart não conseguia separar a fala de Aruna com sua recente descoberta. Ele pensava sob os olhares atentos dos anfitriões. Uma única vez, um único encontro, permeado por mentiras e subterfúgios, não, não creio.

Diante do semblante introspectivo de Stuart, Zafar e Aruna resolveram deixar a visita absorta em seus pensamentos e saíram da sala por alguns instantes. Zafar desceu até a portaria para apanhar a correspondência acumulada, conforme noticiara o porteiro. Aruna foi até o quarto onde dormia Hari separar algumas coisas para serem doadas.

Stuart teve uma sensação nova e reconfortante ao associar como sinal de luz aquele olhar. Sentiu o coração aquecido. Um batimento frenético e arrítmico. De repente um desejo, uma inquietude de falar para todo mundo o que sentia. Lutava contra suas convicções. Eu sou recluso, eu sou autossuficiente, eu dou conta. E corto caminhos, eu aprendo, eu encontro a solução, eu sou mais eu. Mas ela não está ao meu alcance, e nada, absolutamente nada eu posso fazer para mudar isso. Mas eu quero. Eu quero ter essa ilusão. Vale a pena brigar por ela. Brigar comigo mesmo. Ela é a lua que preciso almejar. Está na hora de mudar. Meus objetivos foram concluídos e eu continuo na escuridão, continuo morto. Está na hora de viver. Stuart se viu sorrindo como nunca sorrira, inocentemente, jovialmente, apaixonadamente. Ele abruptamente gritou: _ eu quero mudar a tabuleta!

Stuart estava sozinho na sala. Seu grito trouxe Aruna de volta ao cômodo. Ela inexplicavelmente trazia consigo o pequeno boneco do super-herói. Concomitantemente, Zafar entrava pela porta social trazendo a correspondência.

_ você nos chamou? — perguntou Aruna.

Stuart olhou para o brinquedo na mão de Aruna:

_ Hari ajudaria a trocar meus sofrimentos? — Os olhos dele brilhavam intensos, entusiasticamente.

_ estamos diante de um novo homem! É miraculoso o seu semblante! — Aruna entrelaçou o braço no de Zafar.

Sorrindo como uma criança, Stuart repetiu:

_ preciso trocar meu sofrimento!

Zafar e Aruna, incrédulos, sinalizavam que não entendiam o amigo.

_ quero sofrer de amor! Quero viver pensando que um dia posso ser amado por ela. Opto por viver!

Zafar e Aruna se entreolhavam procurando, juntos, uma explicação para aquele bombardeio de informações desencontradas. Stuart estava eufórico. Quebrando protocolos impostos por ele mesmo, Stuart abraçou efusivamente o casal. Forte como era, levantou os dois, comprimindo-os.

_ enlouqueceu, Stuart?! — Zafar, com o rosto pressionado ao ombro do amigo, mal conseguia se expressar.

_ você está me sufocando! — Aruna sorria e suplicava ao mesmo tempo.

A súplica de Aruna trouxe Stuart para a realidade e aquiesceu seu ânimo. Colocou o casal em terra firme novamente. Mantendo-se enigmático, falou mais comedidamente:

_ por que não a conheci antes? Agora é tarde demais.

_ nunca é tarde! Não para uma pessoa com esse brilho nos olhos. A tabuleta diz "pode entrar" — asseverou Aruna.

_ minha irmã e meu irmão, preciso contar a história da minha vida para vocês, ou melhor, por que não vivi até hoje.

Aruna sugeriu comerem algo antes, que ela mesma iria preparar, ou melhor dizendo, requentar. Sentados à mesa, invadiram madrugada adentro para Stuart narrar os fatos que fizeram eclodir seu ódio. Quase ininterruptamente, Stuart estarrecia os amigos, detalhando os mórbidos planos para vingar-se. Ele precisou implorar para não ser julgado antes de concluir. Não ocultou absolutamente nada.

Pasmos, Zafar e Aruna hesitaram em se manifestar, até Zafar ponderar:

_ se você tivesse confiado em mim na época da pensão em Tomar, talvez eu tivesse... sei lá... ajudado; acho que fui omisso, sabe? Eu sabia que você alimentava um ódio imenso. Nunca imaginei que terminaria assim. — Aruna só observava, desconhecia a cumplicidade parcial do esposo.

_ eu não teria contado para vocês hoje se não fosse... não sei explicar... Do nada senti uma vontade de gritar, de pedir ajuda, de me confessar.

Aruna atalhou:

_ quando deixamos você a sós horas atrás, sentado ali naquela poltrona, preso em seus pensamentos, você transmitia as nefastas vibrações da pessoa que você acabou de nos relatar.

Desconhecendo o que o atormentava, contemporizamos porque você é um irmão para nós. Aí testemunhamos o seu despertar para a vida. Nunca duvidamos, há bondade no seu coração! Desconheço o que está reservado para ti, o que você terá que pagar, mas o inexplicável tem nome, Hari, o Anjo que põe fim ao sofrimento. Sinto Hari junto a nós. — Aruna estava com o boneco do super-herói na mão novamente.

Stuart segurou a mão de Aruna que prendia o boneco:

_ eu também sinto a presença de Hari.

Desde a época de Branquela, Stuart nunca mais havia chorado. Agora, com a cabeça debruçada sobre o colo da amiga irmã, chorava copiosamente. Aruna deixou o boneco com Stuart para liberar a mão e afagar o amigo irmão.

Mais apaziguado, Stuart pediu desculpas por chorar, e perdão por ter sido mesquinho, vingativo, egoísta, apequenado, sombrio; de ter-se afastado de Deus, dos pais, de ter causado tanto mal, tanta dor. Outra onda avassaladora de choro. Os amigos, silentes, aguardavam pacientemente Stuart se recompor. Zafar falou:

_ sempre há perdão entre irmãos. Aqueles arrastados pela ira de sua vingança terão mais dificuldades.

Aruna complementou:

_ esse amor que brotou em seu coração, que brilha em seus olhos, irá abrandar as hostilidades que estão por vir. Ouvimos horas e horas de rancor, de perdas, de escuridão; poderia nos brindar com algo mais leve? Comece dizendo o nome dela.

Depois de nova rodada de *chai,* Stuart, empolgado, contou aos amigos o pouco, mas que muito o modificou, da pessoa por que ele se apaixonou ao primeiro contato.

Os primeiros raios de sol atravessavam as simplórias cortinas como espadas de fogo, e os três ainda permaneciam afetos à transformação drástica de Stuart. O boneco do super-herói permanecia com ele. Decidiram que precisavam descansar. Stuart foi convencido a dormir no sofá, ao menos algumas horas. Quando Aruna voltou com uma modesta roupa de cama, Stuart lhe devolveu o boneco. Para transformar o pequeno sofá em cama, Aruna precisou deixar o boneco sobre o aparador onde Zafar havia deixado a correspondência. A base do brinquedo se inclinou sobre a toalhinha que enfeitava o aparador e caiu sobre um dos envelopes, chamando a atenção de Aruna. Tratava-se do resultado de exames feitos há quinze dias.

Aruna, petrificada, gritou pelo esposo. Quando Zafar, assustado, retornou à sala, ela, com a voz embargada, noticiou: _ você vai ser papai novamente!

XXI

Seus pensamentos estavam acelerados tais quais as turbinas do jato em propulsão máxima sobre o Atlântico rumo ao outro lado. Stuart não conseguia relaxar. Ele articulava meios para atraí-la. Pensava, o demônio é mais convincente; por que a bondade é mais difícil? Só porque o certo exige maior esforço? A quem estou querendo enganar desta vez, a mim mesmo? Fazendo-me perguntas retóricas, irei aonde? A verdade é que estou com medo. Vivi até hoje na zona de conforto, respeitando minhas qualificações, estando no comando; agora saio para o desconhecido como uma criança esperançosa aguardando que alguém lhe segure a mão. O amor nato não nos prepara para tudo; é preciso lapidá-lo, e eu o negligenciei todo esse tempo. Deveria ter optado por viver desde o início. A química necessária, que ironia, essa eu não estudei.

Em terra, relevou a dissincronose e deu início ao novo plano na manhã da segunda-feira. O rompimento com Aninha foi fácil. Ela fazia parte de uma estratégia da qual ele não mais se interessava. Usá-la, ou usar as pessoas, causava-lhe ojeriza. O que antes ele friamente classificava simplesmente como meio para obtenção de resultados, agora era repugnante. Ana Paula admitiu o desalinhamento de propósitos. A autoestima em ascensão não mais conspirava para submetê-la à míngua de um relacionamento efêmero, desprezível, lacunoso. Ela se surpreendeu com a imediata paz de espírito e alegria ao receber um inesperado convite para sair da amiga que ela adorava, mas não a via há um bom tempo.

Stuart corria contra o tempo, contra a sagacidade de uma profissional dedicada e excepcionalmente linda que, avassaladoramente, povoou-lhe mente, coração e alma. A sagacidade seria o canal de entrada. Ele conhecia bem os atalhos para fisgar uma mulher. O que ele planejava fazer com a presa determinava a estratégia, os recursos, os subterfúgios, as alternativas e a ponderação dos riscos. Era mais fácil ser criminoso. Atrair uma mulher encantando-a, expondo-se, não ocultando fraquezas, é exponencialmente mais complexo; se condicionado à aceitação dela, sem o emprego de substâncias manipuladas, indubitavelmente muito mais difícil. Lamentou ter-se preparado exclusivamente para os desígnios do demônio. Perguntava-se, como estudei tanto para ser tão estúpido? Não posso temer o fracasso. O fracasso é a sentença dos vingadores. Espero, humildemente, que seja também o início da redenção para os arrependidos. Deixe de pensar, siga intuitivo. Do seu apartamento, após utilizar-se de algumas expertises atreladas ao seu recente e nefasto passado, ligou para o escritório jurídico.

A secretária conectou-o com a Dra. Paris.

_ Dra. Paris, espero que você esteja bem.

_ estou, obrigada. Em que posso ajudá-lo?

_ na verdade, acredito que eu possa ajudá-la.

_ desculpe, não estou entendendo.

Dra. Paris procurava situar-se num ponto seguro, equidistante entre a curiosidade e o risco.

_ o Anjo, José Coutinho, meu conhecido, gostaria de falar com você. Ele terá que voltar para Portugal. Ele está empacotando as coisas dele e perguntou se poderia marcar um encontro contigo aqui em casa, no final da tarde.

Surpreendida, porém entusiasmada, a advogada vislumbrava obter alguma informação relevante. Assuntou precavidamente:

_ meu pai também teria enorme interesse em ouvir o José Coutinho.

Stuart já esperava esse inconveniente. O delegado Borges não utilizava o computador sobre sua mesa na delegacia apenas para as tarefas profissionais. Quando Percival o deixava a sós, e até mesmo quando estava compenetrado nas atribuições rotineiras, o comissário navegava por sites de modelos acompanhantes, que ofereciam inclusive massagem. Essa informação chegou no e-mail profissional do Churchill, fornecido gentilmente pela secretária-escrivã, seduzida enquanto José Coutinho aguardava ser chamado para os esclarecimentos.

_ bem, acredito que José não se oponha. Depois eu tornarei a ligar, informando o horário exato e o endereço.

_ perfeito. Ficarei aguardando sua ligação. Ah, antes de mais nada, muito obrigado, Gê.

_ não tem nada para agradecer, doutora.

Radiante, Paris discou para o ramal do pai. Noticiou-lhe a respeito do possível compromisso para o final da tarde. Na expectativa da divulgação dos resultados dos laudos também para aquele final de tarde, Dr. Jober pediu para a filha ir sozinha enquanto ele, pressentindo sobressaltos, abrandaria os ímpetos do delegado Borges, estando ao lado dele quando chegassem as informações técnicas mais esperadas e mais esclarecedoras. Antes de finalizar a conversa com a filha, conjecturou:

_ Solano corre enorme risco de ser preso.

Como previu Stuart, a Dra. Paris informou que iria sozinha ao encontro de José Coutinho. Gê passou à jovem advogada o horário e o endereço.

Solano estava recluso no apartamento do pai. Aguardava ansiosamente o reencontro com o delegado Borges. Mesmo autorizado a regressar ao apartamento onde as vítimas foram encontradas, não reunia forças. Após a tragédia, o jovem só colheu hostilidades. No final de semana subsequente aos crimes, um velório permeado por condenações, ódio e indiferença. A missa de sétimo dia reservou, além da comoção, olhares de repúdio dos familiares e amigos da companheira que se foi. Como renovar a crença no Senhor? Seu Átila, ao lado da esposa Irene e da caçula Celine, fitava o Cristo Crucificado no centro da nave e dialogava com os olhos enternecidos da imagem. A família que cantava e sorria em volta da fogueira armada nos prados da Fazenda 4 Corações. Deveria ter acompanhado os passeios de bicicleta. A família que almoçava na copa quando a filha mais velha voltava para casa aborrecida. Passavam horas confidenciando segredos, sonhos, apreensões. Deveria ter vencido a preguiça e caminhado mais vezes em volta do parque. Por que ela escolheu aquele viciado maldito? Por que sonhou em ser avô de uma criança com o sorriso da filha Nardine? Por que se alegrou quando ela prometera seguir seus passos? Deveria ter eu ensinado ela a tomar vinho. Por que se preocupou tanto quando cedia e por que a impediu de sair inúmeras vezes quando o risco sequer se apresentava? Deveria ter dado mais apoio e colhido mais sorrisos. Não havia uma ordem cronológica, apenas recordações e lamentações. Não havia mais fé, apenas desamparo. Olhou à esquerda, depois para a direita, reconheceu, nos semblantes tomados pela emoção, amigas, amigos, tios, primos, desconhecidos. Virou-se para trás e avistou Solano. Decidido, e agora descrente, se fortaleceu no desiderato de achincalhar aquele infeliz, cretino, criminoso covarde.

Ao final da missa, Átila deixou a esposa e a filha menor na companhia de parentes e se dirigiu à saída para tirar satisfações com o assassino da filha. Com os olhos obstinados e tomados pelo ódio, não viu a pessoa que vinha em sua direção. Antônio, pai de Solano, o abordou:

_ gostaria de externar meus sinceros pêsames. Sua filha era um amor de pessoa. Um anjo que resgatou meu filho das trevas.

_ e a retribuição dele foi tirar a vida dela?

_ essa dúvida está nos matando aos poucos.

_ dúvida! Você tem a coragem de vir ao meu encontro e tentar defender o crápula do seu filho?

_ é o que um pai faria. Eu me apego a essa possibilidade. — Seu Antônio elevou o olhar para a imagem no centro da nave. _ rezo para não perder meu filho novamente.

_ nem isso eu posso mais. Seu filho tirou a vida da minha filha e a minha fé.

_ se meu filho agiu de modo a abreviar a vida da sua filha, eu lhe asseguro, foi inconscientemente. Sei que isso não atenuará seu sofrimento, nem o meu; eu amava e considerava sua filha como minha filha. Mas sua fé, me desculpe, só você pode preservá-la ou abandoná-la.

_ em que acreditar a partir de agora? Minha filha se foi! Onde Ele estava?

_ ali. — Antônio apontava para a esposa e a filha menor, nos bancos da frente da igreja.

Diante do silêncio de Átila, Antônio se aproximou ainda mais. Quase cochichou ao ouvido do pai indignado:

_ sei que você nunca aceitou meu filho como eu aceitei a sua filha. Orgulhava-me de tê-la como nora. Creia, amigo, você não está só. Ninguém entende os desígnios do Senhor, mas cabe a nós entendermos nossas descrenças. Você tem uma linda esposa e uma filha para amar todo santo dia. Você acha pouco? Se acha abandonado? Como se mede a luminosidade? Lúmens? Eu fui designado para observar o decréscimo de lux, se é assim que se pode medir, dos lúmens no olhar da minha esposa. À medida que eles se apagavam eu perdia a fé. Meu filho acompanhou a penúria se entender. Foi o ápice do caos. Minha esposa agonizando e meu único filho sendo levado pelas drogas. Eu, inerte. Sua filha apareceu como um anjo. Livrou primeiro meu filho. Eu só surfei na onda da esperança. Minha esposa partiu em paz, sabendo que as coisas se resolveriam. Como entender os desígnios de Deus? Eu não saberia o que lhe dizer para amenizar o sofrimento pela perda de uma filha, mas se existe um céu, e se é o paraíso que todos almejam, sua filha estará lá, dando continuidade à missão que já arranhou por aqui. Sei que você tem mais perguntas que respostas nesta hora de desespero, mas não abandone sua fé, não abandone o Senhor; Ele não o abandonou. Foi curta a passagem, mas deixou lembranças. Boas lembranças. Acolha essas lembranças como dádivas, não como sofrimento. Estou aposentado, não tenho mais a companhia dos amigos de trabalho. Volto para casa e não tenho mais a esposa para compartilhar a sopa. Meu filho está temporariamente em minha companhia porque teme enfrentar a própria casa. Meu sonho de ser avô se esvaiu. Minha nora querida partiu. Mas há ar nos meus pulmões, há vida, e eu devo a Ele esse privilégio. Sei que à minha volta há inúmeras razões para eu agradecer, preciso deixar de lamentar e querer enxergar. Onde você estava indo? Volte para a sua família, sua felicidade está a poucos metros, assim como a desgraça. Opte por viver.

Átila decidiu não continuar, e não atravessou a porta de saída. Voltou-se e elevou os olhos. Encontrou-se novamente com os olhos enternecidos da imagem. Mais tranquilo, meneou a cabeça para o Cristo elevado e foi ao encontro da esposa e da filha caçula. Beijou-as carinhosa e calorosamente. O calor inexplicavelmente as confortou. A família agradeceu os pêsames e seguiu em frente.

Abatido e visivelmente mais magro, desejava encontrar nas drogas um pouco de paz. Daquela época sombria nada sobrou. Nem contatos, nem gramas envelopadas, nem um mísero baseado. O desespero, milagrosamente, rendeu flanco para a compaixão. Compaixão por si mesmo. Ao invés de tentar reaver antigos fornecedores, visitar pontos de distribuição, tentar uma química artesanal, suprir-se com álcool etílico, autoflagelar-se, abriu instintivamente a primeira gaveta da cômoda, procurando sabe-se lá o quê.

Seu Antônio, seu pai, costumava ocupar aquele quarto quando as dores da mãe se tornavam excruciantes. Dona Stela lutou bravamente contra um câncer no esôfago. Faleceu assim que Solano mudou-se para o apartamento no edifício Aurora há aproximadamente quatro anos. As dores, o tratamento, as desilusões, as más notícias mitigadas diante dos médicos derrotados se arrastaram por uma década. A doença vitimou de morte a mãe, aniquilou a felicidade do pai e justificou sua injustificável dependência química.

Há muito em comum entre eu e meu pai, pensou Solano: a aguda tristeza pela perda da companheira. As coincidências param por aqui. Ele esteve ao lado dela. Ele a apoiava, esbanjava otimismo mesmo quando os resultados dos exames apontavam um avanço sinistro. Eu reclamava do inexistente excesso de peso da minha mulher. Ele a banhava, alimentava-a, lia para ela, encontrava uma forma de sorrir para afastar o desejo de chorar. Eu matei minha mulher. Acho que a matei. Se não a matei, sequer estava sóbrio para protegê-la. Meu pai deve ter guardado soníferos por aqui, avaliava Solano, revirando a gaveta. Como ele aguentou tanto tempo? Quase uma década exercendo a função de enfermeiro. Algo para dormir, algo para espairecer, qualquer coisa para apaziguar o sofrimento, só pode estar acondicionado nessas gavetas. Ele abriu freneticamente a segunda, revirou-a e foi para a terceira com mais astúcia ainda. O desespero e a fraqueza se apoderavam do apequenado Solano. No fundo, um estojo, na verdade uma bonita caixa preta de papelão. Talvez tenha acondicionado um belo presente, um relógio, um perfume, um aparelho celular, até mesmo um vistoso diário ou um livro épico, deduziu. Achei, concluiu.

Antes de abri-la, os segundos se agigantaram, permitindo uma viagem ao passado. Passando os dedos sobre a preservada tampa que fechava hermeticamente a caixa, Solano imaginou e entendeu como seu pai enfrentou todo aquele inferno. Sentiu-se até aliviado. Afinal, seu passado como dependente respeitava, de certa forma, uma linha genética. Novamente nos encontramos semelhantes, pai, julgou o jovem. A mente se fechava enquanto a caixa se abria.

Havia uma Bíblia dentro da bela caixa preta. Algumas páginas estavam marcadas. Passagens parafraseadas, de complexa interpretação, mas nenhuma expressão ou palavra o levaria para as sombras. A reflexão atuou como tranquilizante. Solano esqueceu-se do que procurava; o livro de letras miúdas o encontrou.

A tarde abafada já dava sinais de que cederia à noite. Nuvens pesadas se formavam no horizonte. Os relatórios chegaram. O delegado Borges parecia um pavão real. Apenas ele, primeiramente, tomaria conhecimento dos conteúdos. Do outro lado da cidade, Dra. Paris estacionava o carro. Em minutos se encontraria com José Coutinho no apartamento de Gê.

Dr. Jober, alertado pelo seu contato, estava presente. Ele sequer desfilou pelo linóleo verde, aguardava com ansiedade no estreito sofá preto instalado no saguão da delegacia. Com a cabeça enterrada nas mãos firmes, cabeleira embaralhada, fino relógio à mostra, terno cobiçado, com olhos direcionados para o par de sapatos irretorquivelmente brilhantes, humildemente rezou: _ um DNA inconclusivo, Senhor! Despertou do transe ao som das passadas largas do Dr. Paranhos. O advogado foi informado pelo delegado de que Carlos Eduardo não seria indiciado. A presença do causídico na delegacia justificaria a cobrança de honorários por atos, mas Caco não ficaria infeliz.

Passados 48 minutos, o comissário autorizou o ingresso de Jober. Oponentes em tese, mas parceiros na busca pela verdade real, não encontraram dificuldades para compreender e acatar as conclusões esposadas nos laudos. Churchill indiciaria Solano pela autoria do duplo homicídio e determinaria a prisão temporária do jovem. O advogado correria para ingressar com o pedido de liberdade provisória. O ácido desoxirribonucleico presente na cadeia genética de Solano era compatível com o material colhido sob as unhas do cadáver de Nardine. Indício de autoria convincente, externou Borges. O comissário lembrou ainda ao defensor que a concessionária de telefonia entregaria no dia seguinte outro elemento incriminador; e, também, de como seria digno convencer Solano a se apresentar na delegacia na manhã do dia seguinte. Jober decidiu não ligar para a filha da delegacia. Passaria na casa do amigo Antônio e daria a notícia pessoalmente para o pai e o filho, agora indiciado.

Dra. Paris se fez anunciar, abrigada sob a marquise da portaria. Ventos fortes prenunciavam a chegada de um temporal. Gê a esperava. Ele já havia preparado água aromatizada. Pêssego seria a recomendação. Nenhuma mulher recusaria água aromatizada. Acrescentaria uma folha de hortelã ao servir.

Seu Antônio preparava uma sopa. Lembrou-se da esposa colocando os pães amanhecidos no forno. Era o costume. Dourar os pães, preparar o azeite de oliva com pimenta calabresa para servir de aperitivo. Adoravam aquela simplicidade. Foi até o quarto chamar o filho. Solano estava absorto. Antônio precisou bater com os nós dos dedos da mão no caixilho da porta:

_ preparei o jantar, sopa, você me faria companhia?

_ sob uma condição. — Solano olhou ternamente para o pai.
_ fale-me das suas superações durante o jantar. Gostaria de aprender contigo como superar as dificuldades.

_ minhas forças, minha esperança, estavam minguando. Esse seu olhar acaba de recarregá-las. Venha, vou esquentar uns pãezinhos. Enquanto isso verifique se as janelas estão fechadas. Vem temporal por aí.

O porteiro anunciou a chegada do Dr. Jober. Quando ele surgiu no hall de entrada, livrava o paletó das pesadas gotas de chuva que o atingiram no caminho da guarita até a entrada principal do edifício. Antônio abriu a porta. Um aroma de pães torrados saiu e Jober entrou.

_ chegou em boa hora, aceita um prato de sopa? Já não está tão quente. Esquentarei para o amigo.

Antônio estava alegre. Conversara com o filho. Para ele, aquele nível de conversa nunca havia existido. Jober hesitou na resposta e olhou por sobre os ombros do amigo, Solano estava sentado à mesa.

_ não, obrigado. Gostaria de conversar com vocês. Boa noite, Solano.

_ boa noite, doutor. Vejo que está preocupado em como me sairei diante do delegado, amanhã.

_ sente-se, Jober. Aceita uma torradinha com azeite? Verdade seja dita, é pão velho torrado! — confidenciou Antônio.

_ não, obrigado. O cheiro é ótimo! — Jober sentou-se à mesa ao lado de Antônio e de frente para Solano. _ na verdade, trago-lhes uma notícia.

Pai e filho perceberam o sentido das palavras bíblicas interpretadas instantes antes. Tormenta e bonança, bonança e tormenta, nos olhos do noticiante. Prepara-te, mas eu não te abandonarei.

_ o resultado do exame de DNA pertinente ao material colhido sob as unhas da Nardine... — ainda era difícil pronunciar o nome da companheira morta sem causar desconforto _ categoricamente o incriminam, Solano.

Um enorme estrondo provocado por um raio que caiu muito próximo fez a vidraça da janela da cozinha vibrar. Pai e filho, concomitantemente, clamaram "Meu Deus!" Antônio se levantou e foi abraçar o filho.

_ será expedido um mandado de prisão. Estarei empenhado nas medidas que poderão restabelecer sua liberdade.

Quando a advogada saiu do elevador e ganhou o hall, a porta da entrada principal do apartamento já estava aberta.

_ bem-vinda à minha casa! — O anfitrião ostentava um enorme e sincero sorriso, extremamente contagiante.

_ por favor, não mereço tanto entusiasmo.

_ você não imagina o quanto é merecedora!

Paris saboreava surpresa mesclada a curiosidade com pitadas de ousadia. Ela não subestimava o encanto que aquele homem musculoso, intrigante, bonito, inteligente, lhe provocava. Aceitou o tácito convite e entrou no apartamento. Ao fundo, B. B. King.

_ espero que você aprove blues? — antecipou-se o anfitrião.

_ até parece que você andou estudando minhas predileções! Adoro o Blues Boy!

_ desculpa, não entendi?

_ o B. B. do nome, na verdade, não é o verdadeiro nome. O Rei do Blues se chamava Riley B. King, e B. B. vem de Blues Boy, como ele era conhecido.

_ opa! Grato pela prodigiosa informação. Um sacrilégio gostar de um artista e não saber o verdadeiro nome.

_ acontece nas melhores famílias! — Dra. Paris exibiu aquele sorriso que cativou o anfitrião no primeiro encontro.

Inesperadamente desconcertado, mas previsivelmente aparvalhado, ele indicou o sofá de linho, cinza-claro, quase branco, sofisticado, milimetricamente alinhado à mesinha que suportava um fino abajur turquesa aceso. A luminosidade acompanhava a música em aconchego. A jovem advogada sentiu deslizar o fino scarpin preto que calçava sobre um elegante tapete felpudo com tons azulados, rigorosamente em sintonia com o abajur e demais peças decorativas da sala de visitas. Ela aceitou o copo da bebida aromatizada que lhe foi oferecido. Enquanto estava sendo providenciada a refrescante e exótica bebida, Paris deixou-se levar pela suntuosidade e delicadeza de uma impressionante réplica do The Starry Night, de Vicent van Gogh, na parede à sua frente.

_ combinação perfeita! — Paris apontava para a tela quando as bebidas chegavam numa fina bandeja de prata.

_ gostaria de ter o poder para fixar o original ali. — Sorria enquanto olhava na direção da réplica. Complementou: _ seria um sonho, A Noite Estrelada na parede da minha sala. — Ousou: _ melhor ainda, poder contemplar uma noite estrelada com a mulher que sonho. — Virou-se para a convidada.

Paris não esperava aqueles olhos azuis a fitarem com tamanha determinação. Visivelmente intimidada, atalhou:

_ pensei que chegaria depois do José Coutinho! Geralmente são as mulheres as últimas a chegar. — O formato da boca demonstrava tensão.

_ mandarei uma mensagem. Aquele é uma figura. Sempre envolvido com mil coisas ao mesmo tempo. Espero que escape do temporal que está se armando. — Serviu meio copo da água aromatizada e o estendeu até a mão delicada da advogada. _ sirva-se das frutas cristalizadas. Quem sabe mais tarde convencerei você a provar do meu carpaccio de salmão.

O anfitrião, elegantemente vestido, tirou do bolso do blazer preto Hugo Boss o celular e digitou algo. Paris bebericou.

Após responder às seguidas e alternadas perguntas do pai e do filho, Jober decidiu ligar para o delegado Borges. Pretendia ganhar precioso tempo, ou melhor, conceder o maior tempo possível para Solano continuar desfrutando a companhia do pai e o conforto da casa. Um futuro muito próximo reservava para o rapaz indelicadezas, insinuações levianas, higiene precária, ambiente fétido, acomodações encardidas, paredes rabiscadas com nomes de perdedores desconhecidos. Borges não atendeu ao primeiro chamado. Tentou uma segunda vez, mas a tela do celular se apagou. A bateria se foi.

_ má notícia. José Coutinho não poderá vir.

_ está falando sério? O que aconteceu? — Paris externava desapontamento.

_ ele não deu detalhes, apenas escreveu que surgiu um imprevisto e que sente muito.

_ permita-me efetuar uma ligação?

_ claro, por favor, fique à vontade. — Gê deixou Paris sozinha na sala, porém, da copa-cozinha podia ouvir tranquilamente sem ser indiscreto.

Dra. Paris não conseguiu contatar o pai. Para as três tentativas, a mensagem "o número chamado encontra-se desligado". Paris começou a se sentir confusa. Ficou estática. Fitava o aparelho de celular. Gê juntou-se a ela na sala. Sentou-se numa poltrona à direita do sofá.

_ espero que a decepção de não se reunir com José Coutinho não a faça ir embora mais cedo. Por favor, não frustre meu desejo de conhecê-la melhor. Conceda-me o prazer de uma conversa descontraída.

Paris continuava confusa e mal processava as palavras do galanteador.

_ proponho o seguinte. Apresento-lhe um disco inédito do Rei do Blues, obra raríssima, que poucos tiveram o prazer de ouvir, e menos ainda de possuir. Arrematei em um leilão beneficente na cidade natal do Sr. Riley, em Itta Bena, no Mississippi. Acredite!

_ desculpe-me, estava distante. O que foi que você disse?

_ eu dizia da obra de B. B. King que eu arrematei em um leilão. Tudo bem contigo? Você não está se sentindo bem?

Subitamente a escuridão.

XXII

O temporal que castigava a capital paranaense poderia ser classificado de ciclone, tamanhos os estragos. Inúmeras árvores caíram, danificando boa parte da rede elétrica. Muitos bairros ficaram no escuro. Enquanto o anfitrião procurava velas, Paris, depois de tentar uma última vez, se convenceu de que o celular do pai estava de fato indisponível.

Uma luz bruxuleante projetava a sombra de um gigante empunhando um tridente. Gê surgiu com um candelabro. Apoiou-o sobre o aparador junto à porta de entrada.

_ já que não temos mais o som de blues, luz de velas para tornar o ambiente aconchegante.

_ bem, agora que dá para enxergar o caminho, aproveitarei para ir embora.

_ por que a pressa? Além do mais, os elevadores estão indisponíveis!

_ oito andares eu aguento.

_ na escuridão?

_ usarei a luz do celular.

_ minha companhia é assim tão desagradável?

_ em absoluto! Só não pretendo incomodá-lo.

_ incômodo algum! Sinceramente, estou curtindo o apagão.

Imperou um silêncio. Ele não sabia ao certo se poderia ser mais ousado e insistir para a permanência dela. Ela acreditava, declinar da ideia de partir poderia passar uma mensagem errática, mas intimamente gostaria de ficar. Decididamente ela não o achava desagradável.

_ há um outro fator que conspira a favor da sua permanência! — Ele interpretou o silêncio dela como um aval para prosseguir: _ não preciso de energia para preparar um carpaccio. Além do mais, o Sauvignon Blanc já está gelado. — O sorriso dele parecia iluminar mais que as cinco pequenas velas. Arrematou: _ a sobremesa é surpresa, mas posso assegurar, quando você provar me dirá: "só a sobremesa já me convenceria a ficar".

Dr. Jober não tinha como recarregar a bateria do celular. Antônio providenciava junto à gaveta do armário da pia um toco de vela. Mais difícil foi achar fósforos, pois o fogão era elétrico. Solano iluminava o ambiente com a luz de seu celular. Por sorte havia uma caixa de fósforos no armário da churrasqueira. O toco de vela ganhou vida justo quando o nível de carga da bateria do celular de Solano chegou a 1%. Incrível como as pessoas se sentem nuas sem luz elétrica e sem celular. Sequer a sopa pôde ser esquentada. A pequena cozinha acanhadamente iluminada serviu de confessionário.

Gê falou praticamente de tudo. Pela primeira vez abriu seu coração. Ele simplesmente esquecera dos tormentos que o seguiam há décadas. Quase se confessou. A empolgação não foi suficiente para se apresentar como Stuart, como pecador, como desesperadamente apaixonado. Paris pouco falava, mas estava adorando as histórias entusiasticamente narradas. Não se sentiu acanhada como em outros encontros, e saboreou o carpaccio e o vinho branco com enorme prazer. Estava impressionada com a habilidade gastronômica dele. Realmente o brigadeiro servido na sobremesa era incrível. A penumbra e uma segunda garrafa aberta a encorajaram a dirimir a curiosidade que a afligia.

_ esta reunião frustrada pela ausência do protagonista e afetada pelo temporal se transformou num jantar extremamente prazeroso. Desculpe-me perguntar... — Paris franziu o nariz e os olhos _ ...não irá desagradar a sua namorada?

_ rompemos recentemente. Tratava-se de conveniência recíproca, nada substancial. Sem sequelas.

_ gostaria de um pouco de água.

_ que desatenção minha! Vou providenciar. Gostaria de um pouco mais de água aromatizada?

_ adorei, pêssego com toque de hortelã!

_ não quero impressioná-la, mas são americanas, importadas da Geórgia.

_ estou impressionada!

_ trarei a água num instante, e depois espero impressioná-la um pouco mais.

Paris sabia, estava sendo cortejada. Ela também tinha a exata noção de que estava curtindo. Após reabastecer a bandeja de prata, Gê, sempre um passo à frente, colocou a advogada em xeque.

_ tem algum compromisso no próximo final de semana?

_ sinceramente, vislumbro uma tremenda correria no escritório esta semana e não saberia responder agora.

_ no momento ponha fim a um dilema, você gosta mais de blues do que gostava do Sr. Riley?

_ eu realmente adorava o Blues Boy, mas curto muito o gênero.

_ tem um camarada que navega com maestria entre o blues e o rock. Gostaria de assistir a um show comigo?

_ como lhe disse, não poderia confirmar sem avaliar as atribuições da semana.

_ Eric Clapton, ao vivo, próximo sábado.

_ uau! Ando desligada, não sabia que ele estará no Brasil no próximo final de semana.

_ mas ele não estará.

_ ué, não entendi o convite.

_ Clapton fará uma apresentação reservadíssima no Conrad Casino, em Punta del Este, e você é minha convidada.

_ nem sei o que dizer, mas confesso estar impressionada.

_ diga ao menos que irá pensar a respeito.

_ você é cheio de surpresas, ótimas surpresas, um excelente anfitrião. Certamente irei pensar, mas além dos compromissos profissionais, como faríamos com passagem aérea, hospedagem...? — Gê a interrompeu:

_ entenda-se com a sua agenda profissional, o resto eu providenciarei. Eu insisto!

_ posso ao menos ajudar na louça?

_ apenas aprecie o vinho e continue sendo essa ouvinte agradável. Quando retornar a luz, colocarei tudo na lava-louças.

Já passava da meia-noite quando a energia foi restabelecida. Dr. Jober, depois de ajustar com Solano a agenda para logo mais, foi direto para casa. Dra. Paris chamou um transporte pelo aplicativo. Ela aceitou a sugestão de deixar o veículo em uma das garagens que Gê possuía no edifício. Cedo, o veículo estaria estacionado na frente da casa dela. Ela chegou minutos depois de seu pai. Dirimida a dúvida acerca da impossibilidade de se comunicarem, o pai resumiu o resultado dos laudos. Cediço que teriam muito o que fazer, ela decidiu recolher-se sem nada relatar, e ele preparou um lanche antes de se deitar. Jober pensou: "se não tivesse hesitado em aceitar a sopa, daria tempo de o Antônio ter esquentado um prato para mim antes do apagão. Maldita e estúpida cerimônia!"

Manhã de terça-feira. Restou ajustado entre o causídico e o comissário, Solano seria conduzido para uma cela no quartel da polícia militar logo após prestar novos esclarecimentos.

Borges faria os ajustes finos antes de se exibir perante a mídia plantonista. Conforme eloquentemente resumiu, a autoria pelo duplo homicídio, em tempo recorde, como bem frisou, estava esclarecida. Conjecturou, o companheiro de uma das garotas, sob efeito de drogas, esganou a companheira e sufocou a amiga. O delegado não se esquivou de nenhuma pergunta. Alicerçado pelos laudos, esclareceu pomposamente a diferença entre esganadura e sufocação. Fez pose quando exames revelaram a presença de tecido epitelial do autor sob as unhas da vítima por esganadura. Falou demais quando levianamente acusou Solano de ter ocultado muitos vestígios antes de ter chamado a polícia. Ao final, Churchill olha para as câmeras e se vangloria:
_ o autor tentou dissimular o ocorrido, mas eu, auxiliado pela excelente equipe de investigadores, elucidamos em tempo exíguo essa tragédia que abalou nossa cidade.

Da delegacia, Dr. Jober foi despachar com o juiz de plantão. Os argumentos para justificar a liberdade provisória eram sólidos e contundentes, mas o magistrado informou que demandaria tempo e acuidade para analisar todos os aspectos envolvidos, principalmente com a comoção que o caso provocara. O advogado regressou para o escritório, e analisaria conjuntamente com a filha os laudos e exames produzidos.

Paris aprendeu com o pai a grifar com canetas coloridas todos os detalhes que julgava importantes e pertinentes às teses acusatória e defensiva. Como Jober era o precursor da técnica, pai e filha comparavam as anotações em acaloradas sustentações. No início dos trabalhos, a caneta que tingia os aspectos favoráveis à acusação se desgastava bem mais, independentemente do pintor que a segurava. Ao final, se houvesse equilíbrio entre as cores, surgia a luz da esperança para o cliente.

_ vejamos, o que temos em comum? — ponderou Jober.

Passados alguns minutos, produziu-se uma planilha pouco otimista.

_ chegamos quase às mesmas observações, à exceção da pele encontrada sob as unhas, e a vestimenta da vítima Vivian. Por que você grifou "preta" e "renda" em relação à calcinha. O que a intriga?

_ como mulher eu acho improvável, embora seja admissível, alguém trajar macacão saruel branco por cima de lingerie escura, e ainda rendas!

Face à cara de interrogação do pai, a jovem advogada esclareceu:

_ acentuaria a calcinha, entende? Leia aqui a descrição das vestimentas junto ao cadáver número 2. — Paris indicava com o dedo o trecho que a intrigava.

_ sutiã branco, ok, calcinha de renda preta, nem pensar. Sabe o que é um macacão saruel?

A fisionomia do pai não mudou. Após a filha explicar, ambos compartilharam a pertinente inquietude.

_ irei resolver isso agora! Antes, o que lhe chamou a atenção em relação ao tecido epitelial encontrado sob as unhas do cadáver número 1?

_ apenas que Nardine era destra. Se alguém fosse se defender contra a esganadura, deixaria marcas no oponente, preponderantemente com as unhas da mão direita, não a esquerda. A menos que a vítima estivesse sendo imobilizada, com os joelhos, por exemplo. Não foram observadas equimoses nos braços em nenhum dos cadáveres. O pulso arranhado do agressor seria o esquerdo, e não o direito. Improvável, mas não impossível.

Dra. Paris ligou para a holding para falar com Ana Paula. Enquanto aguardava a telefonista conectá-las, a advogada sentiu-se encabulada por ter jantado com o ex de Aninha horas antes.

_ alô, Ana Paula falando.

_ bom dia, ou melhor, boa tarde, Ana Paula, nem vi o tempo passar. É Dra. Paris quem fala.

_ oi, ah... oi, doutora! — A voz de Aninha revelava um certo desconforto, coisas mal resolvidas no dia anterior.

_ Ana Paula, preciso tirar uma dúvida contigo. Há coisas que nós, mulheres, não deixamos passar. Sinto fazê-la lembrar-se da fatídica festa, sei que temos que tocar nossas vidas adiante... — Aninha a interrompeu:

_ difícil manter-se desconectada. Há pouco eu acompanhei pela TV a chamada extraordinária e o pronunciamento do delegado após a prisão do Solano. Que loucura tudo isso!

_ nem me fale! Não querendo tomar seu tempo, preciso esclarecer um aspecto. Você se recorda de como estava vestida a Vivian?

_ claro! Ela estava uma graça com aquele macacãozinho.

_ branco, certo?

_ fino e confortável. Falamos sobre isso. Ah, quando lembro dessas coisas sinto vontade de chorar.

_ imagino. É tudo muito triste. Aninha, um traje como um saruel branco exigiria lingerie branca, algo que não marcasse, concorda?

_ sem dúvida! Ela não se descuidou desse detalhe. Cá pra nós, parecia que ela estava nua, dada a discrição da calcinha. Chegamos a comentar isso também. Por que a dúvida?

_ apenas um erro de digitação nos laudos. Nada importante. Só queria me acautelar antes de anotar minhas observações. Agradeço sua cordialidade em me atender. Desculpe-me incomodá-la.

_ incômodo algum, já estava me preparando para ir almoçar.

_ mais uma vez, obrigada.

Quando recolocou o telefone no gancho, Paris resumiu ao pai a conversa. Os advogados de defesa agregaram um importante detalhe à defesa técnica. Plagiaram Borges e conjecturaram sem exibicionismos. O autor deixou todos inconscientes misturando substâncias em suas bebidas. Ingressou no apartamento utilizando uma tag furtada. Tudo foi planejado com antecedência. Danificou a câmera de vigilância do portão de entrada. Após esganar uma e sufocar a outra, procurou incriminar Solano, passando a unha da mão esquerda do cadáver 1 no pulso direito dele. Também escondeu a chave no bolso da calça dele.

Os defensores se entreolharam e concluíram juntos: _ é pouco!

_ mas há muito para explorarmos! — afirmou Jober. _ se estivermos certos, precisamos descobrir a motivação. Vamos canalizar nossos esforços para as coisas que as vítimas tinham em comum.

_ precisamos exercer uma certa pressão sobre as garotas do C8 — atalhou Paris.

_ nenhum pacto se justifica frente à imperiosidade e gravidade da situação.

_ deixe comigo. Sei por onde, na verdade, em quem, iniciar a pressão. Aliás, deverei receber o perfume que encomendei até amanhã. Isso se confirmando, visitarei a Gabi amanhã mesmo. Com um pouco de sorte poderemos acrescentar mais alguns detalhes, e nossa conjectura ganha corpo.

_ você também desconfia de que o agressor da Gabi pode ser o assassino?

_ ela era integrante do C8 e foi dopada! Tentarei persuadi-la a falar sobre o passado após ela reconhecer o perfume. O que o senhor acha de obtermos um retrato falado dela? Solicitaríamos o mesmo da moça que foi assaltada, como é mesmo o nome dela?

_ Jovita. Ela pouco acrescentou em relação à fisionomia do assaltante, mas poderíamos tentar. A sobreposição de retratos falados, quem sabe, apontaria aspectos em comum. Até o Sr. França poderia acrescentar algo. Gostei da ideia.

_ se a motivação estiver atrelada ao passado das integrantes do C8, uma delas poderá associar alguém ao retrato resultante. Somado ao perfume, desde que, de fato, o agressor de Gabi seja o assassino que procuramos, já não estamos de mãos vazias.

Havia uma pilha de laudos e exames sobre a mesa de Jober. Paris pegou o exame toxicológico realizado a partir da amostra do cabelo de Solano.

_ confirmado o emprego ou consumo de substâncias psicoativas.

_ análise da queratina apresenta uma janela de detecção de 90 dias. Será importante no curso do processo!

_ pai, considerando a existência de um liame entre esse duplo homicídio e o homicídio da *rave,* aquele não solucionado, da garota Isadora, qual seria o seu feeling em relação ao nosso cliente?

_ interessante; por que me pergunta isso?

_ ela era integrante do C8, não?

_ o modus operandi foi outro. O criminoso deixou sêmen. E outro detalhe: averiguei que as roupas íntimas estavam junto ao cadáver.

_ bem lembrado, vamos acrescentar na planilha, o assassino se apodera da calcinha da vítima como troféu. Outro aspecto em comum com o caso Gabi.

Pai e filha estavam estáticos e pensativos diante da planilha esboçada num flip chart. Ele instigou a filha:

_ por que esganou uma e sufocou a outra?

Decorrido quase um minuto, ela ponderou:

_ na esganadura ocorre a obliteração da traqueia. O meio mais comum é utilizando as mãos. Na sufocação direta há compressão das vias aéreas. — Passados mais alguns segundos,

Paris concluiu: _ o criminoso nutria ódio maior em relação ao cadáver 1, a Nardine!

_ exato! — anuiu Jober.

Um detalhe a mais para a planilha. Após um longo período sem acrescentarem algo relevante, e demonstrando cansaço, os defensores decidiram pausar.

_ pai, avançando e desmistificando o pacto estabelecido entre as integrantes do C8, obtendo o retrato falado, estando tudo em ordem em relação aos demais clientes, eu poderia fazer uma pequena viagem neste final de semana?

_ você não precisa da minha aprovação, mas fiquei curioso: para onde pretende ir?

_ então, ontem, depois do bolo que levei do tal José Coutinho, o Gê preparou um jantar, conversamos longamente, e ao final ele me convidou para irmos ao show do Eric Clapton em Punta del Este.

_ esse Gê não é o namorado da Ana Paula?

_ era! — O rosto da filha apresentava uma expressão marota.

_ e dará tempo de providenciar passagens e tudo o mais?

_ ele se prontificou de providenciar tudo. Devo confessar, o Gê é um cara diferenciado. Diria que ele é extremamente interessante, inteligente, culto...

_ ...boa pinta, atraente... — atravessou o pai. E completou: _ não para mim, mas percebo que você está empolgada. Aliás, notei isso ontem logo que te vi.

_ cedo ainda, mas depois da nossa conversa dias atrás, estou decidida a priorizar o momento, ser feliz, sem me preocupar tanto com o rumo das coisas. Afinal, assistir Clapton ao vivo, voltar a Punta del Este, curtir aquela gastronomia maravilhosa já é uma dádiva. A pessoa certa irá surgir, não é por aí? Quem sabe?

_ o perfume dele me preocupa! — Jober sorriu.

_ essa coincidência não precisava. O perfume é ótimo, e pela dificuldade de encontrá-lo, acredito que todo o universo masculino comprou ao menos um frasco.

_ Uruguai... Saudades. Eu e sua mãe adoramos a viagem que fizemos há três anos.

_ falando nisso, como vocês estão?

_ eu precisava convidar sua mãe para assistir a um show como esse. Não tanto pelo show, mas para dedicar um tempo só para nós dois. Incrível, uma pessoa que você mal conhece se dedica ao extremo para te proporcionar um momento especial. Eu, uma vida ao lado da pessoa maravilhosa que é a Samara, fico recalcitrando aventurar, aproveitar melhor o tempo juntos.

_ *do it!*

_ você está corretíssima. Não adianta ficar lamentando, reconhecer os erros e nada mudar. Resgatarei meu lado romântico. Irei arquitetar algo especial com sua mãe. Vamos para casa. Chega por hoje. Amanhã, descansados, ampliaremos a lista a favor do Solano.

Quarta-feira. Dra. Paris conseguiu agendar uma visita a Gabi no período da tarde. Precisou adiantar o assunto, algo que acabou sendo proveitoso, uma vez que Gabi pediria autorização às demais integrantes para revelar o pacto que firmaram na adolescência.

De manhã, Jober aprimorava os argumentos para convencer o magistrado a soltar Solano, enquanto Paris despachava com o Dr. Telles. O escritório pulsava além das veias criminais e ela se ausentaria por uns dias.

As tratativas ferviam no WhatsApp. Gabi invocou seu lado jurista e foi persuasiva. Ventilou a possibilidade de uma delas ser a próxima vítima. Júlia sentia-se mais segura por estar na Alemanha, além de injuriada em face do fuso horário. Karine, ainda fragilizada com a chegada do segundo bebê, era só choro, embora a emoção revelada através de emojis não fizesse sentido. Carminha colocou-se na alça de mira do suposto lunático e de quebra tentou levar pânico à Ana Paula. Escreveu que ambas estavam mais expostas. Aninha freneticamente censurou Carminha. Ela enviava, simultaneamente, a mesma mensagem para as demais. Num frenesi escrevia que o assassino se encontrava detido. Defendia e oferecia a certeza, ao menos para ela; Solano, que sempre foi louco, a ovelha desgarrada, matou a companheira porque ela sempre foi muita areia para o caminhãozinho dele e, certamente, Vivian estava no lugar errado na hora errada. Aninha, ao perceber que suas convicções não emplacavam, foi leviana ao externar através de um acalorado áudio, "um suspeito a essa altura só poderia ser obra dos advogados do Solano. Esses putos não têm ética nem respeito pelos familiares das vítimas. Ô, raça!" Ao final, a sonolenta além-mar; a que oferecia o seio para acalmar a bebê; a temerosa, mas apaziguada com a notícia do Solano preso; a beligerante sem novos argumentos; mais Gabi, que provocara a discussão a pedido da Dra. Paris, consensualmente entenderam: o mote do segredo era evitar expulsões e a difamação coletiva do C8, e isso, a essa altura do campeonato, perdera totalmente o sentido. A revelação, por unanimidade, foi autorizada. Nenhuma delas mostrou-se interessada no modo como Gabi o faria. Na verdade, passadas duas décadas, as remanescentes do C8 já nem se lembravam do que guardavam a sete chaves. Sentiram que não havia motivos para zoar das lembranças do passado. Nardine, Vivian, e até Isinha mereciam todo o respeito, e rir tornava-se ofensivo. Ana Paula não abdicou de ser a última a escrever: "Foda-se o Solano".

Cleusa serviu chá gelado para Paris e Gabi, que conversavam sentadas lado a lado no sofá da sala. A história do cine privê foi revelada. Paris confessou certo desapontamento. Ela esperava que o segredo fosse bombástico a ponto de auxiliar na identificação do assassino, ofensor das integrantes do grupo. À época, o segredo as salvou da expulsão; atualmente, ninguém atiraria pedras em mulheres adultas, bem-sucedidas, que no passado, como era de se esperar, aprontaram na adolescência.

_ bem, o outro motivo que me traz aqui é mais delicado. — Paris media as palavras. Prosseguiu: _trouxe comigo um frasco de perfume masculino. O perfume lhe trará recordações desagradáveis. Permita-me?

Retirou da bolsa o frasco.

_ estou lindando melhor com o que aconteceu. Não tenha receio. Dê-me essa droga de perfume.

Gabi não precisou borrifar uma segunda vez. Seu olhar ratificava a suspeita. Ao menos em relação à agressão contra ela, o nome do perfume estava identificado. Seria pouco se não fosse o que se sucedeu.

_ sentindo esse cheiro, a imagem do crápula está nítida na minha mente. Ele é aquela encenação toda sobre Puchkin. Como fui tola!

_ você foi dopada, não se penitencie!

Gabi se desconectou por alguns instantes. Dra. Paris tinha em seu laptop uma cópia do aplicativo PortraitPad, e esperou a anfitriã se restabelecer.

_ Gabi, este software é um poderoso aplicativo para criar imagens de composição facial. Gostaria de ver o rosto do crápula exposto e, com um pouco de sorte, vê-lo atrás das grades?

_ doutora, do que você está falando? Para todos os efeitos, ele não cometeu crime algum. Eu não prestei queixa. Minha família está convicta de que a culpa foi toda minha. Uma grande e maluca aventura!

_ você está certa, colega. Ao menos seu esforço pessoal para vê-lo exposto.

_ claro, claro, estou sendo egoísta, pensando só em mim. Se você e seu pai estiverem certos, minhas amigas correm sério risco.

O sol se despedia lançando um último calor natural pelas cortinas entreabertas. O aroma da nega maluca que Cleusa acabara de tirar do forno invadiu o recinto onde as advogadas observavam o retrato resultante.

_ ficou de acordo? Assemelha-se ao homem da cafeteria?

_ certamente! Era charmoso mesmo. Jamais me suscitou receio.

Paris guardava o laptop quando Gabi ponderou:

_ coitadinha da Vivian! Se estivesse viva faria um desenho com a mesma perfeição do aplicativo!

_ ela desenhava?

_ foi dela o desenho... — Gabi se apercebeu de que revelava algo não debatido entre as amigas e subitamente se calou.

Paris intuiu algo relevante.

_ que desenho?

_ esqueça, nada significativo.

_ por favor, Gabi! De advogada para advogada, se está relacionado com o passado, com o C8, eu te imploro!

_ relatei a você a peraltice do cine privê, mas omiti um fato dantesco do qual nós todas nos envergonhamos.

Paris não mais intuía. Agora estava ansiosa.

_ por favor, Gabi!

_ não sei se posso revelar esse detalhe.

_ Gabi, não quero ser dramática, mas sua revelação poderá salvar vidas.

_ alguma chance de você não revelar a ninguém que fui eu... — Gabi enfiou as mãos entre os cabelos negros. Cabisbaixa, continuou: _ esqueça, estou me apequenando. Colocarei você a par de algo medonho, algo que machucou muito um rapaz.

Embora o bolo estivesse delicioso, Paris nem deu uma segunda garfada. Estava perplexa. Exultante. Levava para casa, não só um retrato falado, mas a motivação e um nome, incompleto, sem sobrenome. Passadas duas décadas, ninguém se lembrava do sobrenome do aluno humilhado. O flip chart apontaria equilíbrio; quiçá, o jogo começava a virar.

XXIII

Havia enorme expectativa em relação aos avanços no decorrer do dia, e pai e filha chegaram cedo naquela quinta-feira para confirmá-la. Baixaram a nova versão do PortraitPad e obtiveram um resultado ainda mais impressionante com o retrato em 3D. Imprimiram algumas cópias. A ideia era expor o retrato a todas as integrantes do C8 e, se possível, às pessoas próximas a elas. A tarefa urgia. Os corações dos defensores pulsavam aceleradamente. O experiente Jober entendia: a partir de um retrato falado, qualquer associação obtida se tornaria primordial. Ele escalou França e Jovita para visitá-los. Paris pretendia visitar Ana Paula pessoalmente, mas foi informada pela secretária de que ela viajara para uma reunião em São Paulo logo cedo e retornaria no dia seguinte. Conseguiu que Gabi encaminhasse o retrato para Júlia, Carminha e Karine. Visitaria Solano. Uma cópia do retrato sempre à mão, guardado na bolsa.

O Sr. França reiterou a impossibilidade de associar o rosto do retrato com o homem que entrou pelo portão de pedestres do edifício Aurora na madrugada da fatídica sexta-feira. Jober atravessou a rua. Jovita o aguardava, ressabiada. A patroa estava ausente, levara a cadelinha ao veterinário. Jober interpretou aquilo como bom agouro, mas Jovita nada acrescentou. Com tempo disponível, passou no colégio para obter a ficha completa dos alunos da T3A, em especial do aluno Stuart, que ingressara em meados do ano 2000, conforme revelara Gabi.

Solano também não associou o retrato a qualquer pessoa do passado ou do presente. Paris aproveitou e esmiuçou o ocorrido há vinte anos sob a perspectiva dele. Ele continuou desinformado acerca do cine privê. Sem oferecer nada em troca, ela ganhou informações adicionais. A vítima de bullying era o mais inteligente da turma e Nardine arrastava uma asa por ele. Apelidaram-no de Branquela, face às características físicas de Stuart à época. Solano, sem apresentar remorso, confessou o ciúme e o posterior alívio com o sumiço do rival. Segundo um amigo, o Tuca, o Branquela foi estudar nos Estados Unidos. Ninguém nunca mais ouviu falar dele.

Sem parar sequer para um lanche e injuriado com o trânsito na hora do rush, Jober encontrou-se com o coordenador pedagógico. As fichas cadastrais da década de 2000 a 2010 estavam no arquivo morto. Designou-se o responsável pelo arquivo morto para obter e enviar por e-mail, se possível digitalizadas, as fichas correspondentes aos alunos da turma T3A do ano 2000. O coordenador se comprometeu avisar assim que a documentação estivesse disponível. Apenas os dados correspondentes a um aluno de nome Stuart seriam repassados por e-mail ao escritório jurídico.

Absolutamente nada a ser executado ou agilizado. O dia, do ponto de vista profissional, estava encerrado. Fazia calor. Temperatura próxima dos 32 graus para a capital paranaense era anormal, não poderia ser desperdiçada. Do veículo, ligou para Samara. Ela recebeu com certa surpresa o convite para um sorvete numa gelateria recém-inaugurada próxima ao Museu Oscar Niemeyer.

Paris também achou contraproducente tentar acelerar os ponteiros do relógio. Tudo a seu tempo. Colocou a chamada no viva-voz, e Gê prontamente atendeu:

_ oi. Pode falar?

_ que surpresa maravilhosa! Para você eu pararia qualquer coisa que estivesse fazendo! — Gê não costumava ser solícito, nem simpático.

_ assim você me deixa sem jeito e mal acostumada.

_ só no início do relaci... — Ele fez silêncio. Ela nada falou do outro lado da linha. Ele se obrigou a continuar, mas mudou de tema.

_ está tudo providenciado para a viagem.

Paris ainda conjecturava qual seria a palavra incompleta? Concluiu que só poderia ser "relacionamento". Sentiu uma avalanche de emoções.

_ não está interessada em saber como providenciei tudo?

_ ah, desculpa. Estou dirigindo e me distraí com o trânsito. Aliás, embora um pouco tarde, gostaria de lhe agradecer por ter deixado o meu carro na frente da minha casa. Ainda por cima lavado e encerado, parecia novo! Como conseguiu tudo antes das nove horas?

Gê decidiu não responder. Manteve-se enigmático.

_ cuidado! Melhor você estacionar. Melhor ainda! Onde você está? Quem sabe poderíamos nos encontrar para um café e eu te atualizo acerca do hotel e dos horários?

_ estava indo para o escritório, estou perto do Shopping Pátio Batel.

_ estacione no shopping. Em dez minutos encontro você. Pode ser?

Surpreendida, Paris não soube dizer não, talvez porque desejasse assentir de imediato sem transparecer entusiasmo demais.

_ entrei no estacionamento.

_ conhece um lounge bar no último piso, chamado Taças e Tapas? O proprietário é um espanhol divertido.

_ nunca estive lá.

_ você vai adorar. Confie em mim. Escolha uma mesa, peça uma taça do melhor Tempranillo. Estou voando para te encontrar.

Ela sempre soube combinar. Pediu uma bola de morango e outra de chocolate belga. Ele não arriscava: pistache e nozes. Sentaram-se numa mesinha fora, sob um ombrelone que tinha vista para o Museu do Olho, como os curitibanos carinhosamente chamam a obra genial do arquiteto Oscar Niemeyer. Na rampa de acesso, crianças de um jardim de infância, todas de mãos dadas puxadas pela professora, mostravam-se obedientes e curiosas, na expectativa de adentrarem um museu pela primeira vez. Incrível, todas elas, certamente levadas pelos pais, conheciam circo, cinema 3D, shows de artistas medianas, mas ótimas apresentadoras de grandes emissoras de TV, até parques temáticos fora do país; mas museu, ainda não. Salve a escolinha!

_ lembra-se daquela vez em Gramado? — Jober chamou a atenção de Samara, apontando a pazinha de sorvete para as crianças. _ pequenos alunos de uma escolinha davam boas-vindas aos turistas nos restaurantes, distribuindo chocolates, lembra?

_ claro, uma graça! Adoro Gramado.

_ sei que a melhor época é próximo do Natal, mas tomei a liberdade de reservar uma suíte naquele hotel à beira do Lago Negro. Daqui a três finais de semana. Gostaria?

Os olhos de Samara se iluminaram:

_ você tomou essa iniciativa? Não estou acreditando! É maravilhoso! Adoro Gramado, mas amei sua atitude!

_ que bom que você aprovou!

_ como não poderia? Tenho estado insegura depois que me aposentei. Você sempre assoberbado, eu te esperando em casa sem saber como agir. Nunca sei se posso tocar em assuntos do seu trabalho. Quero te poupar da exaustiva repetição, mas ao mesmo tempo acho que passo indiferença pelo que você faz no dia a dia.

_ sei como está sendo difícil este descompasso. Quando você e eu estávamos engajados, cada qual no seu trabalho, parecia mais fácil. Agora que há mais tempo, ao menos para você, nosso relacionamento se desestabilizou.

Jober tocou na mão da esposa:

_ como eu estava sentindo falta do seu olhar!

_ e eu desse sorvete!

Eles caíram na gargalhada como não ocorria há tempos.

Junto com a taça de Tempranillo chegaram uns tapas, e Gê, dois minutos depois. Deu um leve beijo no rosto de Paris e sinalizou para um atendente o desejo de outra taça para acompanhá-la.

_ qual sua impressão sobre este lugar?

_ mega-aconchegante. Aprovado!

_ ótimo! — Já com sua taça, ergueu-a e propôs um brinde: _ à nossa viagem!

_ a nossa viagem! — assentiu Paris.

_ sei que você não me conhece, mas alguma possibilidade de você confiar em mim e não perscrutar sobre os detalhes da viagem?

_ como assim?

_ te informarei o horário em que você deverá estar pronta na porta da sua casa. Gostaria de surpreendê-la com o resto.

_ ai, ai, ai! Você não me conhece... Sou toda disciplinada, organizada; geralmente estou à frente das decisões. Sempre estruturei minhas viagens, onde irei me hospedar, qual empresa aérea, essas coisas, entende?

_ por isso mesmo estou pedindo um voto de confiança. Olha o risco que estou assumindo! Se der algo errado queimarei meu filme com você. Provavelmente eu nunca mais desfrutarei da sua companhia.

_ eu teria que reprogramar minha personalidade, minhas características, sair da zona de conforto. Não creio que Eric Clapton tenha esse poder.

_ também acredito que não, mas creia em outro poder. O poder que mudou radicalmente tudo em mim desde o momento em que eu te vi.

_ desculpa, Gê, acredito que eu esteja em outra sintonia.

_ perdão, eu é que te devo desculpas. Estou assustando você.

Experimentaram um silêncio catatônico. Competia a ele ajustar as sintonias.

_ posso me colocar de outra forma, menos... digamos, direta?

Diante do silêncio de Paris, Gê prosseguiu:

_ fiz alguns preparativos descolados para a nossa viagem. Uma viagem entre amigos. Pessoas que mal se conhecem. Não falarei por ti, mas por mim. Vejo uma ótima oportunidade para conhecer melhor uma pessoa que passei a admirar. Eu sou um homem livre que sonha dividir o tempo com uma mulher inteligente, bonita, confiante, simpática, sorridente, espirituosa, boa ouvinte...

Paris o interrompeu.

_ menos direta! Eu pensei que você estabeleceria um outro ritmo.

_ Paris, posso colocar tudo a perder, nossa viagem, sua companhia, mas não vejo outra forma senão a sinceridade. — Ele tomou um gole do Tempranillo e fez um comentário para descontraí-la: _ é um belo vinho, não acha?

_ se a sua intenção é me deixar relaxada com essa pergunta retórica, falhou.

_ é a essa presença de espírito e inteligência que me referi a pouco. Adoro isso em você. Pois bem, sendo sincero. Se tivermos uma história, por menor que seja, ela começou numa noite à luz de velas.

Paris apresentou uma expressão nova para ele, indecifrável. Sem deixá-la se expressar, ele continuou:

_ o que eu estou tentando dizer é, eu começo a gostar muito de estar na sua companhia e sinto reciprocidade.

Ela abriu a boca, incrédula, mas ele não dava trégua:

_ não há absolutamente nada entre nós, mas eu gostaria que passássemos ao menos um final de semana especial, tão especial como foi há dois dias.

Ela processava cada palavra dita por ele. Levou a taça à boca e deu um pequeno gole, o gole da reflexão.

_ difícil esconder-se diante da inteligência, da perspicácia dos atenciosos. Sinto-me despida diante de você. Não irei mais valorizar e ocultar meus sentimentos e minhas impressões. Vejo, sim, em você o homem que eu sempre desejei conhecer. Assusta-me a velocidade de minhas constatações, a velocidade das suas conclusões, enfim, sinto-me atirada, algo novo em mim.

Ele tentou se intrometer, mas foi contido. Ela concluiu apontando a taça para ele:

_ proponho, exatamente ao ritmo desta degustação, um gole por vez, um passo de cada vez, um momento de cada vez, sem dissipar energia com truques ou subterfúgios. Proponho um brinde às nossas intuições, e que nossas conclusões individuais se respeitem e se protejam.

Tocaram as taças. Ela ponderou:

_ confiarei na sua capacidade de providenciar as coisas. Responsabilizar-se em deixar meu carro estacionado na frente da minha casa antes de eu ir para o trabalho! Eu já me sentia espaçosa e aproveitadora. Agora, encontrar o veículo lindo, cheiroso e maravilhoso, foi encantador. Fiquei estupefata! Foi simplesmente surpreendente.

_ fico feliz em surpreendê-la.

_ alguma mulher não gosta de surpresas agradáveis?

_ no momento, pretendo agradar apenas uma.

O ombrelone tornou-se dispensável. Tingindo de alaranjado o céu, o sol despedia-se cartesianamente atrás da genialidade de Niemeyer. Decidiram emendar. Da gelateria iriam a um restaurante português para saborear o Bacalhau Narcisa, um dos pratos favoritos dos dois, afinal, Jober confessara, o sorvete estava sendo o seu almoço. Do carro, Samara quis saber se Berlim se viraria, porque iria jantar sozinha. Foi a deixa para a caçula noticiar que sairia com amigos.

Quando Paris e Gê deixaram o shopping o céu estava salpicado por estrelas. A lua rosa prenunciava paixão, descobertas, tensão. Ela estava dando carona para ele. Gê preferia se deslocar utilizando motoristas de aplicativo. Ponderou com a jovem advogada:

_ quem irá defendê-la se uma blitz te parar e te obrigar ao teste do bafômetro?

_ sinto-me mal nessas horas. Essas irregularidades que cometemos às vezes. Você é minha testemunha, só bebi uma taça, embora desejasse mais.

_ quem não cometeu esse ou outros crimes que jogue a primeira pedra.

_ você e sua corretíssima política de não dirigir depois que ingere bebida alcoólica, qual ou quais crimes já praticou? — Paris sorria.

_ contarei numa outra oportunidade. — Gê encarou Paris intrigantemente. Guinou de assunto: _ aqueles tapas só me abriram o apetite. Gostaria de ir jantar em algum restaurante? Também posso preparar algo para nós no meu apartamento.

_ agradeço, sei bem do seu talento na gastronomia, mas estou exausta, o dia foi maçante. Também estou precisando de um banho e terei que começar a preparar as coisas para a viagem. Sabe como são as mulheres?

_ já te disse, não quero ser inconveniente e insistente, mas apenas uma mulher desperta meu interesse.

_ Gê, taí, nem sei o seu nome completo e você fala comigo como se estivéssemos num relacionamento. — Paris olhava para a frente, atenta à direção.

_ prometo contar tudo a meu respeito no Uruguai. Responderei todas as perguntas que você desejar fazer.

_ e se eu tomar conhecimento de algo escabroso? Estarei sozinha, em outro país. — Paris ainda sorria descontraidamente.

_ aceite meu convite para jantarmos juntos hoje e eu darei início às minhas confissões.

_ sério, estou exausta. Terei só o período da manhã para cuidar de alguns aspectos. Sequer arrumei minha mala! Pensei que iríamos no início da noite.

_ lembre-se, esteja pronta em frente à sua casa exatamente às 13 horas. Tome um belo café, porque almoçaremos juntos.

_ por enquanto são só essas as informações sobre a viagem? Iremos na sexta no início da tarde e retornaremos segunda no início da noite?

_ reservei duas suítes no hotel, mas são no mesmo andar. — Ele zoava com ela.

Quando Paris estacionou o carro, Gê abriu a porta e desceu, a princípio, sem se despedir. Ele contornou o veículo e prostrou-se junto à janela da motorista. Quando Paris baixou o vidro, ele beijou delicadamente os lábios dela. Um beijo sutil. Apenas um leve encontro de bocas. Não houve tempo para reação. Não houve tempo para erradicar o desejo de quero mais. Ele a olhou profundamente, se despediu e virou-se rumo à portaria do prédio. Antes de entrar, virou-se novamente e percebeu Paris paralisada:

_ amanhã, 13 em ponto. Durma bem. — Ele, sorrindo, piscou sutilmente.

Sexta-feira e a imprevisibilidade climática da capital paranaense. Curitiba plagiava o *fog* londrino. Da janela, Jober observava os arranha-céus se esconderem por trás de uma enorme cortina de tecido fino branco. Ele raspou a metade do mamão papaia. Paris juntou-se a ele na ilha da cozinha.

_ bom dia. Acordou cedo, hein?

_ bom dia, você também.

_ será corrido, pela manhã priorizarei o eu-mulher em detrimento do eu-advogada.

_ a quais prioridades você se refere?

_ pé, cabelo, depilação, essas coisinhas. E ainda terei que finalizar minha mala.

_ ando tão agoniado que esqueci que você vai viajar. Sai de casa às 13 horas, certo? — O pai encarou a filha. _ vejo um brilho diferente nos seus olhos.

_ estou inquieta, radiante, sei lá, um certo aperto no coração, algo novo. Minha intuição, meu discernimento, minha prudência; de repente os sensores que custei a dominar me abandonaram!

_ vixi!

_ o que significa isso?

_ pessoas sensatas têm esses sintomas quando começam a se apaixonar.

_ credo, pai! Acabei de sair de um relacionamento desgastante.

_ nada mais justo, um relacionamento apaixonante para nos fazer esquecer do penoso.

_ como é mesmo a regra número um que você nos passa? O importante é ser feliz, certo?

_ essa é a minha garota. Bem, tenha uma boa viagem e um excelente final de semana. Se cuida. Acredito que não voltarei a tempo para me despedir. — Beijou a testa da filha, apanhou as chaves do carro e saiu.

Os veículos, com seus faróis acesos, todos próximos e em ritmo lento, lembravam uma serpente gigante ziguezagueando sobre o asfalto. Jober, muito mais cedo que o convencional, seguia com extrema cautela. Ansiava chegar ao escritório e checar os e-mails na caixa de entrada.

Poucos minutos depois das 9 horas, a ficha de Stuart George Windsor. Estranhou a precariedade e a falta de informações básicas. Jober, obviamente, desconhecia os pais do Stuart; se soubesse, entenderia o sigilo. Sem êxito, navegava pelas redes sociais à cata de informações que o levassem até a família Windsor, quando o celular tocou. Era um assessor do juiz de plantão, um antigo contato. O magistrado abraçou completamente os fundamentos esposados no pedido de liberdade provisória. Solano seria colocado em liberdade assim que um oficial de justiça cumprisse o mandado de soltura. Sabedor da malemolência à espera de afago que permeia entre os servidores, o causídico deixou tudo de lado para se empenhar em afagar.

Por sorte o *fog* se dissipara. Como era caminho, passou para apanhar Seu Antônio. Sem intentar abrandar a periclitante situação do filho e criar muita expectativa, Jober, moderadamente, colocou Antônio a par dos últimos avanços. Para casa o bom filho retorna.

12h56min. Paris estava querendo roer as unhas, mas não jogaria parte do investimento da manhã no lixo. O visor indicava que o elevador social estava estacionado três andares abaixo. Quando se movimentou, desceu até o subsolo, o que a fez olhar novamente o horário no celular, 12h57min. Pensava em ir pelo elevador de serviço quando o visor acusou que o equipamento subia. Nunca tinha percebido como era lento. Por sorte, nenhum outro morador tirou-o do curso. Abriu a porta, acomodou a nécessaire e a pequena mala, ambas Louis Vuitton, e pensou: "essas, graças a Deus, poderei acomodar dentro da aeronave, estão dentro da medida". Apertou T e desceu. Prendeu a porta do elevador com a ponta do Christian Louboutin, um elegante salto cone bege com detalhes em preto. Combinava com seu *style fashion*, camisa de seda branca, Blazer Dior preto e calça de alfaiataria bege. Deslizou a mala sobre o piso de porcelanato do hall do edifício onde morava. Sentou-se delicadamente no sofá para não amarrotar e desalinhar a perfeição. 12h58min. Consultou a previsão do tempo em Punta. 12h59min. Batimentos acelerados, o coração pareceu deixar o peito para se alojar no pescoço. Suspirou fundo. Ouviu um leve som de buzina. Olhou através da imponente vidraça junto à porta de entrada do edifício.

_ não acredito! — falou para si mesma.

O motorista, um senhor de cabelo grisalho, bem cortado e gel, elegantemente uniformizado, apanhou com suas mãos enluvadas a delicada e fina bagagem. A porta da limusine já estava aberta do lado da calçada. Ninguém a esperava no vistoso interior. Acomodada, porém encabulada, ouviu o som sutil do vidro que a separava do condutor, descendo.

_ boa tarde, madame, me chamo Oswaldo. Desejando qualquer informação ou serviço, estarei à sua disposição. Basta pressionar o botão azul à sua esquerda e estarei ouvindo as suas ordens. Adianto-lhe, no frigobar, a pedido do Sr. Gê, há espumante, vinho tinto ou branco, água aromatizada sabor pêssego. Há também morangos frescos e chocolates. A madame gostaria de ouvir música?

_ o senhor é muito distinto e educado, mas pode me chamar pelo nome, Paris. Deixemos a formalidade de lado. Nós passaremos pela casa do Sr. Gê antes de irmos ao aeroporto?

Sr. Oswaldo, olhando Paris pelo retrovisor, respondeu:

_ perfeitamente, Srta. Paris. Respondendo à sua pergunta, informo-lhe, o Sr. Gê está à sua espera no hangar, coordenando os últimos detalhes do voo.

Ela ficou quieta e visivelmente surpresa. Sr. Oswaldo completou:

_ o Sr. Gê acredita que a madame... me desculpe, que a senhorita irá apreciar a playlist que ele pessoalmente providenciou. Permita-me?

Ainda atônita, Paris demorou para se manifestar:

_ sim, claro... por favor.

Em segundos o som de B. B. King, com a mais alta fidelidade, encantava os ouvidos da aturdida Paris. Ela decidiu, espumante gelado acalmaria seu coração e sua mente. Os passageiros, em especial mulheres e crianças dos veículos que ladeavam a alongada carruagem de aço pela Avenida das Torres, olhavam à procura da noiva, mas vidros enegrecidos e espelhados mantinham-nos curiosos. Parecia não haver semáforos; o caminho se abria para a carruagem. Paris demorou a perceber, mas inúmeras vezes corou desnecessariamente. A vida de princesa se apresentava e a assustava.

Solano estava abatido. A prisão, de certa forma especial, no quartel da polícia militar, podia ser considerada um luxo, um oásis no deserto do sistema prisional. Antônio e seus braços paternos perceberam o filho mais magro. Com os olhos lacrimejados e cabelos mais grisalhos e desgrenhados, soltou-o e apanhou a mochila jeans com produtos de higiene pessoal, toalha, pijama curto e metade do pacote de bolacha água e sal e duas maçãs passadas. Jober esperava no pátio do quartel. Abriu a porta de trás assim que avistou Solano e Antônio. Sem música, o silêncio imperou até o terceiro semáforo, que fechou. Ele se via um criminoso, observado e temido pelos passageiros dos veículos que paravam, se acumulando. A vida de prisioneiro o assustava.

_ Solano, dizia a seu pai quando vínhamos, há alguns avanços na investigação que nos trazem otimismo. Adianto-lhe, nada ainda suficiente para cravarmos uma absolvição certa, mas bastante acalentador.

_ puxa, precisava ouvir isso! Preso, contando os segundos, não consegui desenvolver nenhum bom pensamento. Fiquei tentando associar o retrato que Paris me mostrou com alguém que eu conheça ou conheci, mas infelizmente nada tenho para contribuir nesse quesito. Por acaso vocês avançaram nisso?

O semáforo passou para verde, e Jober virou-se e acelerou.

_ ainda não. Quando chegarmos à casa do seu pai, quero conversar sobre um ex-colega de colégio.

O telefone tocou. Pelo viva-voz ele atendeu à secretária, que repassou o recado do delegado Borges. O inquérito completo estaria à disposição dele na segunda-feira pela manhã.

A limusine estacionou num hangar distante da área reservada aos voos comerciais. Gê, trajando calça jeans Calvin Klein, camisa de algodão branca e blazer Armani azul-marinho, a aguardava próximo da pequena escada do Cessna Citation Latitude.

_ estou me sentindo a Julia Roberts no filme Pretty Woman. Se o seu plano era me surpreender, você foi além!

_ estarei mais para Al Pacino no filme Perfume de Mulher do que para Richard Gere.

Gê instantaneamente se viu pensando que tudo começou com o filme O Pequeno Stuart Little, mas procurou rapidamente aluviar a mente.

_ quer dizer que haverá tango?

_ por ora lhe digo, sua beleza me cega, depois você entenderá por quê.

Gê, com seu sorriso largo e contagiante, pegou-a pela mão e a ajudou a subir a pequena escada.

A aeronave foi finamente adaptada para levar confortavelmente seis passageiros em poltronas de couro creme. Havia um sofá no local de onde foram removidas duas poltronas. Rosas de cor champagne decoravam o interior. Ao fundo, um bar. Piloto e copiloto já estavam posicionados efetuando os procedimentos do check-list. Uma aeromoça cortesmente os aguardava com uma bandeja de prata. O espumante estava sendo servido em duas taças. Olhando para a quantidade de taças ela concluiu:

_ seremos só nós dois, quero dizer, como passageiros?

_ certamente. Não teremos toda a privacidade do mundo, mas podemos relaxar e curtir a viagem.

_ me perdoe, mas você terá que me contar muita coisa a seu respeito.

_ esse é o plano, mas com a cronologia que preparei, mesmo porque tem coisas que só poderão ser contadas reservadamente.

O celular de Paris tocou. Sem graça, ela olhou para Gê. Ele gesticulou, consentindo.

_ alô.

_ doutora Paris?

_ sim, quem fala?

_ é a Ana Paula. Minha secretária me informou de que você gostaria de falar comigo.

Paris fitava Gê enquanto falava ao telefone.

_ é verdade, mas no momento não posso falar. Estou embarcando e terei que desligar o celular.

_ falando em embarcar, as notícias voam, sabia? — O tom de voz revelava uma Aninha sarcástica e injuriada ao mesmo tempo.

_ desculpe, não entendi.

_ você está saindo com o Gê?

Paris, visivelmente desconcertada, empacou.

_ sim ou não? Embora eu já saiba a resposta.

Ocorreu-lhe sobrepor o lado jurídico em detrimento do pessoal, evitando um enfrentamento juvenil.

_ te procurei porque gostaria que você visse um retrato falado. — A informação colocou Gê de prontidão.

_ estou me lixando para seus devaneios do caso Solano. Afinal, você foi o motivo para Gê terminar comigo? — O tom de voz subiu algumas escalas.

_ Ana Paula, não gostaria de falar com você sobre esse assunto por telefone e, sinceramente, terei que desligar.

_ conveniente para você!

_ por favor, terei que desligar. Nos falamos quando eu retornar da viagem. Tchau. — Paris desligou, completamente aturdida.

Gê, percebendo os lábios trêmulos dela, ponderou:

_ o trabalho, às vezes, nos impede de ser felizes.

Paris olhava fixamente para o seu celular, quando foi a vez de o aparelho dele tocar. Após olhar a foto de quem o chamava, virou o celular na direção dela. Era Ana Paula. Paris tremeu. Gê decidiu não atender, chamou a aeromoça e entregou-lhe o celular desligado. Antes que a aeromoça se afastasse, Paris disse:

_ por favor, espere um pouco. — Ela rapidamente digitou uma mensagem para o pai: *"Está td bem, desligarei meu celular, bjos"*. Desligou o aparelho. _ por gentileza, guarde este junto.

Depois que a aeromoça se retirou, Gê apanhou as taças que estavam na bandeja próxima e a interpelou:

_ não falaremos de trabalho, de barracos, nada que nos impeça de ser felizes neste final de semana.

Estendeu uma das taças para Paris. Ela, retomando o sorriso, pegou a taça e ergueu, brindando:

_ que nada nos impeça de ser felizes!

Após o tilintar dos cristais, bebericaram. Ele, descontraidamente, resgatou um detalhe que o intrigara:

_ não pude deixar de ouvir sua conversa com a Aninha. Há um retrato falado? Referente ao caso do duplo homicídio?

_ por favor, você propôs não falarmos de trabalho, lembra?

_ claro, me desculpa.

_ imagina... — Outro gole no espumante gelado, e ela complementou: _ tenho o retrato na bolsa, associado a um estupro ocorrido no ano passado. Se está ou não associado ao duplo homicídio, ainda não sabemos. Depois te mostro.

Os motores, um após o outro, foram acionados. Eles se sentaram nas poltronas, um de frente para o outro. Afivelaram os cintos. O jatinho lentamente deixava o hangar em direção a uma das pistas. Incomunicáveis, rumaram em direção ao Uruguai.

XXIV

Antônio foi para a cozinha, passar um café. Solano informou ao advogado sobre a chegada do aluno Stuart, na metade daquele ano letivo. Foi enfático em mencionar que o rapaz era muito bom jogador de vôlei. O que prendeu a atenção de Jober foi a narrativa do último dia de aula do Branquela. Embora Solano não soubesse ao certo e não se recordasse da forma como o aluno foi humilhado, contou sobre a existência de um desenho, uma charge sobre um cartaz do filme Stuart Little afixado próximo à porta de entrada da sala de aula, mas retirado com violência pelo execrado. Jober quis mais detalhes da charge. Solano lembrou a analogia entre o personagem do filme com o Branquela, sem pelos e pouco dotado.

_ foi bizarro. Quem estava lá e entendeu, zoou muito o Stuart. O maior barato foi o título: "O Pequeno Stuart Little" virou "O Pequeno do Stuart Little". Eu mesmo quase caí no chão de tanto rir.

_ hoje se configuraria bullying. À época, como você mesmo apontou, apenas uma zoeira. Independentemente da questão temporal e conceitual, o estrago é o mesmo.

_ por sorte o Branquela não levou o caso para a direção.

_ quem foram os mentores da humilhação? — Jober omitiu saber do pacto entre as integrantes do C8, revelado por Gabi a Paris. Era inoportuno revelar ao cliente todas as linhas de investigação.

_ sinceramente eu desconheço. Penso até hoje que foi alguém do vôlei.

_ por que você acredita nisso?

_ só pode ter sido alguém do vestiário, que tenha visto o Branquela pelado! Estou certo?

_ o rapaz não namorava ninguém da turma? Alguma garota que tivesse tido intimidades com ele?

Solano ficou taciturno. Depois de alguns segundos, respondeu:

_ acho que não, mas a própria Nardine chegou a flertar com ele. Acredito até que era recíproco. Nada sério, na verdade, nem chegaram a ficar juntos. — Ele parecia conjecturar: _ outra possibilidade é alguém ter zoado por zoar, e acertou na veia.

_ como assim?

_ o Branquela era um camarada introvertido. No vestiário ele nunca trocava de roupa na nossa frente, ou chegava muito antes para se trocar, ou se enrolava até ficar por último, sozinho, entende? Certamente se envergonhava de alguma coisa.

Jober não externou a Solano sua suposição. Se Stuart sofria com alguma deficiência e alguém a escancarou, certamente este pagaria um preço alto por isso. Caso fosse uma garota por quem ele nutrisse grande interesse, as coisas poderiam sair do controle. A filha estava no caminho certo ao elevar a informação prestada por Gabi ao patamar de “motivação”.

_ você chegou a frequentar a casa dos pais do Stuart? Ou ao menos sabe informar onde eles residiam?

_ não. Só sei que eles eram ricos, bem ricos.

_ como sabe disso?

_ os pais do Tuca, um amigo meu desde os tempos do colégio, mantinham contato com a família do Branquela, não sei informar a razão. Acho que nem o Tuca saberia, mas ele pescou numa conversa dos pais esse lance da riqueza. Foram eles também que falaram da mudança do Stuart para os Estados Unidos.

_ o que os pais do Tuca fazem, ou faziam?

_ os dois são da polícia federal. Ele agora é delegado, e ela continua no setor de passaportes.

Um tom familiar soou em seu celular, uma mensagem da Paris. Jober leu, fez o sinal da cruz e orou intimamente: "que Deus a proteja na viagem, durante todo o final de semana, e a traga de volta para casa em segurança".

Depois de obter o número do telefone do Tuca, de prestigiar o cafezinho oferecido por Antônio e de recusar a pizza, decidiu voltar para o escritório e retomar as buscas pelo paradeiro do aluno Stuart George Windsor. Os pais do Tuca seriam úteis. O estômago roncou mais alto que o motor do carro. "Pizza! De novo fui um otário cerimonioso. É uma boa!", pensava Jober, enquanto discava para que a secretária providenciasse uma de calabresa, tamanho médio e massa fina.

Estabilizado, deram-se início aos serviços de bordo. A aeromoça informou como seria a sequência *finger food.* Gê complementou, justificando a escolha com a limitação de manter quentes as refeições num jatinho particular, e aproveitou:

_ gostaria que nossa partida fosse mais tarde, permitindo-nos almoçar tranquilos em solo, mas em se tratando de voos privados não se tem muitas escolhas.

_ por favor, tudo está na maior perfeição! Além do que, eu adoro essas comidinhas.

_ confesso, escolhi o estilo *finger food* como parte do planejado. Claro, a partir do momento em que o plano de voo foi definido e autorizado.

O silêncio de Paris foi a deixa para ele prosseguir:

_ seremos constantemente interrompidos pela aeromoça nos servindo. Isso limitará minhas confissões aos temas menos pessoais, assim como te inibirá de fazer perguntas mais delicadas. — Os olhos enternecidos de Gê perscrutavam os cautelosos, de Paris.

_ até nisso você pensou?

_ principalmente nisso. Permita-me adiantar a agenda que preparei. Antes, você quer continuar no espumante ou prefere outra bebida?

_ confio na sua sugestão, afinal você providenciou tudo!

_ você adorou o Tempranillo de ontem, mas gostaria que provasse um Cabernet Franc que pedi para embarcarem.

_ perfeito!

Gê sinalizou para a aeromoça. Parecia existir total sincronismo entre um sinal dele e a presteza da profissional. Cabernet Franc nas taças altas, Gê divulgou a agenda:

_ chegaremos próximo das 18 horas. Acredito que antes das 19 horas estaremos no hotel. Há uma reserva para nós no restaurante Floreal às 22 horas. Sua disposição determinará como encerraremos a sexta, ou a madrugada de sábado.

Gê bebericou e se apressou a falar antes que Paris interpretasse errado suas palavras.

_ desculpe, fui um tanto vago. Você poderá estar animada e desejar emendar a noite. Punta oferece muita diversão noturna. Ficará a seu critério. Eu fiz uma reserva para almoçarmos no sábado na Viña Edén. Ele não é próximo ao hotel, mas a culinária e o melhor Tannat uruguaio justificam um pequeno passeio. Você tem receio de voar de helicóptero?

Paris estava levando a taça à boca e quase a deixou cair.

_ acredito ser uma boa oportunidade para uma pergunta, acredito que retórica. Você é um homem rico?

Gê sorriu. Levou os dedos ao queixo, acentuando a covinha, e respondeu:

_ não tenho do que reclamar. Depois, infelizmente um único final de semana tem poucas horas, e pretendo não desperdiçar um minuto em engarrafamentos. Já basta o tempo que perderemos com os protocolos de segurança no hotel.

_ quais protocolos?

_ há quatro suítes na cobertura. Duas na ala sul e duas na ala norte. Um hóspede ilustre reservou as duas da ala sul e impôs algumas exigências de segurança para o hotel franquear o uso das da ala norte, onde nós ficaremos.

_ por que alguém reservaria duas suítes? Família muito grande?

_ ou porque é a celebridade que se apresentará à noite...

_ você não está querendo dizer que...

_ Sir Eric Clapton! Ele mesmo.

_ como o hotel franqueou as suítes para você?

_ para nós, você quis dizer!

_ certo, para nós.

_ isso, de certa forma, fará parte das minhas confissões, quando eu contar onde nasci, quem foram meus pais, meu nome completo, entre outras. — Paris demonstrou intensa curiosidade, mas ele atalhou: _ primeiro gostaria de concluir a agenda.

Depois que ele desvendou toda a programação, uma verdadeira odisseia pelos encantos uruguaios, Paris escolheu como primeira pergunta a mais simples e reveladora:

_ Gê é uma contração de...?

_ George.

George contou a ela que nasceu nos Estados Unidos quando seus pais, diplomatas, trabalhavam na embaixada britânica em Washington. Seu pai foi o único herdeiro das propriedades e riquezas amealhadas durante dois séculos pela família Windsor. A família de sua mãe, os Mortimer, não eram abastados como os Windsor, mas estavam quilometricamente distantes dos remediados, e se regozijavam porque acolheram a família Clapp, ajudando-os a atravessar um período turbulento. George chamou a atenção de Paris:

_ Jack e Rose Clapp foram os avós e responsáveis pela educação de Eric Patrick Clapton. — Feita a observação, continuou a entretê-la.

Com certa irreverência, característica abominada pelos Windsor, especialmente pelo seu pai durante a exígua convivência, enfatizou, os ricos, principalmente para a casta britânica, devem se unir para se tornarem mais ricos e poderosos ainda. Deixando a crítica de lado, contou que a família veio para o Brasil quando ele tinha 5 anos. Moraram aproximadamente sete anos em Brasília antes de se mudarem para Curitiba. Ele, em seguida, foi estudar nos EUA. Passados três anos, retornou para o Brasil, porém em 2005 foi estudar em Portugal, onde se formou em engenharia química. Confessou a Paris:

_ até poucos dias atrás, química era a minha primeira paixão. — Sinalizou, e a aeromoça preencheu as taças. Voltou-se para ela e, encarando-a, revelou: _ hoje minha paixão está a 34.000 pés de altura.

Paris, enrubescida e surpreendida com a objetiva e inesperada revelação, foi salva quando a aeromoça se aproximou e serviu *vol au vent* de cogumelos e azeite trufado. Ele mudou de assunto para que a ouvinte retomasse a cor.

_ apenas como registro, essa delicatesse é uma das minhas prediletas. — Devorou-a e continuou falando como se não tivesse havido um momento extremamente delicado.

George ocupou a próxima meia hora narrando suas aventuras em Tomar. Contou sobre as amizades que fez e a importância delas em sua vida. Estratégica e educadamente, incentivou Paris a contar um pouco da história dela.

_ nada relevante. Nada a ser contado. Não rodei o mundo como você.

Ela pregava desinteresse. A previsibilidade e a dependência não são temas que prendam a atenção de nenhum ouvinte.

_ ledo engano, meu bem! Gostaria de saber como você se tornou uma advogada respeitável? Como você moldou esse seu ser admirável, perspicaz, confiante, instigante?

_ instigante? — Ela, intimamente, adorava quando ele a chamava de "meu bem".

_ sim. Você me provoca sensações, reflexões, e, com o devido respeito, excitações, sentimentos que aguçam a minha criatividade.

Paris manteve-se silente. Ela adorava ouvi-lo.

_ não quero disparar e continuar falando e contando sobre a minha pessoa. Analise a si mesma, que se diz sem história relevante para ser contada, mas é a pessoa que me estimula a ousar, me superar, te surpreender, sem mover um dedo para isso! Não disse uma palavra para me desestruturar, para bagunçar meus sentimentos, minhas convicções! Por favor, deixe o acanhamento de lado! Não combina com você.

_ desenvolvi um estilo de conduzir conversas perguntando. Talvez seja essa a razão para ouvir mais do que falar.

_ só que a conversa agora é eu te conhecer melhor. Deixe-me entender o porquê de tanta admiração espontânea. Gostaria de explicar no meu juízo final as razões para ter direcionado todas as minhas energias para uma única pessoa.

_ você é bem direto, hein? O que eu provoco em você?

_ não, não e não, meu bem! Sem essa de perguntar e eu responder, transformando a viagem num monólogo. Conte-me sobre você ou não teremos mais assunto. Para animá-la, tenho algo especial para você provar.

_ outra surpresa! Quando der meia-noite me avise para eu não cair da abóbora!

_ espirituosa! Ah, como eu te admiro!

George sinalizou e a aeromoça começou a providenciar algo para adocicar os paladares. Ele apostava, um doce para alegrá-la, e ela agradecerá falando.

_ iremos passar para um vinho branco. Escolhi um *viognier*. Poucos escolheriam essa uva, mas entendo que é a combinação perfeita para a sobremesa que irá provar.

Paris observava George interagindo e orientando a moça que os servia. Um homem forte, bonito, inteligente, poderoso, e ao mesmo tempo comprometido em agradar, extremamente gentil, educado, fino. "Ai, meu Deus, acho que estou sendo fisgada!", pensava ela.

_ *voilà!* — George mesmo trouxe a sobremesa. Serviu-a juntamente com uma taça de vinho branco. _ experimente.

Paris dispensou-o da insistência.

_ divino! Simplesmente divina essa sobremesa! Confesso que não sei o que estou comendo.

_ tarte de ruibarbo. Gostou mesmo?

_ amei.

_ que bom! Então comece a contar um pouco da Paris.

Ela, a princípio, não sabia por onde começar. Pensou em adotar a retrospectiva temporal, mas, inexplicavelmente, começou a falar do passado recente, com pinceladas sobre as telas que retratam a vida de uma mulher jovem que mora sob o mesmo teto dos pais e trabalha no escritório do pai. A narrativa estabelecia um viés muito claro, a gratidão. Ela se sentia grata pelas oportunidades, experiências, viagens que seus pais lhe proporcionaram, mas que, ultimamente, ela mesma conseguia prover. Enalteceu o fato de sua família estar sempre presente, oferecendo suporte, carinho e companhia. Mencionou como eles foram fundamentais para ela superar os relacionamentos que tivera, todos rompidos devido à infidelidade masculina. Falou da alegria de ser operadora do direito. Dedicou alguns minutos contando os casos importantes que ela enfrentou, e como suas respectivas peculiaridades a tornaram mais confiante e requisitada. Sem respeitar qualquer estruturação, passou a falar de seus padrinhos, pessoas imaculadas, exemplares. E, num lapso da concentração, deixou escapar:

_ gostaria que você os conhecesse um dia. — Paris pausou para tomar um pouco de água.

George sentiu um inesperado calor, uma sensação de que sua alma se acomodava num manto protetivo. Percebia que essas emoções lhe eram inéditas. Colocou-se a pensar no futuro, mas se conteve. "Não há futuro!", pensou.

Paris retomou, com a intenção de colocar fim na sua retrospectiva.

_ como havia dito, não tenho nada de interessante para te falar. Ah, não que seja interessante, mas tem algo que me veio à mente. Quando eu tinha uns nove anos, fiz campanha para que minha mãe engravidasse. Sonhava tão vividamente com uma irmã, parecia uma premonição! Nunca entendi ao certo esse desejo. Eu já amava aquele pressentimento como um ser. Estranho. Eu me recordo de rezar e rezar para que tudo desse certo.

Paris franziu um pouco a testa, parecendo se esforçar para resgatar aquele momento inexplicavelmente mágico. Sob os olhares atentos de George, continuou:

_ um dia minha mãe me chamou e contou que estava grávida. Eu fui logo dizendo que seria uma menina. Lembro de ter sido tão convincente que minha mãe sequer cogitava a possibilidade de ser um menino. Bem, não deu outra, nasceu a Berlim. Amo demais a minha irmã. Admiro a criatividade dela, a confiança, para tudo ela dá um jeito sem se estressar. Não tem nada a ver comigo. — Deu quatro segundos e complementou: _ adivinha quem escolheu os padrinhos dela? Eu. Os meus padrinhos também são os padrinhos da Berlim.

_ realmente, precisaria conhecê-los. — George ergueu a taça.

_ quem sabe? — Paris sorriu. _ agora chega de história insossa!

_ você só pode estar de brincadeira!

_ o que foi que eu fiz?

_ Paris, você confessa ser a pessoa mais generosa, altruísta e abnegada que estou tendo o enorme prazer de conhecer, e se diz desinteressante! Eu já estava encantado, e agora me perdoe.

George deixou sua poltrona de couro bege e se sentou na poltrona ao lado dela. Segurou-lhe a mão com firmeza, sem ser rude. Olhou no fundo dos olhos dela:

_ Paris, me apaixonei por você no primeiro momento em que te vi. Nada daquele momento até agora faz sentido na minha vida se você não estiver inserida nela.

Da mão ele passou a acariciar a face dela. Ela lhe lançava um brilho nos olhos, de assentimento, de tensão ao mordiscar os lábios e afeto ao acariciar-lhe a face. Nada foi dito. Impossível. Os lábios se encontraram. No início se descobriam lentamente, para freneticamente se explorarem ardentemente. Seguiram-se muitos beijos, entrecortados por sorrisos de entrega, de prazer, de reciprocidade, de esperança.

A viagem, deslumbrante pelo conforto, gastronomia, descobertas e romantismo, se tornou icônica quando cores ganharam vida no céu e no mar com o sol se pondo. Tudo contemplado do alto.

_ você já teve a oportunidade de contemplar o pôr do sol na Casapueblo? — perguntou Paris, segurando a mão dele.

_ não tive essa felicidade.

_ às sextas-feiras, Carlos Paéz Vilaró, artista e idealizador da Casapueblo, recitava poesias ao entardecer em uma varanda com vista para o mar. — Paris, visivelmente emocionada, controlou a voz embargada e continuou: _ presentes que a vida nos proporciona, momentos inesquecíveis. — Delicadamente, usando o guardanapo trocado a cada *finger food* preso à sua mão, evitava desalinhar o rímel que circundava seus olhos amendoados.

_ passei minha vida toda negligenciando momentos belos como estes que você acabou de resgatar, para me dedicar às impetuosidades danosas.

A reação de Paris exigiu uma imediata correção por parte dele.

_ perdão. Deveria deixar elevar minha mente e alma até a varanda onde Vilaró recitava poesias e não lamentar minhas opções, o tempo perdido, as fraquezas, o culto à escuridão.

George parecia perdido no horizonte multicolorido projetado através da pequena janela redonda da aeronave. Ele jamais havia permitido que a emoção se impusesse ao seu discernimento.

Paris, sem entender, processava as palavras dele quando a voz do copiloto se fez ouvir. Iniciavam aproximação ao aeroporto da região de Maldonado. Ele ainda noticiou que estavam passando sobre a Casapueblo. Paris empertigou-se, mas até se orientar pouco viu da majestosa edificação em Punta Ballena. Ela revelava muxoxo em seu semblante à medida que o jatinho velozmente deixava a varanda de poesia para trás. George observava o desalento dela.

_ quem sabe arranjemos um tempinho para você reavivar suas lembranças...

Sorrindo, ela assentiu:

_ quem sabe...?

_ estamos chegando, afivele o cinto, meu bem.

Ela o fez. Intimamente se alegrava: " 'meu bem', gostei".

O glamour não arrefeceu. A imigração foi diferenciada. Ele apresentou passaporte diplomático. Dois veículos os esperavam. A limusine os levaria até o hotel, e a van, a tripulação. Ela o lembrava da deslumbrante sensação quando se avista Punta del Este vindo do aeroporto pela estrada, quando se apercebeu:

_ meu Deus, esqueci meu celular no avião!

_ o meu também ficou lá. Quer voltar? Ih, não vai dar! A aeronave e o hangar estarão trancados. Também não sei de cabeça o número do major Cleber ou dos membros da tripulação, senão ligaria daqui da limusine.

Ela ponderou alguns segundos:

_ acho que sobreviverei dois dias sem meu celular.

_ do celular, sim, eu também consigo. Já de você, meu bem, impossível.

Beijaram-se novamente.

_ não serão dois dias sem os celulares. Amanhã pedirei para buscá-los.

Ele apanhou o telefone instalado na limusine e passou para ela:

_ aconselho avisar à sua família que chegamos bem e estará sem celular até amanhã.

Dado o horário e alguns imbróglios para ligar para celular de outro país, Paris falou com a mãe no fixo de sua casa.

Conforme previu George, os seguranças impuseram-lhes demasiadas inspeções, algumas delas desnecessárias. Tratavam-no desde a chegada como Sr. Windsor. Paris achava graça em tudo. O sorriso sempre estampado. Até uma deliciosa dorzinha muscular nas bochechas começou a sentir. Sentia-se surpreendida, deslumbrada, e acima de tudo, querida. O sorriso sumiu dos lábios e um "Oh" de espanto os ocupou. A suíte, presidencial, uma das instaladas no lado norte, era soberba. Decorada irretorquivelmente. Era espaçosa, elegante, aconchegante, imponente. Foi impecavelmente ornamentada com flores da estação. As cortinas-painéis, obedecendo ao comando no touch screen instalado na parede do hall de entrada, se abriram, exibindo uma vista esplendorosa do mar de Punta. Paris contemplava a imensidão esmeralda à sua frente quando um som de guitarra vindo da suíte à direita se fez ouvir. Olhou para trás. George e o funcionário exclusivo para atender às suítes da ala norte ultimavam alguns detalhes. Ela especulou:

_ será que essa melodia é de alguém da banda?

O funcionário não se conteve:

_ as duas suítes da ala sul estão exclusivamente dedicadas para acomodar apenas o senhor Clapton.

_ pedi que recitassem poesias em sua varanda, acho que não entenderam. — George piscou para ela.

Depois que o funcionário explanou, uma a uma, todas as funcionalidades e diferenciais da majestosa suíte, arrancando assobios de Paris a cada uma delas, e deixou o casal a sós, George a tomou num abraço forte.

_ vou deixá-la descansar. — Beijou-a ardentemente. _ não pule a mureta! Deixe seu vizinho em paz. — Ele sorriu.

_ o vizinho da esquerda ou o da direita? — Ambos sorriram.

Outro beijo carinhoso. Ele, ao sair, disse:

_ tudo bem para você jantar às 22 horas? Bato à sua porta quinze minutos antes.

_ irei pela companhia. — Ela piscou levemente para ele.

A suntuosa porta branca da suíte onde Paris estava acomodada se fechou atrás dele. George pensou: _ o que eu estou fazendo? Dê-me forças, Senhor! Afinal, você me resgatou! Por favor, ajude-me, salve Paris!

Sabedora da pontualidade de George, faltando vinte minutos para as 22 horas, Paris discou para a outra suíte. Como ele já estava pronto, chamou-o para vir cinco minutos antes.

George estava alinhadíssimo. Parecia colecionar blazers. Escolheu um xadrez azul e preto, corte esportivo e lapela estreita. Trajava outra calça jeans Calvin Klein, mais justa. Sapatos pretos e sem meia. Ela o aguardava na porta, não menos elegante. Vestido curto *paete* preto, com brilho, combinando com a bolsa. Calçava um salto 12 preto, Jimmy Choo. A surpresa foram os cabelos. Ela conseguiu inovar enrolando-os nas pontas. Olhando-o com admiração, falou:

_ você está simplesmente lindo!

_ obrigado. Você continua simplesmente maravilhosa! O que você fez nos cabelos realçaram a delicadeza de seu rosto, incrível!

_ uau, você é muito gentil! Não existe mulher que dispense um elogio. — Ela fez uma pequena reverência. Em seguida falou: _ pedi para você vir antes para lhe mostrar o que nosso escritório conseguiu produzir. — Enquanto adentrava na suíte seguida por ele, complementou: _ como lhe havia dito, trata-se do retrato falado do autor de um estupro cometido no ano passado. Não descartamos um liame com o duplo homicídio.

Paris retirou da outra bolsa pendurada em uma das cadeiras que decoravam uma ala mais elevada da suíte uma cópia do referido retrato e entregou-o a George. Ele se sentiu surpreso com o trabalho investigativo realizado pelos defensores do principal suspeito do duplo homicídio, mas não com a imagem resultante. Precisava se manifestar.

_ impressionante a qualidade, a resolução! O brilho nos olhos, a coloração da cútis, parece a fotografia de um homem real.

_ é muito bom mesmo. O software utilizado é a última palavra em retratos falados.

_ qual a história deste retrato?

_ obtivemos a partir da descrição de uma vítima de estupro no ano passado. A vítima era amiga da época de colégio das vítimas do duplo homicídio. Esse fato, o modus operandi e outros detalhes que apuramos fizeram com que eu e meu pai alimentássemos a tese da associação entre os crimes.

George estava pensativo quando ela complementou:

_ você teve uma participação importante nesse episódio.

_ eu? — Ele externou, num sobressalto.

_ a partir do perfume que você usa, o mesmo utilizado, a princípio, pelo estuprador. Aliás, não gostaria de salientar isso, mas você conheceu a vítima; é a mulher que surtou no velório, lembra?

_ claro que me lembro, foi constrangedor.

_ foi ela quem concebeu este retrato. — Paris apontava para a imagem nas mãos dele.

_ aterrorizante! Às vezes me ponho a pensar, só há a crueldade do criminoso, ou a vítima o instigou?

Diante da provocação dele, Paris ponderou:

_ como um animal feroz, só ataca se provocado. Você também acredita que Gabi despertou a ira do agressor?

_ só conjecturei.

_ meu pai e eu compactuamos dessa perspectiva, que pode dar uma ligação entre os crimes. Na eventualidade de a Gabi ter provocado seu agressor, dependendo do momento, da forma e meios empregados na provocação, especulamos a coparticipação da Nardine e da Vivian.

Paris exercitava sua habilidade investigativa quando ele a despertou:

_ iremos nos atrasar se não sairmos agora.

George devolveu-lhe a cópia do retrato.

_ claro! Não é hora nem lugar para falarmos do meu trabalho.

Ela guardou o retrato falado na outra bolsa, deu uma olhadela em um dos espelhos dispostos na suíte, ajeitou com as mãos os encaracolados cabelos, pegou a bolsa preta, segurou a mão de George e o puxou para o hall entre as suítes norte e sul da cobertura do hotel. Antes do elevador chegar, beijaram-se. Ela, abraçando-o, sussurrou:

_ nada, absolutamente nada que você fizer de errado mudará meu sentimento de gratidão pelo final de semana mágico que você está me proporcionando.

Ele via uma imagem refletida no espelho do elevador, ora a dele abraçado à sua amada, ora a dele reproduzida no retrato, também abraçado à sua amada. Pensou com melancolia: "eu já fiz".

XXV

Os pais de Tuca, além de informarem sobre a carreira diplomática dos pais de Stuart, atualizaram Jober sobre o acidente que os vitimou em 2014. Jober entendeu por que não encontrava nada sobre a vida privada dos Windsor. Encontrar Stuart tornou-se uma tarefa hercúlea. Ele sequer sabia se o rapaz vivia no Brasil. Pensou: "as questões cruciais sempre dão mais trabalho". Por ser sexta-feira, decidiu ir mais cedo para casa, pois mais tarde jantaria com casais de amigos.

O jantar do Restaurante Floreal correspondeu às expectativas. Ela pediu um *risotto de hongos con queso parmesano,* ele, o tradicional *filet floreal con foie gras.* Enamorados, um provou do prato do outro. George, ao contrário de Paris, confessou que estava faminto. Ela abdicou da sobremesa, embora ele enaltecesse e insistisse no *volcan de dulce de leche.*

Falaram muito sobre viagens que fizeram, lugares que conheceram, onde a experiência dele se sobrepunha. Falaram pouco sobre família, mas apenas ela tinha algo a acrescentar. Ela se surpreendeu com o envolvimento dele na indústria química. Exploravam-se, encantavam-se, apaixonavam-se. Ele conferia a conta sem permitir a ela conjecturar dividir, quando ele especulou:

_ teríamos tido toda essa agradável e produtiva troca de informações se nossos celulares estivessem sobre a mesa?

_ absolutamente não!

_ acabou sendo proveitoso esquecê-los a bordo.

_ enquanto você descansava ouvindo os acordes de Sir Clapton, liguei para o major. Ele designará alguém para apanhar os aparelhos e deixá-los na recepção do hotel. Não quis determinar um horário para não cortar o barato deles. Esta noite ainda é possível eles apreciarem um bom vinho e esticarem um pouquinho o horário. Sábado e domingo eles já se colocam em abstinência de bebida alcóolica, para estarem prontos para voar na segunda-feira à tarde.

_ surreal, gratificante e ao mesmo tempo injusto. Estamos no time dos que estão aproveitando enquanto outros trabalham duro.

_ uma enorme roda, meu bem. Vinte e quatro horas atrás, você estava na labuta. Sinto-me apaziguado quando demando trabalho a alguém e quando sou demandado. Onde houver trabalho há dignidade, o restante é decorrente.

_ comungo desse pensamento.

_ filosofarmos é sinal de fim de festa, ou vamos ao encontro dos encantos noturnos de Punta.

_ o responsável pela agenda determina o próximo passo.

_ você corre enorme perigo!

_ *danger is my middle name.* — Paris sorriu.

_ bem... — George hesitava quando ela o atalhou, rindo: _ estou brincando. O vinho não tem esse efeito sobre mim. Precisava ver a sua cara!

_ um a zero para você.

_ apenas descontei. Estava dez a zero para você. George, você tem sido maravilhoso, atencioso, agradabilíssimo. Ficaria horas elogiando tudo que você me proporcionou e não seria suficiente.

_ Paris, posso ter planejado, mas o grande beneficiado aqui sou eu. Você me resgatou. Não quero passar uma impressão de alguém fragilizado, mas me ocorreu a comparação... Por favor, não se precipite nas conclusões... mas me sinto a Branca de Neve. Caramba, deve ser o vinho falando. De onde eu tirei isso?

_ por favor, conclua, por que Branca de Neve?

_ não me veio à memória outra personagem adormecida, morta, que renasceu pelo amor.

_ você é forte, maduro, másculo, seguro. Pode ser Branca de Neve. O homem que eu gostaria de ter ao meu lado precisa ter sensibilidade para se tornar ideal.

_ Paris, está nascendo algo muito sério entre nós?

_ o olhar, o toque, o beijo, o sorriso, a espontaneidade não mentem.

_ imaginar que pode ser recíproco o que estou sentindo por você aquece meu coração.

_ não nos conhecemos ainda, mas sua objetividade e aceleração assemelham-se ao Grande Colisor de Hádrons — ela zoava.

_ essa é a minha garota. Adoro sua espiritualidade. Bem, quase uma da manhã, como está se sentindo? Disposta?

_ sinceridade?

_ é tudo que preciso!

_ nada de vinho, nada para comer. Você também precisa ser sincero. Passei a manhã cuidando de mim, até massagem fiz. Já você, para cuidar de tudo com tanto esmero, deve estar exausto.

_ o que você acha que a Branca de Neve fez depois que acordou? Voltou a dormir?

Riram tanto e alto, que os poucos remanescentes no restaurante os olhavam com curiosidade. George se conteve:

_ posso seguir com a programação.

_ por favor.

Na limusine, ele atendeu à curiosidade dela. Voltariam para o hotel, circulariam pelo cassino até Sebastian e Mirella estarem prontos. Teriam uma pequena e descontraída aula de tango. Paris perguntou como era possível aula naquele horário, e a cara de muxoxo dele respondeu. Ele ainda informou que teriam um pequeno e privativo salão à disposição.

Restou evidente, Sebastian e Paris formavam um par. Havia graciosidade e leveza em seus passos. Ela se deixava levar, conduzida pela destreza e experiência dele. Já Mirella e George pareciam duelar. Desarmonizados, marchavam sem cadência. Ele, enrijecido, impunha resistência aos comandos corporais dela. Não faltavam risadas, desencontros e suor. Jimmy pôs fim ao aprendizado. O salto 12 do Jimmy Choo que calçava o pé esquerdo de Paris não resistiu à meia-volta guiada por Sebastian e quebrou. Para consolá-la, os dançarinos profissionais, ao final, presentearam os alunos com uma exibição artística. Havia harmonia e sensualidade a cada movimento. Braços ajustados, pernas entrelaçadas, rostos acariciados, dois corpos em um.

Um dia inteiro de magia e paixão parecia não ter fim, mas, extenuados, decidiram subir. Para a sorte de Paris, o salão privativo ficava em uma ala reservada, longe da agitação do cassino, e a caminhada cambaleante até os elevadores seria curta. Novamente a imagem do casal abraçado refletida no espelho do elevador reacendeu a briga entre a consciência e o desejo dele. Parados no hall da ala norte, a hesitação se apresentou. Ambos lidavam com a mesma dúvida. Ela segurava o par de sapatos na mão e propôs:

_ estou sedenta, quer entrar para tomarmos água?

George, silente, por instinto, a seguiu. Ela, descalça, guardou o par de sapatos, apanhou dois copos da bandeja apoiada sobre um aparador que compunha um bar instalado na suíte e os serviu de Perrier que havia no frigobar. Sentou-se no sofá e, com um gesto, o convidou para se juntar a ela. Saciaram a sede, mas seus olhares indicavam que havia muito mais para ser satisfeito. De repente, sentiam-se adolescentes, inseguros.

_ seu cabelo está começando a aparecer. Posso lhe perguntar por que você raspa a cabeça?

_ para não parecer com meu pai — respondeu seriamente George. A voz revelava tensão. Sentindo-se arrependido, procurou amenizar: _ sempre tive cabelos compridos. Certa vez decidi deixar barba e bigode crescerem, e todos diziam que eu me parecia muito com ele. — Olhos e mente viajaram no tempo.

Ela, carinhosamente, trouxe-o de volta.

_ deite aqui. — Com gestos emprestou suas coxas para servir-lhe de travesseiro. Ele não resistiu. Ela afagava a cabeça dele. Os cabelos nascendo passavam uma sensação gostosa, parecia uma escova arredondada. _ você não queria se parecer com ele?

Passaram-se muitos segundos até que ele falou com os olhos cerrados, a voz acetinada pelo toque suave das mãos dela.

_ para mim, recentemente havíamos chegado ao Brasil. Decorridos quase dois anos, eu mal falava o idioma, não tinha feito amigos, e para tudo eu dependia dos meus pais. Mas eles, ausentes por opção, designavam um funcionário para atender às minhas súplicas, geralmente o motorista. Diziam ser melhor para o meu aprendizado relacionar-me com estranhos.

George abriu os olhos, a respiração estava ofegante. Paris passou delicadamente a mão sobre os olhos dele, fechando-os. As batidas do coração desaceleraram e ele continuou:

_ não cheguei a ser abusado, mas sofri um bocado. Não entendia por que o motorista me odiava, eu não era um garoto mimado, exigente, birrento, mal-educado. Ao contrário, tratava todos com gentileza, eu os temia.

Outro silêncio. Ele não chegou a abrir os olhos, mas ela sentia sua agitação.

_ você não revelou nada aos seus pais? — Paris encarnou uma psicóloga cujo divã era bem mais aconchegante.

_ não sei o que aconteceu primeiro, criar coragem para contar aos meus pais que o empregado me batia ou descobrir o motivo das agressões.

Paris pressentiu, George estava prestes a revelar, sabe-se lá o que de tão terrível, pela primeira vez. Aguardou pacientemente.

_ uma das empregadas, uma arrumadeira, era realmente muito bonita e jovem. O motorista a vivia cortejando. Ela o ignorava. Determinado dia, eu procurava um patinete na garagem e os vi se aproximando e me escondi. Iniciou-se uma discussão. Ele queria sabe o porquê das recusas se ela não tinha nenhum pretendente sério, apenas os pervertidos patrões.

As pálpebras de George tremiam e as batidas do coração podiam ser ouvidas. Ela pôs a mão no peito dele. Ele precisava e queria falar:

_ tinha uns 6 ou 7 anos, não sei exatamente. Não entendia plenamente o que eles discutiam, mas sabia que meus pais estavam sendo citados. Não sabia o que fazer com aquelas informações até que eles mesmos, encerrando a altercação, apontaram o caminho. O motorista deu um ultimato à arrumadeira. Disse a ela para não mais ir ao quarto dos patrões naquela noite.

George abriu os olhos e se sentou. Ele precisava olhar para Paris. Acreditar que falava de seu tormento e que uma pessoa o ouvia.

_ não sei se se tratava de um ritual semanal, ou se meus pais haviam determinado que naquela noite a serviçal deveria subir até o aposento deles, e ela confessara ao motorista. Era tarde da noite quando ouvi passos sutis subindo as escadas. Havia um armário com meia porta de treliça em que eu costumava me esconder. Somente um garotinho cabia nele. De fora era impossível alguém me ver e eu podia ver tudo o que ocorria no hall de entrada dos quartos, incluindo a grande suíte dos meus pais. Só não me foi possível ver com meus olhos o que eles faziam lá dentro, mas minha inocência, sim. Com meus ouvidos colados à porta pude imaginar por que o motorista descontava em mim: era um meio de se vingar dos meus pais.

George bebeu da água que estava sobre a mesinha. Parecia purificado. Paris não sabia se devia incentivá-lo a concluir. Talvez inconscientemente, a curiosidade a impulsionou:

_ a situação perdurou por muito tempo?

Ele dirigiu a ela um olhar desafiador, uma novidade até então.

_ brotou minha individualidade. Muito cedo desenvolvi um comportamento pragmático e determinado de resolver as coisas, de colocar um ponto final em tudo que me faz sofrer. Tinha a exata noção, a arrumadeira gozava de afetividade suficiente e meus pais não a demitiriam facilmente. Já o motorista...! Meu pai inexplicavelmente exigia que os veículos estivessem sempre perfumados. Escondi meio camarão na limusine que o levava para o consulado. Precisei desmontar o cinzeiro junto ao braço do banco onde meu pai normalmente se sentava. Para a curtíssima imaginação do truculento motorista, o mau cheiro só podia vir dos tapetes. Três dias, e o motorista foi dispensado. Mesmo um mês depois de eu ter removido os restos, o mau cheiro ainda permeava o interior do veículo. Sorte do novo contratado que meu pai convenceu a embaixada a trocar o veículo. Por sorte a bela arrumadeira se apaixonou e pediu demissão exatamente numa semana em que meus pais estavam em Londres.

George ofereceu mais água a Paris, que aceitou, serviu-os e tomou de seu copo numa golada só. Depositou o copo sobre a mesinha e concluiu:

_ respondendo à sua pergunta, não. Eu não quero me parecer com o meu pai. Quem sabe um dia, quando a lembrança dele se for em definitivo, eu deixe meus pelos crescerem.

_ não é a lembrança dele que o faz sofrer, e sim o ódio que você nutre em seu coração.

_ quem sabe um dia, então, eu aprenda a relevar as coisas que me magoaram.

_ quem sabe um dia você preencha seu coração com amor, desabrigando os rancores.

_ você é tudo que preciso e desejo para amar.

Beijaram-se ardentemente. Ele não deixou o desejo superar sua consciência. Com dignidade e excitado, conteve-se.

_ logo teremos um segundo dia de magia. Embora não queira, devo ir para o meu quarto.

_ já mencionei antes e repito, se deixarmos nosso relacionamento se acelerar como no Grande Colisor de Hádrons, nos casaremos antes de voltar para o Brasil!

Gargalharam até doer. Enxugando as lágrimas, ele agradeceu:

_ obrigado por me ouvir. Você é única!

_ eu te agradeço pela magia deste dia.

_ tomaremos café da manhã ou a deixo dormir até tarde?

_ o que foi mesmo que a Branca de Neve fez depois de acordar?

Riram novamente e se beijaram novamente, mas dessa vez ele se dirigiu até a porta de saída, abrindo-a. Virou-se:

_ tentarei, mas não conseguirei, dormir um pouco.

_ eu também. Até daqui a pouco.

_ sem horário?

_ nossos sentimentos e intuição, afinados, determinarão o próximo passo.

_ se os sentimentos e intuição falharem, baterei na sua porta. — Ele piscou, saiu e fechou a porta.

Muito cansaço, sono, mas adrenalina de sobra. Uma retrospectiva das últimas vinte horas tomaria dois dias em seus pensamentos. Separados por uma parede, ela pensava em gratidão e se questionava se fez por merecer; ele, em continuar surpreendendo para amenizar o que viria na sequência. Ambos não davam trégua aos travesseiros. Leve brisa acariciava a madrugada, deixando a temperatura amena. O céu salpicado de estrelas, testemunhas da lua que, em núpcias, deitava seu véu prata sobre a imensidão azulada e seguia em busca do amor cujos passos deixados na areia branca se apagavam com o avanço das ondas. Um convite para a contemplação. A varanda a um passo. Cortinas deslizaram-se opostamente, franqueando a visão de como se é pequeno diante do glamoroso e poético universo. Sentimentos e intuição afinados. Não houve interação, mas as emoções eram exatamente as mesmas nas suítes da ala norte. Olhos extenuados, escalaram o prateado caminho para sussurrar à lua a novidade. À espera da aprovação, o sono, fraco, mas que os levou até a alvorada. Cortinas deslizaram, encontrando-se. A penumbra se estabeleceu e o sono continuou castigando. Intuição afinada. Sem convites, mesmo entorpecidos, se levantaram. Encontraram-se quase ao mesmo tempo no hall, vestidos para uma corrida. A surpresa não foi exaltada, muito menos explorada. Deques de madeira, *ramblas,* avenidas, contornavam a areia branca, marina, mirantes, indo e vindo, nutrindo-os e recarregando-os para o enfrentamento das descobertas do dia. Imperou um respeitoso silêncio. Sem pecados, sem cobranças, sem desculpas. Tinham como características pessoais se manifestarem sobre tudo, sem deixar lacunas, e isso exigia momentos como aquele, de pura e simples reflexão. Quem não os conhecia pecava exigindo-lhes esclarecimentos. A percepção apenas do som das passadas marcava um estágio avançado de sintonia entre eles. Inatingível para muitos casais veteranos, a simples tarefa de respeitar o desejo de se sentir único. Um casal com um promissor e interminável futuro.

A cidade é conhecida por acordar tarde, e ainda dormia quando retornaram ao hotel. Optaram pelo café no espaço reservado aos hóspedes das coberturas. Ele, sem cabelo para secar e sem dúvida do que vestir, certamente chegaria antes e escolheria uma mesa com ótima vista e apanharia um jornal escrito em um dos idiomas inteligíveis. Alertou:

_ sendo do seu agrado, poderemos cavalgar. Não se preocupe com calçado apropriado e... Sei lá, acho que só!

_ tudo integrado à vinícola que iremos visitar, certo?

_ exatamente. Tudo ao redor do Viña Edén.

Paris surgiu 48 minutos mais tarde, cabelos mais lisos, maquiagem ultradiscreta, vestindo um modelo confeccionado em jeans, com modelagem skinny e cintura alta, barra assimétrica e desfiada, camiseta azul-clara e tênis branco. Ele se levantou, dobrou o jornal e puxou a cadeira à sua frente.

_ algum dia testemunharei você desalinhada ou menos glamorosa?

_ obrigada. Confesso estar insegura. Você e suas surpresas. Uma mulher, para acompanhá-lo, tem de arrastar um guarda-roupa!

_ uma mulher para me acompanhar tem que ser você.

_ meu ego dispensa o café, já está alimentado. — Ela sorria, e seu sorriso o encantava.

_ é muito bom começar um dia observando esse seu sorriso, essas covinhas que se formam, esses seus lábios... — Aproximou-se e a beijou fervorosamente.

A profissional destacada para atendê-los vinha trazendo café, mas deu meia-volta. Retomou assim que o casal se acomodou em suas respectivas cadeiras. O bufê, impecável. Frutas deliciosas. Doces imperdíveis. Variedade quase imensurável de pães. Não bastasse o que estava à vista, uma cozinha internacional provocava-lhes a imaginação.

_ sério, não é desfeita, não consigo provar mais nada — suplicava Paris.

_ a caminhada abriu meu apetite — George se justificava, enquanto recheava um pão de queijo com doce de leite. Um pequeno ruído, seguido por um leve tremor, os avisou: o helicóptero pousava no heliponto acima deles.

_ devo me preocupar? — indagou ela.

_ na primeira vez eu quis me atirar lá de cima. — Antes que ela se manifestasse, ele a acalmou: _ essa empresa só tem equipamentos modernos, seguros e confortáveis. Você nem perceberá que está voando e a vista será inesquecível.

Mal-humorada, enciumada e castigada pela noite em claro, Ana Paula foi se queixar no WhatsApp. Do grupo, Karine estava online e se solidarizou com a amiga. Depois de muitas frases sintetizando a incredulidade do ex achar alguma graça na advogada insulsa, petulante e "sem peitos", o assunto deixou de ser a inveja enrustida. Karine revelou que não associava alguém de seu ciclo de amizades, passado ou presente, ao retrato encaminhado por Gabi.

> *"Do que se trata? não entendi"*, escreveu Aninha.
>
> *"Do retrato falado do agressor da Gabi"*
>
> *"Continuo não entendendo. Aguarde, estou ligando pra você"*

Segundos depois, Karine atendeu:

_ oi. A Gabi e a advogada que você ama de paixão elaboraram um retrato do suspeito de a ter estuprado; ai, essa palavra me dá arrepios! Enfim, do cara que abusou da Gabi. Você não recebeu o retrato no seu e-mail?

_ não. Eu estava viajando, mas não há nada sobre isso na caixa de entrada. Talvez seja isso que a "sem peito" queria falar comigo. Encaminhe para mim.

_ farei isso assim que amamentar minha pequena. Beijos.

_ beijos.

O receio deu lugar ao deslumbramento. O aparelho guiava-se pela retilínea linha que separava o azul do oceano e o branco das areias. A distância, naquela velocidade, tornou-se pequena, porém gigantesca a sensação de estar sorvendo uma natureza que parecia ter sido esculpida por anjos.

Quando Curitiba oferece o sol, aproveita-se. Há tempos Jober não colocava a Harley Davidson para rodar com Samara abraçada a ele na garupa. Decidiram descer a estrada da Graciosa. A estrada foi construída sobre a antiga rota dos tropeiros, ligando a capital às cidades de Morretes e Antonina, no litoral paranaense. Ele sentia o corpo quente da esposa colado às costas. Dançavam os passos da sinuosidade do trecho. Ela o apertava a cada curva fechada, e por sorte, eram muitas. Pararam em todos os recantos, cada qual com seus encantos. O do Rio Cascata exigiu mais fotografias. Parte da rodovia é pavimentada por paralelepípedos, ladeados por hortênsias, como um caminho que leva apaixonados para o altar. No final do percurso, diante da bifurcação, um dilema: casquinha de siri em Antonina ou barreado em Morretes. A fome decidiu. O barreado é uma iguaria típica do litoral do Paraná, de origem açoriana, trazida pelos portugueses. Muitas horas de cozimento em panela vedada pela mistura de farinha e água. Tão saboroso quanto calórico, fez o casal, preguiçosamente, relaxar, deitados sobre uma colcha estendida no gramado às margens do rio Nhundiaquara. Próxima parada, sorvete de banana na saída para Antonina. Antes de pegaram a BR 277, iniciando a volta para casa, beijaram-se, enamorados.

George montava um garanhão agitado, enquanto Paris se equilibrava em uma égua cansada e dócil. Divertiram-se muito na tentativa dela de acompanhá-lo. Nada os impediu de percorrer os vinhedos, atravessar riachos, seguir na direção da Sierra de Los Caracoles e se beijar com uma cascata ao fundo. Sob tendas finamente decoradas, empanadas de carne de carneiro, abóbora com queijo de cabra, carré de cordeiro, tudo harmonizado com a degustação de vinhos, os esperava. O tempo, desacompanhado, marchava ao ritmo do vento que soprava sobre os tecidos brancos das tendas armadas. Saciados, despojaram-se sobre enormes almofadas. Paris, um pouco esnobe, espirituosa, conjecturou:

_ ontem me senti princesa, hoje, rainha. O que serei amanhã?

_ o que você vê além da serra? — Ele olhava para o horizonte.

Ela pressentiu, os vinhos não o afetam nunca. Pensou: "Há muito mais que glamour. Onde preciso estar, no comando, à mercê, ou em igualdade de condições? Tudo tem um preço, e essa conta será alta!"

_ prudentemente, seria evasiva e responderia, boas surpresas. Intuitivamente, talvez tenha degustado vinho demais, te respondo, surpresas.

Houve um silêncio um tanto prolongado por pensamentos que visivelmente o ocupavam, até que ele disse:

_ eu vejo, o sol, em breve, nos deixará. — Abruptamente ele se levantou, pegou-a pela mão e falou:

_ você acertou, há uma boa surpresa. — Sinalizou para o piloto, que fez as hélices girarem.

Jober, parado no pedágio, decidiu não atender. Era a segunda vez que Ana Paula ligava. Chegando em casa, uma hora mais tarde, retornou a chamada. Aninha, eufórica, assumindo um protagonismo descompassado, o surpreendeu, afirmando associar o retrato falado à pessoa intitulada Anjo do Trânsito. Dúvidas dirimidas, o advogado, estupefato, alternava entusiasmo e ponderação. Samara, que saía do banho, o flagrou sentado na cama, ainda perplexo.

_ tudo bem?

_ você não vai acreditar! A pessoa que me ligava quando voltávamos de Morretes queria me dizer que associou o retrato falado, aquele elaborado pela nossa filha e a vítima do estupro, a uma pessoa atrelada ao duplo homicídio! — O esposo parecia incrédulo. Acelerava as palavras.

_ não entendi nada!

_ perceba, nosso cliente, nossa tese, acho que estamos no caminho certo!

_ Jober, se acalme, eu não disponho das mesmas informações que você e Paris. Do que você está falando, homem?

O esposo respirou e se acalmou. Pacientemente resumiu à esposa o que ele e a filha haviam investigado e produzido.

_ e esse tal de Anjo, onde reside? Pode ser preso?

_ calma você, agora! Trata-se de uma informação importantíssima! Preciso pensar. Gostaria de discutir isso com Paris.

_ ligue para ela!

A mensagem informava não ser possível completar a ligação. Tentar novamente foi infrutífero. Jober decidiu tomar uma ducha. Uma chuveirada costumava eliminar bloqueios e franquear a criatividade. Enxuto, enviou mensagens via WhatsApp para a filha. Folheou o inquérito e constatou que o depoimento do Anjo não havia sido disponibilizado ainda. Ficou tentado a incomodar o delegado Borges num sábado. Amanhã ele trataria disso, afinal, seu cliente estava em liberdade.

Dentro da aeronave, Paris lamentava não se ter despedido e agradecido adequadamente às pessoas maravilhosas e acolhedoras que propiciaram momentos de extrema alegria e prazer.

_ corremos literalmente contra o tempo, meu bem — dizia George, emocionalmente ansioso.

Plainando e estabilizado a poucos metros de altitude, com a varanda da Casapueblo às costas. Os tons amarelados do céu refletiam-se no oceano. Ele, com ajuda dos fones de ouvido, recitou, apenas para ela ouvir, um poema de Carlos Páez Vilaró.

A última frase coincidiu com a última luz natural. Mágico. Paris, admirada, se emocionou.

_ você resgatou um grande momento da minha vida. Não sei como agradecer.

_ você resgatou meu desejo pela vida, eu que agradeço. — Em seguida ele se vangloriou, sorrindo e apontando para o piloto: _ determinei pousar na varanda, mas ele me desobedeceu.

Ela enxugou as lágrimas e o beijou carinhosamente.

Sobrevoaram Punta para testemunhar as luzes da cidade e alguns dos principais pontos turísticos. Próximo das vinte horas, chegaram ao hotel.

_ a que horas desceremos para o show?

_ se você quiser trocar uma palavrinha com o Eric...

_ está brincando comigo?

_ se você estiver pronta até nove e meia, é possível.

_ ah, meu Deus! — Foi a vez de ela pegá-lo pela mão e descer as escadas do heliponto até as suítes da ala norte. _ Às 21:20 estarei te esperando. — Beijou-o delicadamente nos lábios e correu se aprontar. Paris se esqueceu completamente dos celulares deixados na recepção do hotel.

Vinte e uma e dez, ele bateu levemente na porta; achava grosseiro tocar a campainha. Quando ela abriu a porta, ele entregou-lhe o celular. Paris não teve oportunidade de acessar o wi-fi do hotel e sequer reparou na senha informada num bilhete acompanhado por um chocolate belga. As mensagens aguardavam. A mais relevante era do seu pai: *"Ótimas notícias. Nós estávamos certos. Ligue para obter os detalhes."*

Jober e Samara aproveitavam o inusitado sossego. Paris no Uruguai, e Berlim derrubara o muro. A caçula aceitou, de um pretendente, o convite para assistir a uma estreia no cinema. Estava terminantemente proibido ele falar em duplo homicídio, avanços na investigação, ansiedade para atualizar Paris ou esperanças para o cliente. Fora de cogitação também ela atualizá-lo sobre as inquietudes da Berlim. Era aceitável a tácita distribuição de afetividade: Paris estava para o pai assim como Berlim para a mãe. O importante na família é: todos amam todos, incondicionalmente. Pediriam comida japonesa, mas o barreado foi demais. Samara preparou uma salada com *burrata*. Jober tirou da adega um vinho Conde D'Ervideira Reserva, tido como um dos melhores brancos, uma relíquia, reservado para ocasiões especiais. Ajustariam os detalhes da viagem para Gramado.

Sir Eric Clapton foi extremamente amável com o jovem casal. Paris, exultante, foi comedida: apenas uma selfie. A celebridade não costumava receber ninguém antes das apresentações, mas um membro da família Windsor justificava a quebra de protocolo. Do camarim eles foram direto para um dos quatro camarotes. Sentados e degustando um espumante servido pelo profissional que atendia os camarotes, Paris lembrou:

_ novamente o filme Uma Linda Mulher me vem à mente. A cena em que Julia Roberts está num camarote para assistir à ópera em San Francisco, lembra?

_ reconheço, até aqui, algumas semelhanças com esse filme, mas... — George preferiu bebericar de sua taça.

_ qual o significado desse seu suspense?

_ apenas que o filme Perfume de Mulher tem mais a ver.

_ eu disse que teríamos tango, e tivemos, mas parou por aí.

_ vamos curtir o show, depois prometo esclarecer esse mistério.

Paris aceitou postergar o suspense para poder acompanhar mais de perto seu ídolo. Ela contava os segundos para o início da apresentação. George, por outro lado, sentia seu tempo no paraíso minguar. As luzes se apagaram. Apenas um facho de luz saído de um canhão de iluminação buscava a atração da noite. Na penumbra que se instalou ao redor do palco, impossível notar a fisionomia taciturna que se apoderou de Stuart.

XXVI

A segunda canção, Tears in Heaven, dizia: "Eu devo ser forte e seguir em frente. Porque eu sei que não pertenço aqui ao paraíso". O contexto para o compositor certamente era outro, mas Stuart assimilou aquelas palavras como uma sentença antecipada. Seguir em frente, nas circunstâncias em que se encontrava, seria deixar-se levar e amar Paris, até ser desmascarado ou desmascarar-se antes do inevitável? Queria tanto, desejava-a plenamente, e sentia ser recíproco. Sua consciência não lhe franqueava ilusões. Ela retribuía com afeto, carinho e amor porque é afetuosa, carinhosa e amorosa. O que eu sou? Dediquei toda uma vida na surdina, observando à distância, sem envolvimentos, porque sou vingativo, maquiavélico e insensível. O deslumbramento estampado no rosto da mulher ao seu lado foi conquistado pelo luxo, pelos prazeres que ele podia comprar e oferecer. A música voltou para o mesmo refrão. De repente ele se viu algemado, sendo levado do paraíso. Certamente ela não olharia para um criminoso, e isso era a realidade, concluiu ele em seus pensamentos. A melancolia afastava toda a esperança. A tristeza dele se solidarizou com a história do cantor. Stuart, pela primeira vez na noite, olhou de fato para a pessoa que cantava. A melodia era uma linda homenagem para o filho que se fora, levado para o paraíso. Um anjo. Emocionou-se ao pensar em Hari, o anjo que o ajudou a redirecionar a vida, no exato momento em que o canhão de iluminação deixou o artista para alcançar um globo que girava, e estrelas foram projetadas, atingindo a plateia. Reluzente estrela argêntea os atingiu, afastando a escuridão do camarote. Paris lhe falou ao ouvido:

_ você me parece triste!

_ a letra da canção me tocou, apenas isso.

_ uma semana atrás estávamos num blecaute. Já parou para pensar que vivemos em uma semana o que muitos casais não têm numa vida inteira?

_ e se for só isso? Se eu a decepcionar?

_ viverei intensamente esse momento como se não houvesse o amanhã. Eu e você estamos no paraíso, guardados por anjos. Acredita?

_ acredito, muito!

Eles se beijaram com ternura. A alegria dela o contagiou. A melancolia dele se dissipou. Ele estava seguro, e a pessoa generosa que ela via também era real. Passaram o restante do show cantando, pulando, se divertindo; se apaixonando mais e mais.

Sir Clapton, ovacionado, deixou o palco transpirando. Com as roupas coladas ao corpo pelo suor da diversão, o casal decidiu subir para uma ducha. No elevador, cantavam o refrão da última canção. George perguntou:

_ está com fome? Animada para emendarmos?

_ comeria algo leve.

_ conheço um lugar fenomenal, música suave e ótimas opções de...

Paris o beijou com intensidade. Entreolharam-se. Acariciaram-se. As batidas do coração se aceleraram. A emoção que antecede o novo, a descoberta, a intimidade, apoderou-se dos corpos. Abraçados, ela tomou a iniciativa:

_ desejo tudo, mas...

Ele ficou atônito, na expectativa. Não insistiria, respeitaria a decisão dela. Passados uns segundos, ela complementou:

_ gostaria de tomar uma ducha, me preparar primeiro. — Ela lhe lançou a fisionomia da mais singela e autêntica ingenuidade.

_ eu te adoro ainda mais. Tome o tempo que for necessário. Também irei me preparar.

_ esperarei você.

Ela se aprontou rapidamente. Sobrou um tempinho para inserir a senha do wi-fi e receber as mensagens acumuladas no celular. Despertou-lhe curiosidade a deixada pelo seu pai, mas o adiantado da hora e o romantismo a convenceram a ligar depois.

Vestindo short doll preto com renda, aberto nas costas, ela estava extremamente sensual. Cabelos soltos, pele hidratada, fragrância discreta. Quando George a viu descalça, teve a deliciosa sensação de estar chegando em casa para os braços da esposa. Ele vestia um pijama curto de algodão. Hálitos refrescantes deram ainda mais prazer aos beijos. Poderiam ter abdicado daqueles quase vinte minutos e largado as roupas pelo chão, amando-se com volúpia, não dando importância para o suor de seus corpos, para o hálito de horas antes; mas preferiram a voluptuosidade ainda maior decorrente da preparação, do requinte, da dedicação de um para com o outro. Um momento para a eternidade — lapidá-lo, por que não?

Deitados, ela apagou o abajur. Exploraram seus corpos, ainda vestidos, iluminados pelo luar que entrava pela janela da sacada, embalados pelo som deslizante das ondas. Os tecidos leves não impediam a sensação dos toques. Mutuamente se descobriram. A pele revelava o desejo. Os receios foram paulatinamente cedendo à ousadia. O encantamento tirava-lhes o fôlego. Os lábios a beijavam centímetro a centímetro e as palmas das mãos percorriam todas as curvas do corpo dela. O prazer confessava-se a cada beijo na boca. Revezaram; ela agora o explorava. As mãos delicadas retesavam todos os músculos do corpo dele. A ousadia avançava. Os corações queriam explodir. A ereção deslizou para dentro da vulva. Ritmados, colados, apaixonadamente cravaram-se os dedos às costas, nas cinturas, nas nádegas. Os prazeres eclodiram como uma erupção vulcânica. A sensação de gritar, de sorrir, de chorar, de estar vivo. Os corpos relaxavam, a respiração se normalizava, os sentidos retornavam. Olharam-se apaixonados, longamente. Sorriam um para o outro.

_ estou muito feliz — Paris revelou.

_ amo tudo em você. — Ele afastou delicadamente uma pequena mecha de cabelo que cobria a face dela.

_ será sempre assim? Maravilhoso?

A pergunta o despertou para uma realidade de que até então só ele dispunha. O sorriso disfarçado não a convenceu quando ele sugeriu:

_ que tal pedirmos algo para comer?

_ o que te incomodou? Minha pergunta sugerindo um futuro para nós, um compromisso? Desculpa, eu não... — Ele a interrompeu, posicionando o indicador sobre os lábios dela.

_ por favor. É inacreditável tê-la ao meu lado. É tudo que um homem pode desejar. Apenas desconhecia que tudo existe e que eu poderia fazer parte disso.

_ escolhendo o melhor momento para se abrir comigo?

_ sou tão transparente assim para você?

_ no filme Perfume de Mulher estava tudo planejado para um único final de semana.

Constatando que George se martirizava em meio aos pensamentos, ela continuou:

_ eu relevei suas inquietudes porque decidi viver plenamente o nosso momento. Ser amada, amar você. Receava que não faríamos amor após suas revelações. Fui leviana?

_ você me deu o momento mais feliz da minha existência. Sem exigências, relevando sua intuição, sua inteligência. Você confiou em mim, me amando incondicionalmente. Sinto-me patético, apequenado diante de você.

O olhar de Paris demonstrava alerta. A mente dela especulava o que poderia ser tão gravoso? Ele continuou:

_ amo você. Amo você desde a primeira vez que a vi. Seu brilho iluminou meu caminho. Das trevas cheguei a esse paraíso. Eu não sabia o que era amor antes de conhecer você. Nunca soube, ou pior, nunca me dediquei a amar.

Paris percebeu os olhos marejados dele. Ela o acariciou e o surpreendeu:

_ estamos vivenciando um momento mágico. Você está sendo maravilhoso. Que tal relevarmos suas inquietudes mais um pouquinho? Amanhã, durante o voo da volta, você me conta se é casado, se sua esposa e dez filhos o aguardam em Portugal ou na Inglaterra, combinado?

Ela o fez sorrir, aspirar felicidade por mais um dia.

_ você é incrível, Paris! Linda, amorosa, sensual, espirituosa, confiante, arrojada e sempre no controle.

Ele se virou e pegou o telefone sobre a cômoda.

_ pedirei um lanchinho para nós.

Enquanto aguardava ser atendido pela copa, comprou a ideia dela e comentou:

_ apenas dois filhos, um casal; e com a segunda esposa, a primeira era estéril.

O que seria pedido não preocupava Paris, afinal George parecia conhecer o melhor da gastronomia; mas o real segredo dele, sim. Ela pensou: "Inusitado, mas terei que domar minha ansiedade, desprezar momentaneamente minha intuição e deixar as coisas acontecerem. Seja lá o que for, George está no olho do furacão e está conseguindo levar adiante." Surpreendeu-se com a possibilidade de solidarizar-se com seu amado prematuramente. Concluiu: "Estou gostando muito dele! Oxalá ele esteja certo quando disse que estou sempre no controle!"

Novamente vestida, saiu do banheiro e sentou-se no canto da cama ao lado dele, também vestido.

_ meu pai, ontem, deixou uma mensagem intrigante no meu WhatsApp.

_ sobre o quê? — especulou ele.

_ ele escreveu sobre ótimas notícias, que eu e ele estávamos certos. Só pode ser sobre as investigações no caso do duplo homicídio. Ligarei para ele mais tarde.

George conjecturava. Não demonstrando desconforto, sugeriu:

_ não pediria isso se amanhã não fosse domingo; ou melhor, já é domingo. Que tal deixarmos os celulares no hotel? Respondemos às mensagens importantes, principalmente as de sua família, e deixamos os compromissos para segunda.

_ você não vai perguntar se seus filhos estão bem? — brincou Paris.

_ já fiz isso — zoou ele.

_ dê-me um segundo. — Ela digitou algo no celular e voltou-se para ele. _ feito! Quais os planos para hoje?

_ passear de mãos dadas com você na bucólica Colonia del Sacramento.

_ uau! Sempre quis visitar Colonia.

_ ou Montevidéu, você decide.

_ outro lugar incrível, mas se devo decidir, vou de Colonia, para mim será novidade.

_ ótima escolha. Sobrevoaremos os pampas, quem sabe um pit stop nas termas de Arapey.

_ para viajar com você, deve-se estar preparado para tudo, cavalgar, voar, nadar, esquiar...

_ Paris, já te falei, comecei a viver depois que te conheci. Tenho pouco mais de uma semana de vida. Deixe-me aproveitar cada segundo.

Beijaram-se a ponto de despertar novas carícias. Novas carícias afastaram as roupas; nus, desejosos, foram interrompidos pela campainha. Serviço de quarto. George correu até a porta. Pela pequena fresta presenteou com dólares o profissional da copa e solicitou que o mesmo deixasse o carrinho no hall. Depois de recolhê-lo para dentro da suíte, voltou-se para a amada. O carrinho ficou inerte aproximadamente quarenta e oito minutos.

Ela não se recordava quando foi a última vez em que ele lhe trouxera café na cama.

_ que amor! O que uma trégua das filhas não faz! — exclamou Samara.

_ precisamos de mais momentos assim.

_ foi o que eu pensei quando me aposentei, mas você parece trabalhar cada vez mais.

_ advogar para amigos me pressiona demais. Prometo deixar o escritório nas mãos da Paris.

_ as coisas estão indo bem para o filho do Antônio, não?

_ comparado com o quadro inicial, está uma maravilha!

_ percebi uma única xícara, um pãozinho, uma tigela de frutas; você não me fará companhia?

_ farei uma ligação da sala para o delegado Borges. — Jober se aproximou da esposa, beijou-a e a alertou: _ há um único bilhete dentro do guardanapo. — Saiu da suíte do casal em direção à sala. Sua ansiedade e intuição não esperariam até segunda-feira.

Quando acionou o celular, constatou que havia uma mensagem de Paris:

"Fiquei curiosa, mas trabalho só na segunda. Td ótimo por aqui. Bjos em todos."

Borges desacreditava Jober, quando na verdade temia um vexame midiático e a inutilidade do inquérito que produziu, caso Solano não fosse o assassino. Churchill confirmou, os dados do tal Anjo foram anexados apenas na sexta quando ele encerrou o inquérito, mas prometeu mexer uns pauzinhos junto à imigração para atender o defensor. Jober pediu para verificar quando José Coutinho chegou ao Brasil e se, de fato, o prazo da permanência dele no país estava para expirar.

No quarto ao lado, a esposa ainda refletia sobre o texto deixado junto ao guardanapo. Diziam os garranchos:

> *"Querida, é o que você é, querida. Querida por mim, para estar ao meu lado para o que está por vir. Não será fácil. Mudanças demais e paciência de menos. Estarei inseguro, desconfiado que as coisas não funcionarão sem meus comandos. Ficarei chateado e me sentirei inerte. Temerei não ser mais um protagonista nesse mundo. Sempre ocupei você com meus sonhos, meus planos, minhas ousadias e assim, desviei sua atenção para o sujeito fútil que sou. Momentos como os que tivemos ontem sinalizam o quanto te quero e o quanto você é imprescindível na minha vida. Não desista de mim, continue me ensinando."*

Foi estranho acordar com um homem ao lado. Mais que isso, Paris fez do peito dele seu travesseiro. Um leve movimento foi suficiente para despertá-lo.

_ bom dia, meu bem.

_ adoro quando você meu chama de meu bem.

_ é o que você representa para mim, meu bem-estar.

Um beijo no rosto enquanto ele observava as horas.

_ vou para o meu quarto tomar uma ducha e me arrumar. Tomamos café em... — George balançou a mão. _ ...meia hora?

_ acredito que sim. Será que o clima estará agradável como aqui?

_ se o helicóptero decolar a resposta é "sim".

O telefone de Jober tocou. As informações passadas pelo delegado o deixaram confuso. Após desligar, batendo o aparelho contra a própria boca, especulava:

_ se a imigração estiver certa, Paris havia sido manipulada. Na segunda-feira do apagão, quem se passou pelo Anjo, se o mesmo retornara para Portugal? Entrou no quarto da esposa. Samara gostaria de aprofundar o contexto do bilhete deixado pelo marido, mas percebeu que ele estava no modo profissional.

_ problemas? — perguntou ela.

_ não quero preocupá-la, mas, Paris... — Jober sobressaltou-se.

_ ela... não pode ser!!!

_ o que tem a nossa filha?!

_ ainda não sei, mas vou resumir pra você.

Jober atualizava Samara acerca de uma suposta reunião que ocorreria uma semana atrás, mais precisamente, na segunda-feira anterior:

_ participaríamos eu, Paris, Gê e o Anjo, identificado como José Coutinho, um cidadão português. O rapaz associado ao retrato falado. Eu acabei não indo, decidi acompanhar a divulgação dos laudos periciais que ocorreria no mesmo horário. Paris foi sozinha à reunião.

Samara o interrompeu:

_ nossa filha foi sozinha encontrar esse tal Anjo?

_ não sabíamos nada a respeito dele. — Jober se colocou na defensiva, embora começasse a se penitenciar. _ apenas informações positivas. Que ele se apresentou espontaneamente para prestar esclarecimentos na delegacia. Pessoas que interagiram com ele afirmaram tratar-se de uma pessoa extremamente educada. O retrato falado nem existia. E ela não estaria sozinha com ele; Gê, namorado da Ana Paula, estaria junto. — Jober refletia sobre as palavras que acabara de dizer, quando a esposa o interpelou:

_ Gê... Gê... A Paris me disse no telefone que o nome do rapaz que está com ela no Uruguai é George... Seria a mesma pessoa?

Jober não respondeu de imediato, associava suas recentes conjecturas com o que a esposa acabara de perguntar.

_ George... George! — Jober, com os olhos cerrados, parecia transtornado. A esposa percebeu:

_ você está me assustando! O que foi agora?

_ segundo o delegado Borges, o controle de imigração afirmou, o cidadão José Coutinho embarcou para Portugal na noite de quinta-feira da semana passada. — A fisionomia de Samara revelava não compreender a linha de raciocínio. Jober detalhou: _ se a informação estiver correta, José Coutinho não estava no Brasil na segunda-feira passada e, portanto, não poderia ter agendado a suposta reunião. Alguém se passou por ele para atrair Paris para o encontro. — A esposa recalcitrava. Ele continuou: _ eu não compareci, José, muito menos. Apenas Gê, o George, esteve com Paris.

_ você está querendo dizer, nossa filha está fora do país com o rapaz que pode estar por trás de toda essa armação?!

_ preciso de tempo para realinhar as ideias. Por favor, pânico agora só limitará nossas deduções!

_ como você pode ser tão pragmático nessas horas?

_ apenas preciso pensar para poder ser útil!

_ eu nunca gostei que Paris se envolvesse nos casos criminais. Agora me darão razão?

_ por favor, Samara! Você não está contribuindo com essas ladainhas!

_ mesmo quando estou certa, você classifica minhas considerações como ladainhas?

_ por favor, agora não, Samara! Preciso de silêncio!

_ do que adianta esses bilhetinhos que você escreve...?

Jober deixou a esposa bravejando sozinha, saiu do quarto do casal e se refugiou no da Paris. Tentou, infrutiferamente, ligar para a filha. Olhava para o retrato dela sobre o criado-mudo, desejando imensamente protegê-la; sentindo-se impotente, enternecido, lhe enviou uma mensagem. Alternava entre esperar uma resposta e construir um quadro hipotético, porém muito plausível. Seu cliente estaria bem, ao contrário de sua filha. Paris corria sério risco. Uma inquietude reinava:

_ George, George; apenas uma coincidência de nomes, ou trata-se da mesma pessoa?

George e Paris apreciavam os pampas uruguaios. Refestelavam-se com as empanadas recém-assadas, embrulhadas para viagem durante a curta visita às termas de Arapey. Chegariam em breve à Colonia del Sacramento, conhecida pelo *Barrio Histórico* calcetado e repleto de edifícios da época em que pertencia à colonização portuguesa.

_ depois dessas empanadas, podemos até dispensar o almoço — sugeriu George.

_ acho uma ótima ideia. — Paris ainda mordiscava uma empanada de *picadillo.*

Alugaram bicicletas, circundaram o Portón de Campo, um vestígio das antigas muralhas da cidade, deixaram-nas apoiadas junto a uma loja de antiguidades e escalaram os degraus da escada que levam até o farol Colonia del Sacramento para contemplar as arrebatadoras vistas do Rio de La Plata de Buenos Aires.

Namoraram muito. A sensação de se conhecerem há tempos os surpreendia e encantava. A comunicação abreviava-se diante da total sintonia dos olhares e gestos. George conseguia afastar de sua mente o exíguo tempo de que dispunha. As risadas decorrentes de um desequilíbrio qualquer face à inabilidade dela de pedalar os aproximavam mais e mais. Constantemente se beijavam, se acariciavam, namoravam. A tarde voou tal qual o transporte de volta. O piloto, a pedido de George, no caminho da volta sobrevoou, serpenteando, a Rambla de Montevidéu, uma larga avenida de 22 quilômetros de comprimento que costeia o Rio de La Plata de Montevidéu. Um último jantar romântico os esperava em Punta.

Paris, de mão dada a George, entrou em sua suíte, largou a bolsa na primeira poltrona no caminho para a mesinha de canto. Buscava o celular ligado ao carregador. Havia ligações da mãe, do pai, além de várias mensagens.

_ preciso ligar para casa. Alguma coisa aconteceu para minha mãe e meu pai ligarem incessantemente! Há também uma mensagem dele. — Ela demonstrava apreensão. George, ao seu lado, também.

Ligue urgentemente. Sozinha!!!!

Ela, ironicamente, leu em voz alta a mensagem deixada pelo pai. Desconcertados, entreolharam-se. Decorridos segundos constrangedores, ele tomou a iniciativa:

_ não esperava que seu pai fosse tão competente a ponto de me pressionar a fazer o que eu tenho de fazer, ou melhor, de falar o que eu tenho de falar.

Sob o olhar de incredulidade dela, ele continuou:

_ se você se sente melhor ligando para eles para se certificar de que está tudo bem por lá, fique à vontade. — Ele se dirigiu à porta: _ vou deixá-la só, como seu pai pediu, mas, por favor, permita-me concluir como planejado. Deixe-me pessoalmente contar toda a verdade para você. Esse é meu último pedido.

Paris não conseguia concatenar as ideias. Um nefasto pressentimento lhe provocou enjoo.

_ preciso de um pouco de ar. — Ela teve vertigens e perdeu o equilíbrio. George correu para segurá-la e a fez sentar-se na cama.

_ vou pegar um pouco de água para você.

Entregou-lhe o copo e correu abrir a porta-janela da sacada. Depois de beber meio copo d'água, recomposta da tontura, porém reticente em ligar primeiro para os pais ou exigir-lhe explicações, ela se dirigiu a ele com sofreguidão:

_ incrível, mas tenho a impressão de que você sabe melhor do que eu o que devo fazer agora.

_ ligue para casa. Ouça o que eles têm pra lhe falar. Diga que está tudo bem, que você voltará amanhã. Tranquilize-os.

Paris apanhou o celular e começou a teclar, mas abortou:

_ eu voltarei amanhã? — Ela franziu a testa. _ nós voltaremos, não é o mais correto?

George hesitava.

_ George, meu Deus! Não me assuste! O que pode ser de tão grave que você... — Ele atalhou-a:

_ nós voltaremos amanhã! Por favor, diga isso aos seus pais.

_ é isso mesmo que irá ocorrer? Voltaremos juntos amanhã?

_ você decidirá.

Nova onda de enjoo. Ela bebeu a outra metade do copo. Respirou fundo um pouco da brisa que entrava pela sacada e perscrutou:

_ farão inúmeras perguntas, receio não poder respondê-las. O que devo fazer?

_ já lhe disse. Ligue para eles. Minha dúvida agora é, você gostaria que eu ficasse para apoiá-la ou prefere privacidade?

_ tenho a sensação de que perderei o chão, que um abismo irá se abrir e não terei em que me apoiar, em quem me apoiar!

— A voz dela quase não foi ouvida. Os olhos marejaram. Ele teve compaixão:

_ meu amor por você tornou-me extremamente egoísta. Como pude negligenciar o sofrimento que se abaterá sobre nós? — Ele também se emocionou.

_ ao menos isso? Esses momentos intensos foram reais, você me amou de verdade?

_ eu te amo de verdade! Você é tudo! Você é a minha vida inteira! Eu, inconsciente, mas não sem certo ardil, envolvi você numa loucura amorosa. Perdão. Peço-lhe perdão. Eu pensei, amar seria suficiente para reconstruir minha vida, mas deixei a pessoa que me conduziria, a pessoa que me ensinaria o amor, sem amparo, em total desespero!

_ George, por favor, diga-me o que está acontecendo! Por favor, diga-me o que eu não sei!

Ele pegou a mão dela e a beijou ternamente. Olhou-a profundamente e repetiu:

_ eu amo você. Amo você! Você é luz. Estou sendo verdadeiro com você. O problema é que essa verdade é muito recente. Tive um passado escuro, guiado pelo ódio.

_ você sabia, se eu conhecesse o seu passado não estaríamos aqui?

Ele tirou os olhos da direção dos dela e, cabisbaixo, sussurrou:

_ tinha certeza absoluta, você jamais olharia para mim com ternura, jamais sorriria para mim daquele jeito só seu. — Segurou o choro, e concluiu: _ jamais teria feito amor comigo.

Ela puxou a mão, embora de forma delicada. Sua fisionomia transparecia desesperança, perplexidade, pesar.

_ ligarei para os meus pais agora. Gostaria de ficar sozinha.

_ claro. Estarei ao lado, se você... — Ela o interrompeu:

_ por favor! — Ela agora é quem olhava para baixo.

Depois que ele saiu pela porta, ela encheu o copo de água, carregou-o consigo e se sentou na cadeira da escrivaninha. O celular, carregando, ainda acusava pouca bateria. Do telefone instalado sobre a mesma, discou para o fixo de casa. Samara atendeu. Conversaram desordenadamente. Havia mais perguntas por parte da mãe, todas elas em relação ao bem-estar da filha, do que informações. Depois de se certificar de que a filha estava segura, a mãe passou o telefone para o pai, afirmando:

_ Paris não me engana. Alguma coisa está acontecendo por lá! Vê se você arranca dela a verdade!

_ oi, filha. — Jober procurava passar tranquilidade.

_ oi, pai, a mãe está ao lado?

_ claro, filha. Ligamos para você preocupados. — O pai dava a entender para a esposa que a conversa estava fluindo amistosamente. Caminhava até onde a extensão permitia. Samara na sua cola.

_ aguarde um segundo, filha.

Jober tapou o aparelho e determinou que a esposa lhe concedesse privacidade. Samara tentou dissuadi-lo, mas o olhar do esposo foi determinante.

_ pronto, Paris, podemos conversar agora.

_ o que você descobriu? Primeiro, o que você quis dizer ontem, ou sexta, já nem sei direito, sobre estarmos no caminho certo?

_ a Ana Paula associou o retrato falado com o Anjo, o José Coutinho. — O fato de o pai não demonstrar entusiasmo era um grande sinal de que não haveria só boas notícias.

_ e o que mais o senhor apurou?

_ pois bem. Como o depoimento dele não nos foi enviado, liguei para o delegado. Sendo muito objetivo, ocorreu-me, o sujeito está zarpando, caindo fora; pedi para o Borges checar a regularidade da permanência dele no país. Aí vem um fato dissonante: o José Coutinho regressou para Portugal na noite da quinta-feira da semana passada.

_ mas... — a filha quis interromper, mas o pai concluiu:

_ eu sei o que você irá dizer. A reunião agendada na última segunda-feira. A do apagão. Essa é a questão. Se o tal Anjo não estava mais no Brasil, quem solicitou o encontro conosco... na verdade, apenas contigo?

Paris não precisou de muito tempo para deduzir. Apanhou o copo com a outra mão:

_ Gê. O George. — A voz dela quase imperceptível.

_ andei conjecturando, mas me faltam elementos. Uma coisa é certa, minha filha. Você está na companhia de uma pessoa enigmática. Não descartaria o envolvimento direto dele no duplo homicídio. Afinal, ele passou o contato do José Coutinho para conduzir as vítimas até a casa delas. Foi ele quem intermediou a reunião. São muitos pontos obscuros, não acha? Falando nisso, você está hospedada onde? Ele está por perto?

_ pai, sei quanto você se preocupa com suas filhas, com a família, mas procure se acalmar. Não me sinto insegura na companhia do George. Ele tem sido muito bom comigo. Sei que ele está sendo verdadeiro. Quando li sua mensagem ele estava ao meu lado. Ele me incentivou a ligar para vocês primeiro. Teremos uma conversa a seguir. Na verdade, ele fala em se confessar. Disse isso o tempo todo.

_ filha, por Deus! Esse homem pode estar diretamente envolvido na morte das duas mulheres! Da sua idade! Deixe o hotel imediatamente e vá para uma delegacia! Peça proteção...! — Jober parou de falar, agora tinha a companhia e a atenção da apavorada esposa.

_ deixa eu falar com a Paris! Eu sabia que ela estava escondendo algo! — insistia Samara ao lado do esposo.

_ pai, pai! — gritava Paris do outro lado da linha.

_ só um instante, filha. — Jober tapou novamente o telefone e se dirigiu à esposa: _ por favor, Samara, deixe eu conduzir a conversa. Pode ficar ao meu lado.

Retornou à conversa com Paris antes de ela beber do copo d'água:

_ filha, você entendeu as minhas orientações?

_ pai, eu ouvi a mamãe transtornada. Por favor, eu quero que vocês se acalmem. Acreditem em mim. Eu estou bem. Vou considerar as suas recomendações.

_ você não tem que considerar, você tem que obedecer!

_ pai, você teve tempo para pensar sobre tudo isso, deixe-me pensar também. Acreditem, por favor, não me sinto insegura. Prometo, diante do mínimo risco que detectar, seguirei suas recomendações.

Ocorreu um pequeno lapso de tempo, o suficiente para Jober se lembrar de outra informação de que a filha não dispunha. Paris novamente foi interrompida antes de bebericar:

_ sabe qual é o nome completo do estudante contemporâneo do C8? — Fez-se um silêncio do outro lado da linha. _ Stuart George Windsor. — O silêncio permaneceu.

A vertigem retornou. A visão ficou turva. Amalgamados, sons, vidro se quebrando, objetos caindo, um baque. Seguiu-se o silêncio angustiante da ligação interrompida bruscamente. O pai a chamava em vão, a mãe enlouquecia.

XXVII

A eterna discussão de pessoas convictas de que a razão os assiste. Ela buscava conectar-se ao marido comunicando-se, externando suas inclemências com palavras, sem poupar o azedume. Ele, opostamente, suplicava silêncio, internalizava-se, expressava suas frustrações com gestos, passando indiferença. Nesse processo de comunicação, parecendo antagônico, ambos, cada qual à sua maneira, objetivava o melhor. Cruelmente esse revestimento diferente resta transvertido em insensatas ofensas, intransigências, culminando num dispensável, porém insano duelo. Mesmo armas benignas podem levar à letalidade. Míopes, atabalhoados, improdutivos, Jober e Samara jugulavam o diálogo com discussão, se desgastavam, se distanciavam, se afundavam. Tornavam-se errantes pela certeza.

George, recolhido em sua suíte, desprezava-se, definhava. Penitenciava-se por ter subestimado que uma mulher como Paris poderia amá-lo. Queria curtir a intensidade da paixão que os ligava, lapidar o relacionamento que nascia, amadurecer ao lado de seu bem, fazer planos, mas esses são atos reservados aos justos. Sentia-se desnorteado quando barulho de objetos batendo no chão lhe chamaram a atenção. Abriu a porta e se deparou com o serviçal que atendia as suítes.

_ o senhor ouviu também? Parece ter vindo dali. — Ele apontava para a suíte de Paris.

_ você poderia abri-la?

_ não sei se devo, a orientação...

_ eu estou lhe pedindo. Por favor, você já nos viu, estamos juntos, e estou preocupado de que algo tenha ocorrido.

Livrando-se da hesitação, o profissional pegou a chave correspondente e abriu a porta. George prostrou-se à entrada. O serviçal entrou na suíte. Não tardou para ele gritar solicitando ajuda. George correu para dentro e praguejou ser tão espaçoso o quarto. Avistou o rapaz apoiando a cabeça de Paris numa almofada.

_ fique com ela, chamarei a médica de plantão. Cuidado com os cacos de vidro espalhados.

O rapaz saiu em disparada.

_ ela tem sangramentos na mão, no pulso.

George pensou no pior: Paris teria cortado os pulsos? Afastou de plano a ideia. Sua amada era uma fortaleza, equilibrada. Procurou algo para conter o sangramento. Abandonou-a por segundos. Voltou com toalhas. Envolveu a mão que apresentava um corte profundo. Nada no pulso, só sangue, sem cortes. Certificou-se de que não havia mais nenhum ferimento. Olhou mais atentamente para o rosto dela e observou um hematoma se formando na têmpora esquerda. Acariciou-a, separando-lhe o cabelo. Solitariamente disse:

_ como eu amo essa mulher! Peço perdão.

À sua volta, no chão, os telefones espatifados, vidros, um abajur desconjurado que provavelmente estava sobre a escrivaninha, e a poltrona afastada. Deduziu, sua amada perdeu os sentidos e bateu com a cabeça no braço da poltrona. Ela devia estar com o copo e o telefone nas mãos quando desfaleceu. O fio do aparelho ou do carregador deve ter engatado no abajur, puxando tudo para baixo. Por isso o barulho acentuado. Outro pensamento: uma bênção ouvirmos o estrondo.

O tempo até a chegada da médica lhe concedeu a oportunidade para mais reflexões sobre seu egoísmo.

Acariciando a face de seu bem, pensava: "o meu amor por você é imenso, mas não a protegerá contra a desilusão que provocarei. Como pude ser tão crápula? Em minha defesa, você é incrível, uma mulher espetacular, apaixonante. Sou tão patético, mesmo ciente do mal que lhe causarei, não deixaria de viver os momentos que tivemos. Perdão, perdão, meu bem". Ele, silenciosamente, chorou.

A médica, uma japonesa pequenina, delicada, parecia uma boneca, extremamente metódica e competente. Após analisar Paris, com a ajuda do serviçal, do supervisor do turno, do segurança e do próprio George, sobrando mãos e braços, a colocaram na cama. Em seguida a doutora pediu para todos aguardarem fora do cômodo e determinou ao supervisor chamar a ambulância. Nesse momento George não mais lamentou a espaçosa suíte, pois pôde esperar por notícias sentado no sofá ao lado. O segurança ouvia os esclarecimentos do serviçal. Posteriormente interpelaria George. Ele certamente estava eufórico com as ocorrências do final de semana; primeiro, participar dos procedimentos de segurança exigidos pela celebridade hospedada na ala sul, e agora, um suposto acidente na ala norte.

Antes mesmo da chegada da ambulância, a oriental de jaleco branco saiu do cômodo e se dirigiu a George:

_ George é o senhor, certo?

_ sim, pois não.

_ a paciente, senhorita Paris, acordou e está bem.

_ ótima notícia!

_ por precaução, ela será hospitalizada, e realizaremos os exames necessários.

_ claro, claro. Ela se recorda de como as coisas aconteceram?

_ apenas se recorda de que estava ao telefone com o pai. Gostaria de confirmar algo que ela relatou, mas eu estou inclinada a classificar como fruto da imaginação dela, decorrente talvez da pancada na cabeça. O senhor é mencionado várias vezes, me entende? — A doutora realmente parecia incrédula.

_ se eu puder ajudar. Do que se trata?

A doutora afirmou que por precaução perguntou a paciente quais foram as atividades das últimas 48 horas. Intencionava avaliar as funções cognitivas, complementou a médica. Sob os olhares atentos de George, ela parecia narrar, entusiasticamente, um romance de várias páginas. Ficou perplexa quando ele confirmou que tudo transcorrera exatamente como foi narrado. Após considerar todos os aspectos, ela concluiu:

_ parece-me bastante plausível que ela sofreu um desmaio decorrente do stress. Um bom stress, diga-se. As mudanças provocadas pelas viagens de jatinho, helicóptero, cavalgar, pedalar, dançar tango, show, vinhos, restaurantes e... — A médica demonstrou constranger-se e interrompeu-se.

_ ela lhe pareceu... feliz? — George fez um muxoxo.

_ quando me relatou a vida de princesa, sim, mas no final, senti que ela pode estar enfrentando uma gangorra emocional. O senhor teria algo a acrescentar?

_ eu posso falar com ela?

_ depende, o senhor estaria ou não associado à possível turbulência emocional que acomete a jovem? Se a resposta for sim, eu o proíbo de vê-la por enquanto. O que o senhor me responde?

_ diga-lhe que estarei próximo, à disposição dela.

A médica pensou: "homens, nos levam para o céu de noite e para o inferno de dia". Voltou para o cômodo onde se encontrava Paris.

_ George pediu para lhe dizer...

_ desculpe-me, doutora, mas eu preciso falar com ele agora. Poderia pedir para ele entrar?

_ temo pela sua reação...

_ por favor! Pretendo apenas fazer um pedido a ele.

_ posso permanecer aqui?

_ sem problema.

George entrou no cômodo visivelmente abatido.

_ está se sentindo melhor? — Ele foi logo ditando o ritmo.

_ preciso que você faça uma coisa por mim. Nada simples?

_ se estiver ao meu alcance!

_ não me recordo de ter me despedido do meu pai. É possível que tenha apagado antes de desligar. Reitero, não será fácil, mas você ligaria para ele? Certamente minha mãe estará ao lado; diga a eles o que se sucedeu, que estou bem e... — Ele, com as palmas da mão em riste, a atalhou.

_ lidar com seus pais neste momento não será tão complicado; já com você, mais tarde, não faço a menor ideia.

Ela lhe passou o número do telefone fixo. George preferiu privacidade, iria discar de seu quarto. Paris assentiu, confiando mais uma vez nele. Antes de deixá-las, advertiu:

_ caso a ambulância chegue enquanto estiver ausente, por favor, me chamem, irei junto.

O telefone em Curitiba tocou. Jober se adiantou e atendeu antes da esposa:

_ alô! — atendeu esperançoso, angustiado, com sofreguidão.

_ senhor Jober, é George que está falando. — Nenhum som do outro lado da linha. Ele continuou: _ sei o quanto está sendo difícil para o senhor lidar com essa situação à distância. Peço que o senhor permaneça calmo e me ouça. — O silêncio permanecia do outro lado. _ o mais importante agora, que eu gostaria de lhe informar, é que Paris está bem, mas teve um pequeno desmaio quando lhe falava ao telefone, muito em função do stress da viagem, conforme diagnosticou a médica plantonista que a está atendendo. Nós dois sabemos que há outros aspectos que devem ter contribuído para elevar o stress dela. Acerca disso, gostaria imensamente de poder conversar com o senhor, mas realmente não disponho de tempo. E o principal, falarei primeiro com Paris, devo isso a ela. — O pai finalmente se manifestou:

_ Stuart. Esse é seu primeiro nome, certo? — O silêncio mudou de lado. A objetividade do advogado o surpreendeu. Jober prosseguiu: _ não sei o quanto você é perigoso, o quanto você é cruel, mas sei que inteligente, você é. Rogo, suplico-lhe, não faça mal a Paris, ela... — Stuart quebrou o silêncio:

_ senhor Jober, gostaria que a situação fosse outra, que pudéssemos estar sentados no sofá da sala de sua casa, conversando reservadamente, enquanto suas filhas e sua esposa, ansiosas, do outro lado da porta, esperariam eu obter do senhor permissão para namorar a Paris. Sei que, dada a minha situação, é uma tremenda loucura de minha parte imaginar um relacionamento com a sua filha, mas creia, eu a amo. — O pai ameaçou bravejar do outro lado, mas Stuart continuou falando: _ dito isso, por favor, me escute, meus sentimentos por Paris são genuínos, estou convicto disso; o senhor tem a minha palavra: diga à sua esposa ao lado que sua filha estará na companhia de vocês amanhã no início da noite. — O pai balbuciou do outro lado, mas Stuart não dava trégua: _ sim, me chamo Stuart George Windsor e tenho um pedido extremamente delicado para lhe fazer; aliás, dois. Permita-me?

A princípio Jober não entendeu a deixa, mas em seguida anuiu:

_ sim, desculpe, claro.

_ primeiro, deixe as coisas como estão por mais um dia. Segundo, o senhor me representaria?

O advogado ficou estupefato, pasmado. Recompôs-se:

_ no momento responderei "sim" apenas ao primeiro pedido. Deixemos a segunda questão para quando nos encontrarmos aqui no Brasil.

_ mais uma vez, sinto imensamente que esta tenha sido nossa primeira conversa. O senhor tem meu respeito e admiração. Fiquem tranquilos, fiquem com Deus e tenham boa noite. Protegerei sua filha tanto quanto o senhor a protegeria. Terei que desligar agora. Ah, infelizmente o celular de Paris ficou inutilizado. Gostaria de anotar o número do meu?

_ claro, um instante.

Jober apanhou um bloquinho e caneta.

_ até amanhã, senhor Jober.

Jober, aos sessenta anos, jamais esteve tão paralisado. Não teve tempo para reagir. O telefone do lado uruguaio emudeceu. Samara o interpelava com certa estridência, tal qual a sirene da ambulância levando Paris para o hospital. Depois de três pontos na mão, submetida à ressonância, ela estava liberada até para a vida noturna de Punta, ou para sepultar de vez seus sonhos. Decidiu iniciar a arrumação de sua mala de viagem. Ótimo exercício, leve, após uma queda, e perfeito para reflexões; apenas o curativo na mão esquerda incomodava. Mala pronta, entendeu ser o momento para falar com Stuart além das banalidades acerca do incidente. O serviço do hotel, em função do horário, e por ser domingo, ainda não havia instalado outro aparelho. Ela bateu na porta da suíte dele.

_ oi, tudo bem, precisa de algo. — Ele demonstrava surpresa e contentamento.

_ pensei em comermos algo, um lanche, talvez aqui na sua suíte, o que acha?

Titubeante, ainda surpreso, e mais contente, ele gaguejou:

_ claro, claro. Posso pedir...

_ espere, uma pergunta primeiro. Quem me fará companhia, o George pelo qual me apaixonei platonicamente, ou Stuart, do qual nutro medo e desconfiança?

_ com o homem que nasceu quando te conheceu, mas pagará caro porque desconhecia que amar e ser amado era possível.

_ George, então.

_ Stuart George Windsor.

Paris sentou-se no sofá e Stuart deu início à confissão.

_ quando eu tinha 12 anos, minha família veio de Brasília para Curitiba. Concluiria meu ano letivo numa das melhores escolas da cidade. Estava empolgado, em Brasília não me havia adaptado. Treinávamos com cadetes das Forças Armadas, e invariavelmente os mais velhos zoavam dos mais novos. Coisa de homem. Virgindade, tamanho do pênis, qualquer tema associado à masculinidade. Difícil para um pré-adolescente, inseguro, enfrentar determinadas situações sozinho. Eu me escorava nas deixas dos meus colegas de turma, cujos pais os assistiam. O meu sempre foi desapegado. Dizia que era genético.

Paris franziu o cenho. Stuart assentiu, também com gestos. Ele retomou a retrospectiva.

_ Curitiba, o colégio, conviver com rapazes da mesma faixa etária, falar de banalidades como tênis da moda, filmes, até dos peitos das professoras, namorar ingenuamente uma colega de classe, significava naturalidade, trazia-me a paz que eu tanto almejava. Tudo caminhava bem, muito bem. Havia me consultado a respeito de um problema físico que eu achava que tinha, mas fui tranquilizado a respeito. Minha autoestima paulatinamente foi crescendo. Sinceramente acreditava estar um pouco acima dos demais alunos. Eu me sobressaía em todas as matérias, "causava" no vôlei. Para a rapaziada do time eu entrei "pela porta dos fundos", mas logo mostrei meu potencial.

Stuart até sorria, mas virou o fio. Taciturno, com as mãos entrelaçadas, corpo visivelmente rígido, passados péssimos segundos, deu prosseguimento, a voz mais grave:

_ havia tido uma noite especial. Sonhara com a garota mais insinuante e bonita da turma, diria, de todo o colégio, pelo menos como eu a via então. Meus instintos sinalizavam, era correspondido. Passei a madrugada escrevendo o que eu deveria dizer para ela assim que a encontrasse. Queria parecer mais escolado, seguro, sem abdicar do romantismo. Cheguei a decorar parte de um poema de que eu gostava, e estava convicto de que iria arrebatá-la com aquele *mise en scène.*

Ele se levantou e buscou água. Ofereceu a ela. Hidratados, ela, atenta, cruzou as pernas; ele, tenso, sentou-se na poltrona posicionada em diagonal com relação ao sofá no qual ela permaneceu sentada. Ele suspirou e continuou:

_ lembro-me bem, quando passei pelo portão de entrada rumo ao bloco onde ficava a sala da T3A, aéreo, concentrado no que iria dizer e declamar, passei reto, errei o caminho, e fui parar no bloco dos pequeninos. Quando me dei conta, sorri, ri como nunca, estava encantado, exultante, loucamente apaixonado pela princesa do baile. Aí...

Stuart parecia não querer mais continuar. Ficou agitado, as pernas se agitavam freneticamente, parecia que levantaria voo, mas na verdade mergulhava. Paris precisou resgatá-lo das profundezas.

_ George! — Ela ainda não assimilara chamá-lo pelo primeiro nome. _ meu bem! — Escapou essa carinhosa deferência, despropositada e inconsciente que a fez corar, mas que o despertou. Ele, nos milésimos de segundo após ouvir o angelical "meu bem", sentiu inexplicavelmente a presença de seu verdadeiro anjo, Hari. Emergiu. Deixou as trevas, o temor, a sensação de estar sob o domínio do mal e se concentrou na missão, confessar. Aquele "meu bem" demorou quase uma vida. O "meu bem" que ele esperava ouvir após errar o caminho dentro da própria escola. O "meu bem" que poderia tê-lo salvado, salvado Nardine, Vivian, Gabi e Janaína. A luz o iluminou, não aceitaria que o mal o dominasse mais. Concentrou-se em sua missão, olhou agradecido para Paris e retomou a confissão:

_ havia um burburinho em volta de um desenho. Do cartaz do filme O Pequeno Little Stuart, fizeram uma charge. O protagonista, o zoado, o bobo da corte, infelizmente era eu. Eu seria o único capaz de associar aquela maldade aos meus fantasmas, mas muitos associaram o ratinho ridicularizado a mim apenas em virtude do meu nome. Uns, limitados, nem entenderam o mote, mas riram porque outros riam; típico. Humilhado, apequenado, eu queria matar quem fez a charge. Só consegui arrancar o desenho do mural e sair correndo.

Stuart bebeu um pouco d'água. Paris não se pronunciou, apenas conjecturou do que a charge trataria. Não se prenderia ao meio, e sim ao fim que o bullying desencadeou. Ele sabia, a partir daquele ponto, seu destino com Paris estaria selado. Ela jamais subestimou o medo, medo de ouvir o inevitável, de não aceitar a verdade, de ser questionada, de não existir saída.

O silêncio imperava absoluto, até ele quebrá-lo:

_ eu acreditava, a distância curaria tudo. Ledo engano, apenas escondeu meus fantasmas onde eu, inevitavelmente, me socorreria da maldade, da perversidade, da maquiavélica astúcia para aceitá-los irmamente. Aliei-me a eles e voltei a enxergar o mundo munido das vantagens para finalmente vencer meus inimigos, não importando o preço.

Stuart voltou a exibir um olhar soturno, mas desta vez ela percebeu controle. Prosseguiu:

_ sem ajuda, você acredita cegamente que o pacto é indissolúvel. Que há duas forças na terra e, uma vez estabelecido para qual lado você é escalado, não tem volta. Passei décadas assim.

Ele voltou a olhar para ela com ternura:

_ existem aliciadores do time adversário, espreitando, querendo você. Sacrificam-se por você. Inacreditável como é fácil guinar a partir do momento que você vê o mundo de uma perspectiva à qual não estamos acostumados. O novo se apresenta para quem está cansado do velho. A beleza para quem nunca enxergou. Doçura para quem nutria o azedume. Esses atributos são as ferramentas de todo aliciador, independentemente de para que lado ele recruta. Aí está o perigo.

Paris não estava absolutamente certa de que o entendia. Deu tempo a ele, e ele correspondeu:

_ meu aliciador, um garoto, um anjo. Eu estava do outro lado, degustando avidamente o azedume, me refestelando, quando ele se sacrificou por mim. — Ele tocou na mão de Paris, surpreendendo-a: _ transformou-a na doçura que me convenceu a largar tudo, tudo para o que eu me preparei. Largar meus aliados, meus fantasmas. Não ver o passado como inimigo, apenas passado. Olhar para a frente e desejar construir algo. Para quem olhava apenas para trás, obstinado em destruir! É imensamente belo, é mágico, é novo. Espero que ele se apresente a você um dia. Todos precisam de ajuda. No seu caso, para te proteger dos aliciadores desejosos de fragilizar o exército a que você felizmente pertence. Você é uma pessoa maravilhosa, Paris, não só para mim. Tenha cuidado, meu bem!

Ela lidava com o tal do "meu bem" novamente em sua mente, e pensou: "dizendo ou ouvindo, é sempre reconfortante."

Ela não compartilhava da postura adotada pelo esposo. Samara exigia de Jober uma atitude até mesmo intempestiva. Ele não conseguiu transferir a segurança, a confiança que depositou na promessa feita por Stuart para a mulher. Ela muito menos o apoiava em cumprir o combinado:

_ deixar assim como está até eles voltarem! Você decididamente não é o mesmo homem pelo qual me apaixonei, um guerreiro! Antes você viraria o mundo de cabeça para baixo para proteger sua família, agora, o Uruguai te assusta!

O homem permaneceu em silêncio. A mulher vociferava:

_ pelo amor de Deus, diga alguma coisa! Faça alguma coisa! Reaja! Conserte seu erro! Você expôs a nossa filha, o mínimo agora é mover um exército para salvá-la!

Ele se mantinha quieto.

_ se você não é capaz de resolver esta situação, eu sou! Passe-me o número do delegado. Irei...

_ chega! — Foi ensurdecedor, amedrontador, porém eficiente. A esposa colocou-se à mercê de suas explanações:

_ em seu destempero, em um aspecto você tem razão. Eu designei à advogada Paris uma tarefa pertinente ao escritório que ela irá conduzir. Isso significa acreditar incondicionalmente no potencial dela. A vida nunca foi fácil para nós, Samara, mas demos conta, juntos e individualmente. Por que poupar nossas filhas das mesmas provações? Quem determinará qual atividade se mostrará mais arriscada ou mais segura nas vidas de nossas filhas é o destino. Competiu a nós prepará-las, e, acredito, fizemos isso muito bem. Não sei se você intimamente acredita nisso, revelando essa apreensão descomedida.

Ele estava se retirando da sala para respirar, olhou para a esposa e, com tristeza, concluiu:

_ penso, ao menos quero crer nisso, ser o mesmo homem pelo qual você se apaixonou. Ainda viraria o mundo para proteger minha família. Não temo o Uruguai, ou seja lá onde no futuro minhas filhas precisem de mim, o que eu temo é Gramado, e que você não seja a mesma mulher pela qual eu me apaixonei. Não ouse exigir de mim descumprir o que prometi para preservar Paris. Respeito sua agonia, sua preocupação, seu papel de mãe, mas te proíbo envolver terceiros neste momento.

Ela observou nele inabalável determinação. Apoiá-lo resultaria em trégua, afinal, sempre coube ao tempo o juízo final.

Retomou para o momento da fuga:

_ passei um período em Washington. Concluí meus estudos lá. Foi bom para mim. Os aliciadores adoçaram minha adolescência e me atraíram para um ramo que jamais sonhara. A química me fascinou. Abandonei antes mesmo de começar a carreira jurídica. Foi a partir daí que percebi, o passado, o ódio, projetariam o meu futuro, vingar-me. Tudo conspirou para eu me esmerar. Acreditava estar me tornando um expert em química, mas não, a ciência era apenas um instrumento, tornava-me um estrategista sagaz, determinado, obstinado em fazer meus inimigos sofrerem. Absolutamente tudo, da minha adolescência até dias atrás, foi executado visando um único propósito, vingança.

Stuart fechou os olhos, buscando a concentração necessária para não omitir nada:

_ eu poderia ter ficado nos Estados Unidos. Cheguei a pensar que estava platonicamente apaixonado por uma mulher mais velha. Novamente os defensores do time do mal mexeram seus pauzinhos. Voltei para o Brasil apenas para me preparar e consumar meus propósitos. Graduei-me em engenharia química e em farmacologia em Tomar, região central de Portugal. Tudo conspirava. Conheci pessoas, e elas contribuíram decisivamente para me capacitar e aperfeiçoar meus maquiavélicos desideratos. Tornei-me hacker, ganhei outra identidade, e o pior, pude acompanhar, distante, os passos das minhas agressoras, minhas vítimas. Isso teve um preço. Potencializou meu sofrimento, minha ira. Transformou-me num frio, calculista e extremamente preparado vingador.

Ele deu um sorriso irônico e continuou:

_ novamente os defensores. Eu poderia ter decidido ficar na Europa, regressar para Washington e fazer brilhante carreira como engenheiro químico. Recusei inúmeros convites. Enquanto decidia, os defensores, provavelmente temendo os aliciadores do adversário me espreitando, jogaram pesado. Cometi, creio, a maior, senão uma das maiores atrocidades.

Ele fitou Paris, que sentiu a gélida sensação da decepção. Demonstrando, com sofreguidão, arrependimento, encorajou-se e revelou:

_ Janaína era uma mulher voluptuosa, e inconscientemente me incitava. Ela foi uma espécie de cobaia. Um simulado. Poderia ter dado errado, mas não deu. Também, com tantos anjos do mal, impossível. Além do que, eu realmente me tornei um gênio, meticuloso, prudente, infalível.

Paris ficou tentada a interrompê-lo e perscrutar detalhes daquela experiência, mas decidiu deixá-lo conduzir a narrativa sem interrupções. Os detalhes vieram:

_ eu precisaria saber de tudo, anotar os mínimos detalhes, aperfeiçoá-los. Os efeitos das drogas correspondiam exatamente às dosagens aplicadas? Características físicas da vítima. A rotina. Associar fraquezas com oportunidades. Os aspectos periféricos...

Enquanto Stuart narrava com o entusiasmo inerente aos estudiosos, ela já conjecturava meios e fins, até que uma frase dita por ele a despertou:

_ tornei-me um criminoso. Sob olhares atentos dos defensores do mal, um criminoso perfeito.

Sob os olhares atentos dela também. Adentrando o estágio da perplexidade, ela o interpelou:

_ qual crime você praticou com essa mulher... Janaína?

_ o mais sórdido a que uma pessoa pode ser submetida.

Ele buscou uma dose maior de coragem:

_ ela foi abusada, confundida, desacreditada, dispensada, abandonada e deixada para conviver com dúvidas sobre si mesma para o resto da vida. E eu saí impune e confiante para replicar o método nas minhas agressoras.

O roteiro da confissão revelava não só seu lado lúgubre como o lado eminentemente estratégico e genial. Chegara o momento das integrantes do C8:

_ eu buscava freneticamente descobrir quem idealizara a charge. Como as minhas deficiências foram descobertas para serem escancaradas, execrando-me? Devo reconhecer, o pacto de silêncio que minhas colegas de turma selaram permaneceu uma incógnita por muito tempo. Mesmo assim, parte da minha inquietude foi esclarecida. Precisei ler muitos e-mails, juntar muitas informações truncadas para descobrir que elas criaram uma espécie de cine privê, bisbilhotando a nudez no vestiário masculino.

Stuart refletiu em voz alta:

_ por que não se mantiveram discretas? Por que simplesmente não curtiram o voyeurismo? Não; preferiram magoar, causar sofrimento e dor.

Ele cerrou as mãos e as levou contra a testa, batendo incessantemente até ela o acalmar:

_ você foi vítima de um comportamento extremamente cruel. Imagino como foi difícil, com a sua idade. Cheio de incertezas e inseguranças. Você já mencionou, seus pais não o protegiam, deixando-o só com seus fantasmas. — Foi a vez dela segurar as mãos dele. Ele, delicadamente, afastou-as, apoiando-as sobre os joelhos dela. Profetizou:

_ deixe-me continuar, falarei tudo, agora ou nunca. Não acredito que você pensará assim no final.

Ela suspirou. A narrativa tendia a ser ainda mais tétrica.

_ como lhe disse, a autoria permanecia anônima. Estabeleci então minha linha de ataque.

Samara bateu levemente na porta do quarto transformado em escritório. Nenhum som em resposta. Nada que representasse autorizar o ingresso ou repudiar a iniciativa. Pressionou a maçaneta para baixo e abriu a porta destrancada. O ambiente estava escuro. Ela vislumbrava apenas um vulto sentado na poltrona junto à janela com as persianas abaixadas.

_ gostaria de me desculpar com você. Fui intolerante e grosseira. Disse coisas horríveis que não queria ter dito. Palavras que não externam meus sentimentos por você. Eu o ofendi, atingi você naquilo que você mais preza, a família. Descarreguei em você um descontentamento comigo mesma. Estou com dificuldades de me admitir a essa nova realidade, a falta da minha individualidade. Desde que me aposentei tenho vivido a vida de vocês. Na verdade, tenho interferido na vida de vocês. Por mais que tente evitar, implico com tudo. Acredito que seja uma forma de chamar a atenção de vocês. Antes eu reclamava de ter que dar conta da rotina da casa além do meu trabalho. Hoje percebo, era muito mais feliz com a tarefa dobrada. Desejei tanto ter mais tempo para mim, mas se esse tempo não for preenchido com algo desafiador, ele se volta contra a gente de forma avassaladoramente cruel.

Jober não se manifestava, e ela reiterou o pedido:

_ você me desculpa?

Ele acendeu a luz do abajur ao lado e falou:

_ é o que fazem os amigos. Como homem que acredito ainda ser, com o amor que indubitavelmente tenho por você, eu a desculpo e ofereço toda a minha ajuda para encontrarmos um desafio que nos aproxime ainda mais. Sente-se aqui, pertinho de mim.

Stuart levou uma hora para contar os detalhes que quase enlouqueceram Gabi. Detalhou como a elegeu, como a estudou, como a abordou, como a iludiu. Paris estava petrificada, mortificada, mas se recompôs quando um detalhe contrastou com o relato sinistro:

_ jamais abusei da garota, digo, no sentido literal...

Ela, com asco, o interpelou:

_ por favor, longe de explorar esses detalhes sórdidos, mas como você explica as dores que Gabi sentiu após retomar a consciência? A sensação que ela teve de ter sido sodomizada? Você não havia *simulado* com a pobre da Janaína — dela você confessou ter *abusado* literalmente, não é isso? — Paris gesticulava com os dedos para atribuir ênfase às palavras capitais.

_ infelizmente, Janaína foi vítima da inescrupulosa tara de um jovem mal-educado e inseguro que transara apenas com prostitutas, cujos pais lhe ensinaram a dispor dos empregados como objetos. O mal que causei a Janaína, acredite, dói, e me acompanhará para o resto da minha vida. Arrependi-me, é fato, mas não teria como restabelecer a dignidade dela, ou a minha. Jurei jamais cometer essa barbaridade. Passei um bom tempo estudando e aprimorando um composto que desse a sensação desconfortável da violação carnal praticada no estupro, especialmente com a prática da sodomia. Gabi foi vítima da proeza química que desenvolvi.

Paris ajeitava-se no sofá, como que procurando amenizar o contexto. Contou:

_ ela sofre até hoje, sofre demais, pensando nas barbáries que foram praticadas em seu corpo.

Ele se exaltou:

_ esse era o objetivo, levar sofrimento à vida de todas elas! Desejava vê-las sofrendo como eu sofri! Eu vivi toda uma vida almejando vingança. O ódio guiou minha vida. Eu não enxergava como agora. À época, eu estava certo, elas erraram, o justo era fazê-las pagar.

Estabeleceu-se um silêncio. Ela tinha a sensação de estar entrando no mar agitado e se deparar com um enorme buraco, sem condições de firmar os pés, sendo puxada para o fundo cada vez mais, sob o ritmo frenético de voluptuosas ondas. Faltava-lhe fôlego, sobrava-lhe desespero. Ele, da agitação provocada pela retrospectiva, buscava se acalmar:

_ não espero que você entenda, apenas me ouça. Eu preciso, por favor!

Ele contou que logo depois do episódio com Janaína, decidiu raspar o cabelo. Seria muito mais difícil reconhecê-lo ou associá-lo ao agressor, com barba, bigode e cabelos pretos, se eventualmente uma imagem ou até mesmo o relato de suas vítimas fosse colhido. Contou que existia um verdadeiro camarim em seu apartamento, e que tudo, disfarces, documentos, atribuindo-lhe tripla identidade e muitas aparências, está guardado a sete chaves. Tranquilizou Paris, afirmando que no momento tudo nele é natural, e que o inexistente José Coutinho, ou Anjo, e Jordi, o agressor de Gabi, tinham o mesmíssimo visual.

_ faltam-me forças às vezes. Estou tentando não pensar, não conjecturar, não associar a pessoa que me trouxe até aqui com a pessoa que irá me levar de volta.

_ essa pessoa é a mesma, acredite! Deixe-me continuar. Preciso exorcizar o resquício do demônio que se apossou da minha alma até recentemente.

_ antes de você continuar, não quis interrompê-lo, mas Gabi encontrará paz ao saber o que de fato ocorreu. — Ela não conseguia abordar a situação com desprendimento.

_ tive essa epifania recentemente. Pretendo encontrar meios de ajudá-la. Ela e todas as pessoas que atingi com minha sede de vingança.

_ você falou sobre ela ter sido a primeira eleita. Seu plano era atingir todas as integrantes do C8? — Quando fez a pergunta, ela percebeu com mais clareza que já o tratava mais como cliente.

_ sob efeito da droga, a pessoa tende a falar sobre tudo, especialmente segredos. Gabi não foi a idealizadora da charge. Minha busca continuaria. Como você sabe, eu mantinha Ana Paula próxima. Ela serviu como uma fonte de informações das quais eu precisava para seguir adiante. Nem tudo de que eu precisava vinha nos e-mails. As características pessoais dela, insegurança, baixa autoestima, buscando conselhos e ajuda a todo instante, arregimentando as amigas constantemente, me foram úteis. Para não correr o risco de ela me reconhecer, passei a imagem do cara mais indiferente possível. Não tínhamos intimidade. Embora difícil, até podia ter sido a Aninha a idealizadora da charge. Pensei em deixá-la por último. Ela ou a garota que mora no exterior, a Júlia. Com Karine, por ser casada e mãe, o modus operandi seria outro, dispensaria o uso de substâncias químicas e a aproximação física. Poderia ter sido a garota assassinada, a Isinha. Não planejei a próxima vítima, tal qual fiz com Gabi. Foi a festa idealizada pela Aninha o fator determinante. A realização da festa, somada às facilidades que encontrei para ter acesso ao apartamento da Nardine, selou nossos destinos.

A expressão final dita por ele causou arrepios em Paris. Ele continuou:

_ não queria acreditar que minha paixão de outrora foi quem me causara tamanho sofrimento, mas, bem no fundo, sabia que ela seria capaz. Acrescentei, Solano poderia se tornar um "plus", já que ele foi e é um tremendo babaca, um desqualificado que merecia sofrer ainda mais, já que a internação e o período dependente de drogas não o aprumaram.

Ela, ouvindo-o, convencia-se de quanto ele ainda precisava de ajuda. Prevendo aproximar-se da narrativa dos fatos mais relevantes e críticos, ele levantou-se para buscar mais água. Quando retornou, suspirou e prosseguiu:

_ tive o tempo necessário para aprimorar os estudos em relação ao local onde moravam, suas rotinas, enfim, tudo atrelado à vida deles. Já gozava de uma gama expressiva de informações, antes mesmo do ataque à Gabi. Passava dias e dias lendo banalidades postadas, observando fotos, mantendo-os sob discreta vigia. A forma para acessar a portaria, mediante uso de tags, o acesso pela garagem, a inexistência de porteiro no período noturno, a precariedade do sistema de vigilância por câmeras, negligência em relação à manutenção; tudo isso contribuiu para uma abordagem perfeita. Porém, as coisas nunca acontecem da forma como esperamos. Minha metódica disciplina estabeleceu contingências para absolutamente tudo, exceto a aparição de uma terceira pessoa. Deveria ter abortado todo o plano, mas não, segui em frente. Agora penso, novamente os defensores do mal, tudo conspirou para a tragédia.

Ele pausou, mas logo deu continuidade à confissão sob a mais plena e silenciosa atenção. Paris sequer piscava.

_ optei pela ousadia e improviso; afinal, poderia, em uma mesma oportunidade, interpelar duas garotas do C8, ambas com potencial de serem as mentoras. Isso realmente me fez subestimar aspectos importantes.

Ele viajou em seus pensamentos. Ela interpretava as palavras dele com pesar. O telefone de Stuart, que estava sobre a mesinha de centro, tocou, sobressaltando-os. Paris lançou um olhar para a tela iluminada e prontamente reconheceu o número.

_ meu pai! — afirmou ela, estranhando.

_ disponibilizei meu número para ele, caso precisasse. O seu está inoperante — observou ele. E concluiu: _ devemos atendê-lo; ou melhor, atenda você, sinta-se à vontade. — Ele apanhou o celular e passou para ela.

_ Alô, pai?

_ oi, filha. Tudo bem contigo? — A voz carregava emoção, felicidade, apreensão, temor, quase tudo que a voz de um pai pode exprimir quando está de joelhos, com as mãos atadas.

_ sim, comigo, tudo bem. Aconteceu algo com você, com a mamãe? Berlim está bem?

_ estamos ótimos, quero dizer, apreensivos com sua ausência. Não vemos a hora de abraçá-la, de ter certeza de que você está bem, e...

_ pai, eu sei o que vocês estão sentindo, sei pelo que vocês estão passando, mas creia, eu estou bem. — Lançou um olhar para George: _ voltaremos amanhã, provavelmente chegaremos no início da noite. Dependerá do plano de voo.

Stuart assentia com gestos. Ela perguntou:

_ o senhor quer perguntar algo específico ou se certificar de que eu estou realmente bem?

_ filha, sua voz nos tranquiliza.

_ mamãe está ao seu lado?

Jober olhou para a esposa e respondeu:

_ sim, sua mãe está ao meu lado.

Samara soluçava com o rosto colado ao marido, tão próximo que foi audível.

_ diga a ela para não chorar.

Vieram a Stuart lembranças de sua mãe. Ele gostaria que fossem diferentes. A mãe nunca derramou lágrimas preocupada com o filho. Idas do garoto, às escondidas, ao quarto dos pais, não só testemunharam os assédios à serviçal desejada pelo motorista, como também o desabafo da injuriada mãe com seu corpo, bravejando que o filho idiota acabara com sua cintura. A indignação do pai para com a esposa de silhueta avantajada era com o absurdo de ela importar-se com o corpo, quando o essencial era cuidar da destinação da secular herança dos Windsor. O amor materno enfraqueceu consideravelmente no dia em que o xodó dela, um cão da raça Bull Terrier, ironicamente quase um xará do filho, morreu. A mãe batizou o cão com um pequeno trocadilho, Stu-arte. Quando questionada, vangloriava-se da criatividade; justificava a homenagem ao filho que só aprontava, o pequeno arteiro. No dia em que Stuart completou oito anos, a sonhada bicicleta finalmente chegou. O pai não queria ver o filho pedalando, e sim cavalgando. O radiante garotinho saiu em disparada, ganhando a rua, e não percebeu Stu-arte o seguindo. Lamentou a perda do animal mais que o castigo imposto pelos pais. Nunca mais pedalou. Jamais se esqueceu da histeria da mãe gritando com o motorista do ônibus escolar, para seu constrangimento, diante dos estudantes aturdidos:

_ seu imbecil, ao desviar a bicicleta, atropelou e matou o meu bebê!

Ele ligava o passado ao presente. Paris, percebendo que não havia outro motivo para a ligação além da preocupação da família, finalizou:

_ verei vocês amanhã. Fiquem com Deus.

_ fique você com Deus também.

_ estarei. Beijos.

Olhou para ele e, com sincera gratidão, falou:

_ obrigado por ter dado o seu número para eles. Conhecendo meu pai, ligará mais vezes.

_ compreendo. É o mínimo que poderia fazer por eles.

_ mesmo assim, te agradeço.

A ligação interrompeu, mas não aliviou a tensão. Assim, ele retomou o momento crucial.

XXVIII

Stuart deixou Paris a par de tudo que rolou na festa, sob a ótica de um criminoso meticuloso. Não se aproximava das pessoas que poderiam eventualmente reconhecê-lo. Mencionou como Nardine, em determinado momento, ficou intrigada, acreditando que já o tinha visto antes. A forma como distraíra o bartender, franqueando-lhe a bebida que drogaria Solano e Nardine. Todas as reações sendo monitoradas com a proximidade necessária do taciturno Gê até o momento de ele se transformar no Anjo do Trânsito, o José Coutinho. Ele lamentou que o destino colocou Vivian e Carlos Eduardo no cenário pós-festa. Disse da necessidade de improvisar consideravelmente, de lançar mão e adotar um plano B, uma vez que levar apenas Solano e Nardine, no veículo deles, e entrar na garagem utilizando o controle, sempre junto às chaves, seguiria conforme o planejado em primeira opção, e teria sido muito mais simples. Contou como desconhecia o grau de inconsciência de Carlos Eduardo e Vivian, e precisou oferecer-lhes um adicional, que carregava junto à mochila. E mais, até aquele momento não esperava que Vivian, interessada em Nardine, subisse até o apartamento. No entanto, Carlos Eduardo ralhar e decidir seguir sozinho para casa o ajudou. Tornou a repetir como a possibilidade de interpelar duas garotas do C8 numa única abordagem o cegou para eventuais falhas.

Ela o observava profundamente. Embora estivesse confessando uma brutalidade, ele transmitida tranquilidade, controle, equilíbrio. Considerou tratar-se de um psicopata, mas nutria certa, e inexplicável, admiração.

A adrenalina afastava o cansaço, obstaculizava a fome. Chegou o momento de explicitar o que e como ocorreram os assassinatos no apartamento do edifício Aurora.

_ quando subia ao apartamento, desconhecia se eles estavam despertos ou tinham se recolhido. Pensei em usar a cópia da chave de que eu dispunha, mas preferi tocar a campainha. Eles não estranharam o fato de a Aninha, generosa como sempre, ter pedido a Gê presenteá-los com a sobra das bebidas. Ao contrário, ficaram exultantes. Não subestimaria o risco de um deles ficar consciente antes da hora.

Ele narrava sob a ótica de um serial killer, e ela o escutava sem esboçar reação.

_ não demorou e Nardine convenceu Vivian a irem para o quarto. A chave do quarto já estava comigo. Solano estava totalmente entregue. O que ministrei a ele o induziria a um sono profundo em minutos. Fui para o banheiro. Ultimava meus preparativos. Ouvi o que parecia ser uma pequena discussão. Estava com o celular ajustado para gravar quando entrei na suíte. Nardine discutia com Solano, enquanto, com as pernas, pressionava o travesseiro contra o rosto de Vivian. Solano, entorpecido, tentou em vão impedi-la, mas Nardine o arranhou e ele caiu para o lado e apagou. Quando Nardine se deu conta, Vivian não mais respirava. Tentei reanimá-la, mas não consegui.

Paris, confusa, perscrutou:

_ você está dizendo que Nardine asfixiou Vivian, matando-a?

_ pelo desespero dela, penso que não foi intencional. Vivian devia estar quase em coma alcoólico, ou muito fragilizada. Enquanto eles discutiam, ela certamente, sob o travesseiro, perdia os sentidos, desfalecendo. Quando Nardine se deu conta, era tarde demais.

_ inacreditável!

_ meu celular registrou. É possível observar as pernas de Vivian tentando se livrar.

Cabisbaixo, acrescentou:

_ eu me penitencio por não ter tido a reação de impedir aquela tragédia. Foi tudo muito rápido. Desejava entender o que eles discutiam.

_ sobre o que discutiam, afinal?

_ Vivian teria contado algo sobre o cachorro para Solano. Isso eu deduzi depois de ouvir o vídeo, e depois de... — Stuart interrompeu a narrativa e ficou estático.

Paris observava Stuart paralisado, em transe. Respeitou até certo ponto aquele momento de profunda reflexão, mas, agoniada, encorajou-se e quebrou o silêncio:

_ o que ocorreu depois?

Ele olhou diretamente nos olhos dela. Lágrimas escorreram de seu rosto. Com a voz reprimida, falou:

_ quando Nardine percebeu o que tinha feito a Vivian, ficou histérica. Eu tentava acalmá-la, mas foi quando tudo desmoronou. Ela repetia e repetia algo sobre seu cãozinho. E que aquele segredo Vivian não tinha o direito de contar para Solano. Eu estava mais confuso ainda, e perguntava do que se tratava.

Ele suspirou e continuou:

_ Nardine dizia que o animal lembrava a sua primeira paixão, que Solano não podia descobrir, que Vivian não tinha esse direito. Eu insisti para ela explicar melhor.

O peito de Stuart agora arfava, as lágrimas escorriam com mais intensidade e a voz quase não saía:

_disse que o cão se chamava Stub para ela se recordar do Stuart. Ambos eram sem pelos, com o pinto pequeno.

Passado uns segundos, ele prosseguiu:

_ percebi o ódio se apoderando de mim. Ela, desconhecendo a minha real identidade, desconhecendo os riscos, foi além e disse que o cãozinho tinha mais valor, ficou ao lado dela por anos, enquanto o idiota do Stuart sumira depois de uma zoeira que ela tinha bolado.

Outros intermináveis segundos para ele voltar a se manifestar:

_ me ocorreu de retomar meu plano de castigar a idealizadora da charge, mas... — outra pausa _ ...tal qual minha mãe, ela, ainda histérica, gritou: "Stub morreu, quando quem deveria ter morrido era o idiota do Stuart."

O ritmo da confissão tornou-se acelerado e ainda mais tenso:

_ meus olhos viam a imagem da minha mãe gritando, me repudiando, confessando um amor pelo animal que eu não tive. Não resisti, perdi o controle e me entreguei definitivamente à maldade. Apertei, apertei e apertei o pescoço dela. Na verdade devo ter esganado as duas.

Stuart torcia os dedos como se ainda estivesse preso ao pescoço de Nardine transfigurada na malévola mãe. Pareceu uma eternidade o tempo necessário para os dedos dele relaxarem e a estupefação de Paris cessar. Secando as lágrimas, ele concluiu:

_ eu me acautelei, ocultando os vestígios, incriminando até certo ponto Solano, surrupiando peças íntimas da Nardine e da Vivian. Mesmo depois de toda aquela tragédia, parte de mim queria dar seguimento ao meu desejo de vingança. Precisei de uns dias para entender que nada mais fazia sentido. Disse a você há pouco o quão sedutor foi ter duas expoentes do C8 numa única abordagem. Na verdade, foram dois fantasmas num único corpo, e eu, manipulado pelo mal, subestimei meu passado, subestimei quanto podemos nos tornar cruéis. Bem, o resto você e seu pai já desvendaram.

Paris demonstrava escolher as palavras, mas ele facilitou as coisas:

_ levarei o telefone fixo do meu quarto para o seu. Talvez seja bom para você desabafar com seu pai. Não me importo com o que você dirá pra ele. Tenho a impressão de que ele dirá que já esperava por isso tudo.

Ele retirava o aparelho da tomada, quando ela falou:

_ e você se importa com o que eu tenho para lhe dizer?

_ é só o que importa daqui para a frente. Acho prudente dar a você um pouco de tempo. Estou exausto. Sei que não irei dormir, mas preciso ficar só.

Saiu, deixando a porta entreaberta. Instalou o telefone no mesmo local, sobre a escrivaninha. Paris o havia seguido. Ele encontrou tempo para gentilezas:

_ quer que eu peça algo para você comer, uns...?

Ela o interrompeu:

_ estou bem, obrigada. Qualquer coisa, eu mesma faço o pedido, não se preocupe comigo. Cuide-se. Foi muito intenso. Não hesite em bater na minha porta se precisar de algo, agora que seu quarto não tem telefone.

Ela procurava disfarçar a inquietante necessidade de refletir sobre tudo.

_ agradeço sua atenção. Boa noite, dentro do possível. — Ele a deixou sem olhar para trás.

Depois de Paris ficar longamente ao telefone com o pai, depois a mãe e a irmã, compartilhando repetidamente todas as informações confessadas, procurou refletir sobre o ocorrido na fatídica madrugada de sexta-feira no apartamento do edifício Aurora. Foi Berlim, a mais distante dos acontecimentos, que ventilou uma hipótese que se apoderou da mente dela. Ela reproduziu a fala da irmã: "eu me mataria ou fugiria. Até porque, estava fora do país!"

A fuga não era um absurdo. Chegou a conjecturar se esse não teria sido um conselho dado por muitos advogados. Era a primeira opção que a assustava consideravelmente. Combatia essa possibilidade baseando-se nas qualidades demonstradas pelo homem por quem ela se apaixonara num intervalo curtíssimo. Porém, achava plausível uma pessoa praticar um ato extremo depois de tanto sofrimento e solidão. As incertezas, as conjecturas, as sombras foram se avolumando de tal forma que ela se viu agoniada, inquieta, agitada, quase em desespero. Para consumi-la ainda mais, lembrou-se da lista de filmes que marcaram o final de semana mágico, em especial, a aposta dele — Perfume de Mulher. O personagem de Al Pacino pretende suicidar-se depois de uma lista de prazeres. Ela se sobressaltou:

_ meu Deus!

O adiantado da hora, e o pedido dele, desejando estar só, conspiravam para mantê-la inerte. Por outro lado, perturbadoras visões, fruto de uma imaginação fragilizada pelos sobressaltos do final de semana, aniquilavam seu desejo de descansar e fazer o tempo disparar. Essa luta de assaltos intermináveis perdurou até os primeiros raios de sol romperem as cortinas. Paris tomou uma ducha rápida. Secou o cabelo sem esmerar-se. A roupa para a viagem de retorno já estava separada. Pensou em pedir um café para dois em sua suíte, ou talvez, o reservado para os hóspedes das alas sul e norte fosse o mais apropriado. Decidiu ligar para a suíte dele, mas lembrou-se de que lá não havia mais aparelho. Bateu à porta. Insistiu. Nada. Nenhum som, muito menos alguém para franquear-lhe a entrada. Afastava seu mórbido pensamento como quem deseja afastar o azar. Não contava com seu celular, mas poderia tentar ligar do fixo para ele. Nervosa, ora esquecia do código do país, ora do DDD, até se convencer de que a linha fixa do hotel não permitia a ligação direta para celular. Com o auxílio da telefonista, com a porta aberta, ouviu o telefone tocar dentro da suíte trancada. Esperou, esperou, até a mensagem da caixa-postal surgir. Repetiu todo o procedimento. O resultado não foi diferente. Os pensamentos tenebrosos se avolumavam.

Observando a porta escancarada, o profissional privativo das suítes diferenciadas indagou se havia algum problema.

_ acredito que possa ter ocorrido algum problema com o Sr. Windsor. — Paris estava visivelmente aflita.

_ por que a senhorita está afirmando isso? — O serviçal, face às ocorrências da noite anterior, não desprezava a preocupação estampada no rosto dela.

Perdeu preciosos segundos explicando a retirada do aparelho de telefone. Por fim, implorou:

_ poderia abrir a porta e verificar se está tudo em ordem?

_ ainda é muito cedo. Certamente o Sr. Windsor está dormindo.

_ eu liguei para o celular dele. Ouvi tocando do meu quarto, ele certamente teria acordado! Por favor! — suplicava-lhe.

_ espere aqui. Na verdade, peço à senhorita a gentileza de me aguardar em seu quarto. Entrarei sozinho.

Paris aguardou intermináveis segundos. O serviçal, encontrando a porta da suíte dela apenas encostada, entrou. Paris, atônita, o interpelou:

_ falou com ele? Está tudo bem?

_ a senhorita precisa se acalmar.

_ o que foi? O que aconteceu?

_ aparentemente, nada. Não havia ninguém no quarto.

_ como assim? O senhor olhou no banheiro, na sacada...? — Ele a interrompeu: _ senhorita, procurei pela suíte toda. Acredito que o Sr. Windsor já se foi.

_ por que diz isso?

_ a julgar pela cama impecavelmente arrumada, tal qual deixam as camareiras, tudo organizado, banheiro, sala de estar, enfim... — O serviçal gesticulava com as mãos, demonstrando conformismo.

_ o senhor se esqueceu que o celular do Sr. Windsor está lá dentro! — Ela apontava para a suíte onde deveria estar Stuart.

_ se eu lhe contasse quantos hóspedes esquecem seus aparelhos de celular, a senhorita não acreditaria.

Paris perdia a paciência com a paciência do profissional.

_ o café! Ele poderia estar em um dos restaurantes tomando o café da manhã?

_ não há nenhum aberto a essa hora. A senhorita gostaria de um café? Posso pedir para... — Ela o cortou: _ muito obrigado, se eu precisar de algo, irei chamá-lo.

Apontou para ele sair e deixá-la refletir a respeito do sumiço de Stuart. Assim que o prestativo e pacienciosο profissional deixou a suíte, Paris não pôde evitar lembrar das palavras de Berlim: 'eu fugiria, já estaria fora do país'. Inquieta, decidiu ir para a sacada. Olhava para o horizonte. A imensidão azulada à sua frente parecia levar suas perguntas para muito longe, e invariavelmente não traziam resposta alguma. Quando olhou para baixo, em direção ao solo gramado, com lindos canteiros de flores, entrecortado por trilhas cimentadas com pequenos holofotes que teimosamente não se haviam rendido à luz solar, seguindo-os como quem se direciona para pousar, surpreendeu-se: a resposta. Com o coração acelerado, um furor de emoções, com a visão ofuscada pelo gazebo de madeira, viu apenas as pernas nuas, cruzadas, se movimentando. Ela reconheceu o par de tênis acentuadamente laranja. Eram os mesmos da manhã de sábado. Stuart provavelmente tinha ido espairecer, correndo pela *rambla.* Ela desceu para encontrá-lo, estabelecendo um novo recorde para o trajeto. Ofegante, cumprimentou-o:

_ oi, bom dia!

_ oi. Tudo bem com você? Você parece aflita!

_ não, não, apenas vim um pouco apressada.

Imperou um certo desconforto. Ela precisava de fôlego:

_ me faria companhia para um café? Um último luxo em minha suíte!

_ precisarei de alguns minutinhos para uma ducha. — Levantou-se e a acompanhou pela trilha cimentada em direção ao saguão. As luzes dos holofotes finalmente estavam apagadas depois de uma noite de intenso e ininterrupto trabalho.

Foi surpreendente para ambos não trocar uma palavra sobre a confissão dele. Foi apaziguador para ele não ser julgado por ela. Foi inusitado para ela sofrer tanto por alguém. Foi inexplicável a disposição deles de compartilhar o último café da manhã em Punta del Este. Falavam sobre tudo, menos sobre o que foi confessado horas antes. Dispensaram, desapercebidamente, sorrisos, beijos, sem abdicar das amabilidades. O celular dele tocou.

_ temos duas opções de plano de voo: saída às onze ou às dezesseis horas? — ele indagava.

_ o que for melhor para você.

Ele gesticulou um "tanto faz", e ela definiu:

_ eu prefiro chegar com luz natural.

Ele repassou a decisão para o comandante e observou:

_ precisamos encerrar aqui.

O voo da volta manteve o glamour gastronômico, dos vinhos, do visual, do conforto, mas as incertezas tolheram o romantismo. Na ida, o raro silêncio entrou em cena apenas nos momentos de contemplação; na volta, multiplicado, tornou-se protagonista. Tudo compreensível, nada aceitável. Ela, observando pela janela oval a imensidão branca como uma gigantesca colheita de algodão, buscava o futuro, avaliava a complexidade. Ele, de olhos fechados, disfarçava o descanso que não teve, via o futuro indesejável, contava os segundos sem aproveitá-los. A sensação de o caminho da volta ser mais rápido, embora não fosse, se consumou.

A aeronave taxiava em direção ao hangar, e ela avistou a família à espera. Abraçou e foi abraçada. Não havia ordem. Lágrimas, sim, palavras, não. Talvez ele preferisse o mesmo, dispensando as lagrimas, mas não foi possível. Estendendo-lhe a mão, Jober, com os olhos marejados, objetivamente dirigiu-se a ele:

_ conversei longamente com minha esposa. Você será meu último cliente. Aceitarei representá-lo.

Stuart apertou fortemente a mão do advogado e nada disse. Virou-se para Samara:

_ estou conhecendo seu semblante neste momento. Gostaria de me desculpar pelo sofrimento causado. Continue amando e protegendo suas filhas.

O olhar dele penetrou fundo a alma da mãe emocionada.

_ eu te agradeço por trazer minha filha com segurança. Sua vida não foi nada fácil. Lembrei de uma frase de Bertolt Brecht: "Do rio que tudo arrasta se diz que é violento. Mas ninguém diz violentas as margens que o comprimem." Rezarei por você, rapaz.

Stuart acenou para Berlim, e ela retribuiu. A família aninhada se dirigia para o veículo do pai estacionado ao lado do hangar quando Paris, desgarrando-se, voltou e caminhou na direção da aeronave quieta. No caminho cumprimentou, agradeceu e se despediu da tripulação. Acenou para o motorista de cabelos grisalhos da limusine mais ao fundo. De frente para Stuart, falou:

_ da mesma forma que não o julguei, te peço, não julgue o meu silêncio, minha introspecção. Você me concedeu o momento mais sublime da minha vida. Nos amarmos incondicionalmente foi mágico. O que posso oferecer em troca da sua confissão é minha profunda reflexão. Obrigada, por tudo.

Ela o beijou suavemente no rosto. Ele apenas tocou onde ela o beijou, eternizando o toque, e nada disse.

Paris sentou-se atrás, ao lado da irmã. O carro deixava o aeroporto quando Berlim pousou a mão no peito da irmã e disse:

_ ouvi com atenção tudo o que você me disse ontem ao telefone. Sinceramente, foram reações extremadas em contrapartida às agressões imputadas, de longa data, uma vida inteira. Não sei o que faria se estivesse no seu lugar. Conheço você, maninha, sempre ponderando o que as pessoas irão pensar e o que dirão. Faça um favor a você, ouça apenas o seu coração.

Paris apoiou sua mão sobre a mão da irmã e a olhou com ternura e gratidão, mas nada disse. Berlim, incisiva como a juventude, indagou:

_ você perdoaria?

EPÍLOGO

Ela não o perdoou e jamais o perdoaria, embora tenha mudado de ideia em relação à indenização espontaneamente oferecida há dois meses. No escritório responsável por conduzir as tratativas, foi recebida pelo Dr. Jober. Gabi, visivelmente desconfortável, quis justificar a repentina mudança de decisão, mas o causídico a poupou. Ele lembrou tê-la aconselhado, já na primeira reunião, a aceitar o montante ofertado, entendendo ser justo, oportuno e apropriado. Em relação aos crimes praticados contra ela, como advogada, sabia quão difícil seria incriminar Stuart sem os devidos exames, que incluiriam uma penosa exposição, reacendendo feridas ainda não cicatrizadas.

Não demorou para Gabi encontrar o apartamento de seus sonhos. Mudou-se para a nova morada com Cleusa. Depois da violência sofrida, a afinidade e o respeito mútuo só cresceram, diferentemente da relação com os pais, que degradava dia a dia. Viver distante deles certamente pouparia as irmãs mais novas dos hodiernos entreveros e discussões que mal exemplificavam um convívio familiar. Cleusa liberou-se das atribuições como doméstica e pôde realizar o sonho de retomar os estudos. Prometeu a si mesma dedicar-se a convencer Gabi a perdoar, expurgar o termo "*jamais*", afinal, afirmava ela, boa parte da tristeza de sua enteada não nasceu com o abuso sofrido por um rapaz ferido, e sim das reações das pessoas que ela julgava serem amigas, no trabalho, em casa e na sociedade.

Janaína também não perdoou. Foi trabalhoso encontrá-la. O Dr. Telles conduziu pessoalmente as reuniões com a então motorista de aplicativo, mãe solteira de um garoto de três anos. Ela vislumbrou trocar o veículo usado por um novo. O advogado, exultante, levou ao conhecimento de Stuart a pretensão dela. Vangloriava-se por conduzir brilhantemente as negociações, afinal, poupou o cliente de desembolsar centenas de milhares de reais, mas foi advertido pelo contratante de que não se tratava de uma negociata comercial e sim de um pedido de perdão, um pedido impossível de ser aceito. Embora elogiado, retornou assombrado com a obrigação de aceitar os termos exigidos por ela e acrescentar a escritura de uma casa ou apartamento na região que ela definisse, além de um valor para custear os estudos do filho, bem como a oferta de emprego, respeitando as atuais habilidades dela, na indústria química S. G. Windsor.

Helena entendia não se tratar de perdoar ou não, e sim do motivo de manter vivos em sua memória momentos penosos. Nem quis receber Carlos Eduardo em seu gabinete. As razões poderiam estar atreladas ao comportamento enfadonho do ex-marido, às traições, à vergonha de ter sido a última a saber, mas, felizmente, um novo amor a projetava para cima, acima das futilidades, da revanche, da necessidade de dar satisfações de sua vida pessoal. Dois anos mais nova, Beatriz ocupava mente e coração, oferecia alegria, compartilhava tristezas, amiga, amante, foi fundo aonde ninguém chegou, tocava-a com o prazer que ninguém nunca soube explorar, se aconchegava quando todos precisavam partir. Planejavam adotar.

Solano surpreendeu até mesmo o pai, quando este o indagou. Perdoava Stuart. "Causamos-lhe muita dor e sofrimento", disse ele. Revelou-lhe do dia em que procurou tranquilizantes no quarto de refúgio e encontrou a palavra de Deus. Perdoar nunca é fácil, dizer para os outros perdoarem, sim. "Flertei com as sombras", lembrou ao pai. "Sempre foi mais fácil cair; bastava se soltar, não querer se segurar. Subir, aí demanda esforço".

Refletia em voz alta para seu velho o acompanhar. Surgiu um comprador, e o apartamento no edifício Aurora foi vendido. Solano, para a alegria incontida do pai, pediu permissão para morarem juntos até ele encontrar um local maneiro. Sentarem-se à mesa para dividir uma sopa e conversar sobre tudo se tornou rotina. A Bíblia aberta sobre o aparador, também.

Átila não havia perdoado o homem que estrangulou a filha. Quando retornou da viagem que fez para o interior do estado para pessoalmente suplicar perdão aos familiares de Vivian, mudou de atitude. O caloroso conforto, o perdão recebido, permearam-lhe de humildade e compaixão. Mais leve e mais alegre, ficou embebecido de felicidade quando a caçula, Celine, lhe revelou o sonho de se tornar engenheira para poder trabalhar ao lado dele.

A turbulência se fez presente sobre o Atlântico. "Graças a Deus, Aruna decidiu não vir", agradecia Zafar. Ainda enfrentaria a conexão para Curitiba, se bem que o Aeroporto Afonso Pena fica no município vizinho, São José dos Pinhais. Horas depois, quase não reconheceu o amigo cabeludo que acenava.

_ é muito bom te ver, amigo.

Stuart, emocionado, abraçava Zafar. O indiano desgrenhou o cabelo do ex-careca e comentou:

_ são naturais! A cabeleira o rejuvenesceu!

_ um recomeço, eu diria.

_ fugiu, ou concederam um indulto para vir me receber? — zoou o indiano.

_ esgotaram-se os argumentos para me manterem preso, afinal, não ofereço risco às testemunhas, e me entreguei; não há risco de fuga, pois estava no exterior e voltei; a comoção e a satisfação à sociedade perderam força com o decorrer do tempo e o surgimento de outras manchetes. Independentemente do que pensa e acredita o juiz da causa, eu mereço pagar pelo que fiz, talvez não tanto quanto intenta o ministério público, mas, de um jeito ou outro, isso ocorrerá quando for a júri.

_ demorará?

_ meus defensores acreditam que não. Semana passada fui pronunciado.

_ o que significa isso?

_ significa que eu quero saber como está Aruna, e a gravidez.

Stuart apoiou as duas mãos nos ombros de Zafar.

_ sorte ela ter decidido ficar. Pelo tanto que chacoalhou o maldito avião, a bebê nasceria a bordo.

_ é arriscado submeter uma grávida de sete meses a um voo longo.

_ quase oito. Parece que foi ontem que você esteve em casa para... — Zafar emocionou-se e elevou o pensamento para o filho morto.

Stuart respeitou a comoção do amigo e ofereceu-lhe conforto:

_ você mencionou a bebê. Aruna quis saber o sexo?

_ não só quis, como já determinou o nome. Mahara, em homenagem à mãe dela.

_ lindo nome! Fico feliz por vocês.

_ deveria ficar mesmo. Você será padrinho!

_ como é que é?

_ espero que você dê um jeito e convença a moça.

_ vamos andando, seu indiano louco!

Apenas a luz do abajur posicionado entre os sofás que mobiliavam a sala de Jober estava acesa. Pai e filha, cada qual em um sofá, se olhavam:

_ você irá me dizer ou terei de adivinhar? — O pai quebrou o silêncio.

Suspiros ofegantes denunciavam a aflição da filha, que se mantinha em silêncio.

_ encontre o momento, não irei pressioná-la. — O pai levantou-se e serviu-se de água. Ofereceu à filha e ficou em pé diante dela. Após dois goles, ela tomou coragem:

_ recebi uma informação minutos atrás que irá mudar minha vida.

Percebiam-se surpresa e medo, mas um brilho único, mágico, apoderou-se dos olhos dela. O pai, estático e apreensivo, a olhava de cima para baixo. Quando uma lágrima de emoção deslizou suavemente pela face e se aconchegou no canto da boca de Paris, ela elevou o olhar e complementou:

_ pai, estou grávida!

Sentados, já dentro do carro, Zafar perscrutava:

_ irá manter o suspense?

_ do que você está falando?

_ afinal, sua amada o perdoou?

Stuart concentrava-se em atravessar a cancela e deixar o estacionamento do aeroporto. Ganhando a avenida, respondeu ao amigo:

_ os dias que se seguiram após retornarmos do Uruguai foram os mais angustiantes da minha vida. Paris se isolou, queria distância de tudo e de todos. Só recebia informações dela por intermédio do pai. Ele me visitava enquanto me mantiveram preso. O sofrimento da filha estava cravado no semblante dele. Por mais que ele quisesse se ocupar advogando, e bota ocupação nisso, tentando convencer o juiz de que eu merecia aguardar o julgamento em liberdade, ele, protetor como é, sofria pela filha, e eu sofria duplamente, perder o meu amor e testemunhar o sofrimento que causei à família dela.

Stuart fitou o amigo sentado ao lado por alguns segundos. Voltou a se concentrar no trânsito que se formava na Avenida das Torres e continuou:

_ depois de vários pedidos denegados, finalmente fui colocado em liberdade. As restrições impostas, diga-se, muito pertinentes, pouco importavam. Finalmente poderia me colocar à disposição de Paris. Apoiá-la, ajudá-la no que fosse preciso.

_ ela finalmente o recebeu?

Jober desabou, sentado. Distribuiu equanimemente água no sofá, na calça e no tapete. Recompôs-se, olhou para a filha e falou emocionado:

_ esse seu olhar, pude testemunhar duas vezes na minha vida. Os dois dias em que sua mãe esteve mais linda ainda. Confesso, me surpreendi com a minha reação. Filha, o que eu posso te dizer? Quero apenas te abraçar.

Abraçaram-se. O choro dela encharcando a camisa do pai contagiou-o. Competiram primeiramente na modalidade pranto com soluços, depois, sorrir sem barreiras. Ela retomou a apreensão:

_ ninguém mais sabe da minha gravidez!

_ só de ouvir minha filha falando assim já me deixa atônito. — Jober também buscava equilíbrio: _ tenho a impressão de que sua mãe anda desconfiada.

_ as coisas nunca passam despercebidas por ela!

_ sei bem como é!

_ o que devo fazer, pai?

_ como assim, filha?

_ conto, não conto, quero dizer... Espero um pouco?

_ você está se referindo ao pai dessa criaturinha que você carrega? — O pai já acarinhava o ventre da filha como se fosse o cabelo desgrenhado da criança que corria equilibrando-se pela casa, iluminando tudo ao redor.

_ sim! Preocupo-me como ele reagirá?

_ não posso responder por ele, mas não tenho dúvida alguma em aconselhar você, conte hoje mesmo. — O pai se colocou pensativo e concluiu: _ tenho uma ideia.

O trânsito intenso roubava um pouco da atenção e Stuart, inconscientemente, deixou Zafar apreensivo. Não tardou a responder:

_ se ela enfim me recebeu? A força dela! — Ele balançava a cabeça, transmitindo adoração. _ quando o agente carcerário me conduziu para o saguão de saída, quem eu avisto aguardando? Paris, meu amigo!

_ putz! Agora virei fã dessa garota!

_ ela foi generosa como sempre. Extremamente controlada. Eu, um abobado, parecia que perdera a voz nos dois meses recluso. Fomos direto tomar um café. Lembro-me perfeitamente daqueles olhos cor de mel me olhando sem reprovação, dos lábios expressando-se calmamente. Confesso, demorei uns segundos para processar o que ela dizia.

Stuart não percebeu que o sinal abriu, e as buzinas o tiraram do transe:

_ amigo, quando chegarmos em casa continuaremos essa conversa.

_ espero, sinceramente, durante uma bela refeição e um belo vinho. Cansei de comer biscoitinho integral e beber suco de laranja ruim.

Os amigos riram. Não demorou para chegarem ao apartamento recém-adquirido por Stuart. O passado todo ficou para trás. O anfitrião mostrou o quarto onde acomodaria o visitante. Zafar jogou as malas num canto. Tirou da mala menor um pacote e foi até a cozinha. Comentou:

_ você é mesmo um esnobe! Beleza de apartamento! Muito bom gosto! Tenho aqui uma lembrancinha enviada por Aruna.

_ obrigado.

Apanhou o embrulho e falou: _ em minutos prepararei nosso jantar. Vou te servir um vinho. — Voltou da adega com um Malbec argentino. Sacou a rolha e serviu ao amigo. Desembrulhou o presente. Zafar, com os olhos marejados, acompanhava o amigo removendo o papel acetinado com delicadeza. Noticiou-o:

_ Hari estava com ele... quando aconteceu. Aruna pediu para você guardá-lo como um talismã. Stuart segurou o pequeno cachorrinho, de pouca pelúcia, parecia um ratinho, cheirava queijo, leite azedo, um cheiro de criança. Entreolharam-se emocionados. O telefone de Stuart tocou. Ele olhou, a foto de Paris iluminava o visor:

_ olá, meu bem!

_ sei que você tinha planos com Zafar, mas será que vocês poderiam vir aqui em casa e jantar conosco? É importante! — Stuart olhou para o amigo ao lado, que se recompunha. _ vou dar um tempo para Zafar tomar um banho, se ambientar e iremos, pode ser?

_ claro, sem pressa. Aguardaremos vocês. — Antes que ele concordasse, ela o atalhou: _ eu te amo.

Stuart já tinha ouvido essa mesma frase, que o tirara da mais profunda angústia, mas percebeu uma entonação nova, deslumbrante, divina. Com o presente nas mãos, retribuiu:

_ eu também te amo, meu bem.

FIM

www.editorainverso.com.br

facebook.com/editorainverso

@editorainverso

(+55 41) 3254-1616 e 3538-8001

(+55 41) 99798-7623